(2)食品の重量目安量

食　品　名	目安量	重量(g)
米	1 カップ	160
ご飯	茶わん 1 杯	140
	子ども茶わん 1 杯	90～100
かゆ	子ども茶わん 1 杯	100
もち	1 切れ(1×4×5 cm)	50
ゆでうどん	1 玉	250
食パン	1 枚(6 枚切り)	60
	1 枚(8 枚切り)	45
バターロール	1 個	40
じゃがいも	1 個(中)	100～150
さつまいも	1 個(中)	200～250
さといも	1 個(中)	50
豆腐	1 丁	300
凍り豆腐	1 個	20
生揚げ	1 枚	130
油揚げ	1 枚	20～35
納豆	1 個	100
魚	1 切れ	80
しらす干し	小さじ 1 杯	3
ちくわ	1 本	120
鶏ささ身	1 本	30～40
肉	1 枚(薄切り)	15～30
ウインナーソーセージ	1 本	15～20
ハム	1 枚	15～20
卵（全）	1 コ(中)	50
卵白	1 個	33
卵黄	1 個	17
うずら卵	1 個	15
スライスチーズ	1 枚	20
にんじん	1 本(中)	100～150
ピーマン	1 個	40
ほうれんそう	1 株	30
キャベツ	1 枚	50～60
きゅうり	1 本	100
さやいんげん	1 本	8
えだまめ	1 さや	2～3
たまねぎ	1 個(中)	200
トマト	1 個	150
キウイフルーツ	1 個	100～150
みかん	1 個	100
いちご	1 粒	15～25
かき	1 個	150～200
なし	1 個	200～230
バナナ	1 本	150
りんご	1 個	200
ぶどう	1 房	150
グレープフルーツ	1 個	400
寒天	1 本	7～8

第3版

子どもの食と栄養
Practice and Exercise of Pediatric Diet and Nutrition
演習書

小川 雄二 編著

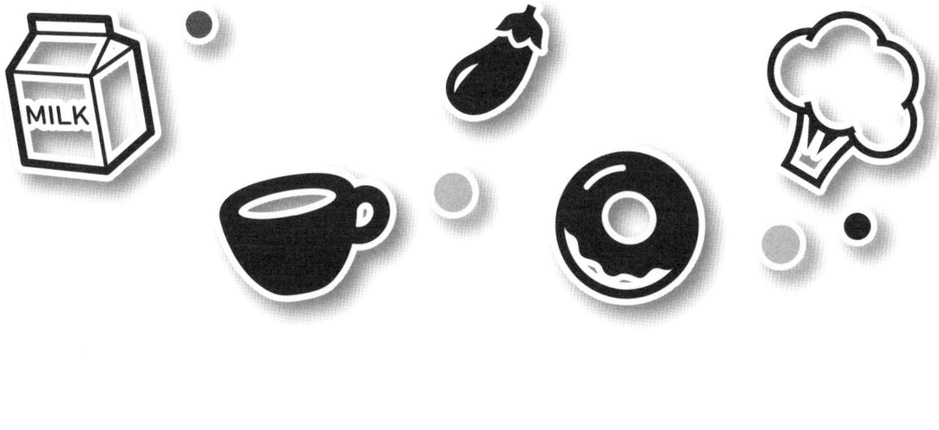

医歯薬出版株式会社

執筆者一覧

小川　雄二（おがわ　ゆうじ）名古屋短期大学 教授

川田　容子（かわた　ようこ）実践女子大学 非常勤講師

髙橋　美保（たかはし　みほ）白鷗大学 名誉教授

辻岡　和代（つじおか　かずよ）桜花学園大学 教授

土田　幸恵（つちだ　ゆきえ）常磐会短期大学 准教授

橋本　洋子（はしもと　ようこ）秋草学園短期大学 教授

（五十音順）

This book is originally published in Japanese
under the title of：

KODOMO NO SHOKU TO EIYO ENSHUSHO

（Practice and Exercise of Pediatric Diet and Nutrition）

Editor：

OGAWA, Yuji
Professor, Nagoya College

ISHIYAKU PUBLISHERS, INC.
7-10, Honkomagome 1 chome, Bunkyo-ku,
Tokyo 113-8612, Japan

第３版　改訂の序

　人間形成のうえで子ども時代のもつ意味は非常に大きい．子ども時代には「遊び」による発達の保障とならんで，「食」における身体づくりと豊かな人間性の形成がきわめて重要である．食育基本法はその前文で「子どもたちが豊かな人間性をはぐくみ，生きる力を身に付けていくためには，何よりも『食』が重要である」としたうえで，食育を，「生きるうえでの基本であって，知育，徳育および体育の基礎となるべきもの」と述べている．

　保育士養成課程における必修科目「子どもの食と栄養」は，まさにそれを担う非常に重要な科目である．本書の前身である『小児栄養実習書』は，1978年の初版以来，30年以上にわたって，保育士養成課程における「小児栄養実習」「小児栄養（演習）」の教科書として多くのご利用をいただいてきた．2011年の保育士養成課程の改定によって科目名称が「子どもの食と栄養（演習）」に変更になり，教授内容も刷新されたことから，『子どもの食と栄養演習書第２版』として引き続き多くの保育士養成校でご利用いただいてきた．

　近年，「保育所保育指針」の改定（2018年），「授乳・離乳の支援ガイド」の改定（2019年），「保育所におけるアレルギー対応ガイドライン」の改訂（2019年）など，本書の関連事項についての新たな知見に基づく基本文書の改定が行われている．さらに，乳幼児栄養調査（2015年）の結果が公表され，日本人の食事摂取基準2020年版など，統計資料も変更されている．そこで，これらの基本文書の内容をふまえ，資料を最新のものに変更し，第３版として出版することとした．

　保育者には，子どもの食と栄養に関する知識，子どもの食における発達についての理解に基づき，子どもや保護者の支援も求められることから，本書はこの点にも配慮した実践的な内容になっている．保育者をめざす方々が，本書によって子どもの食についての深い知識と実践力を得るとともに，保育者になられてからも，引き続き活用していただくことを期待したい．

　末筆ながら，本書の執筆にあたり，資料を快くご提供くださった関係機関の方々，多大な協力をいただいた医歯薬出版の方々にお礼申し上げる．

2020年２月

著者一同

第２版　改訂の序

人間形成のうえで子ども時代のもつ意味は非常に大きい．子ども時代には「遊び」による発達の保障とならんで，「食」による身体づくりと豊かな人間性の形成がきわめて重要である．2005 年に施行された食育基本法ではその前文で，「子どもたちが豊かな人間性をはぐくみ，生きる力を身につけていくためには，何よりも『食』が重要である．」としたうえで，「食育を，生きる上での基本であって，知育，徳育及び体育の基礎となるべきもの」と述べているが，まさにそのとおりである．

本書の前身である『小児栄養実習書』は 1978 年の初版以来，30 年以上にわたって，保育士養成課程における小児栄養実習の教科書として多くのご利用をいただいてきた．2002 年の保育士養成課程の改定で「小児栄養実習」は必修科目ではなくなったが，「小児栄養実習」をその後も開講している養成校では引き続き利用していただいてきた．2011 年の保育士養成課程の改定において，「小児栄養（演習）」は「子どもの食と栄養（演習）」に科目名称が変更になり，教授内容も刷新された．

そこで，これを機に，全国の保育士養成校で活躍している新進気鋭の筆者が集まって，新しい時代の保育に求められる「食育」実践力を高める内容を盛り込んで，書名も変更して刊行することになった．また，保育所における食育に関する指針（2005 年），授乳・離乳の支援ガイド（2007 年），保育所保育指針（2009 年），児童福祉施設における食事の提供ガイド（2010 年）など，子どもの食にかかわる基本的な文書をはじめ，最新の資料を踏まえて執筆した．

さらに，保育者には，子どもの食事と栄養に関する理解に基づく，子どもや保護者に対する支援も求められることから，この点にも配慮した内容になっている．そこで，理論部分をコンパクトにわかりやすくまとめるとともに，実践力を高めるための実習・演習を重視した授業展開ができるように編集してある．

本書が，保育者をめざす多くの方々の学習に利用されるとともに，実際に保育者になられてからも大いに活用されることを願っている．

末筆ながら，本書の出版にあたり快く資料を提供して下さった関係機関の方々，多大なご協力をいただいた医歯薬出版の方々に心よりお礼申し上げる．

2011 年 1 月

著者一同

序

人間形成のうえで小児期のもつ意味は非常に大きい．小児期には，『遊ぶこと』を通しての発達の保障とならんで，『食べること』を通しての「体づくり」と「人間形成」が極めて重要である．そうした点で，小児栄養実習は保育者の専門的力量形成の重要な部分を担っている．日常の保育のなかでは，小児栄養実習で学ぶ内容が大きなウエイトを占めているが，小児の食環境が大きな変化を遂げている現在にあっては，その重要性はますます大きくなってきている．

本書は，1978 年の初版発行以来，４度の改訂を経て多くの保育養成機関をはじめ栄養・看護系の機関でもご愛用いただいてきた．この度，「児童福祉法」の改正，「離乳の基本」の改定，栄養所要量の第六次改定を機に，栄養・調理・給食・食生活指導などの従来からの著者に経験豊かな専門家を新たに加えて，５度目の全面的な改訂を行った．

多くの小児栄養実習書が『調理すること』『バランスのとれた栄養を摂取させること』に重点をおいているのに対して，本書は現在の小児の状況や保育園・幼稚園・児童福祉施設の現状を踏まえ『小児の健康と食事のかかわり，保育における食事の位置・食事の与え方』などにも重点をおいた．このため，従来の実習書には少なかったアレルギー疾患・生活習慣病のための実習や環境とのかかわりも考えての実習も行うようになっている．また，保育にかかわる者が，実際の保育の場，給食の場で必要とされるクッキング保育や食教育についての知識や技術についてもページ数を増やして掲載した．

本書が保育者を目指す方々の学習に利用されるとともに，実際に社会に出られてからも大いに活用されることを願っている．

末筆ながら，本書の改訂にあたり資料を快くご提供くださった関係機関の方々，多大なご協力をいただいた医歯薬出版の方々に心よりお礼申し上げる．

2000 年 3 月

著者一同

目次

（本書中の写真は許諾を得て掲載）

Chapter I

子どもの健康と食生活の意義

健康な体は，食事を中心とする規則正しい生活リズムによってつくられる．発育期にある子どもは，一生の間で著しい成長がみられる時期であり，食事の意義は健康の維持・増進を目的とする大人と大きく異なっている．また，子ども自身では適切な食事をとることができないため，保護者をはじめとするまわりの大人のサポートが不可欠となる．

子どもの心身の健康には，発育に必要な十分な栄養，摂食機能や消化器官の発達に合わせた食事内容，望ましい食習慣の形成が欠かせない．そして食事を通して食べる楽しみ，食べ物への関心をもつことは子どもが社会性を育むために必要な経験である．

発育に必要な栄養は，その時期に摂取できないと発育不良となり，あとから補っても発育は取り戻すことはできない．子どもは「食べる力」を身につけることで健康な心と体を育む．子どもの食生活は，これからの日本の将来を担う重要な要素である．

A　子どもの心身の健康と食生活

1. 子どもの区分と発育

1）子どもの区分

子どもは，年齢によって次のように区分される．

① 新生児

WHO は世界統計をとることを考慮し，出生から 28 日間（4 週間）の児を新生児としているが，医学的には生後 1 週間くらいが生活環境適応の重要な時期と考え，この間の児を早期新生児，そして生後 1 か月の乳児を新生児としている．

② 乳児

新生児期以降満 1 歳未満の児をいう．しかし，児童福祉法では，新生児を含め満 1 歳未満の児を乳児としている．

③ 幼児

1～5 歳（満 6 歳未満）の児をいう．一般に小学校へ入学するまでの児を幼児という．

④ 学童

6～11 歳の児をいう．学齢期と称することもあるが，この場合には義務教育の期間，小学生（学童）と中学生（生徒）をさす．

2）子どもの発育

子どものすこやかな発育にはバランスのとれた適切な栄養が欠かせない．身体的な変化を成長（growth）といい，身長が伸びる，体重が増えるなどの測定（計測）できるものをさす．一定の規則によって機能を獲得する質的な成熟を発達（development）といい，運動機能，生理機能などをさす．成長と発達を合わせて発育とよぶこともある．とくに乳幼児期は発育が著しく，身体的だけではなくさまざまな機能を獲得する（図Ⅰ-1，2）．

スキャモンの発育曲線

発育は臓器によって時期やスピードが異なることから，スキャモン（1930）は成人（20歳）を100％とした4つの発育パターンを示している（**図Ⅰ-1**）．

① **神経型（脳やせき髄などの神経系）**：出生直後から急激に発育し，4，5歳頃には約80％に，そして6歳では約90％にも達する．

② **生殖型（精巣，卵巣，子宮などの男女の生殖器）**：12歳頃までは緩やかであるが，女子では12歳頃から，男子は14歳頃から急激に発育する．

③ **リンパ型（免疫力を向上させる胸腺，扁桃，リンパ節など）**：出生直後から急激に発育する．12，13歳頃には成人の約200％にも達するが，思春期を経て成人と同レベルになる．

④ **一般型（身長，体重，筋肉，臓器など）**：乳幼児期および思春期（第二発育急進期）に活発に発育する．

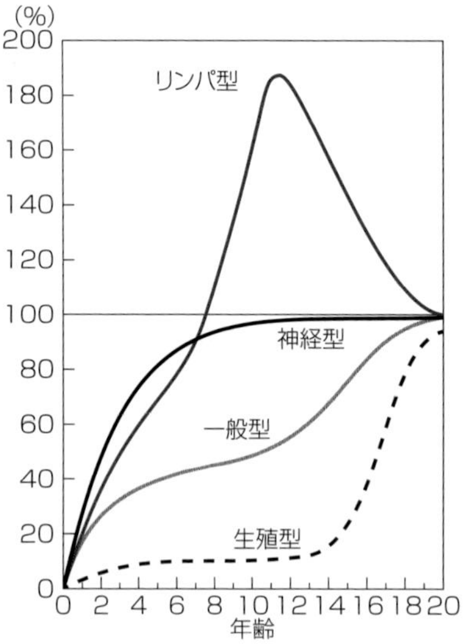

図Ⅰ-1　スキャモンの発育曲線

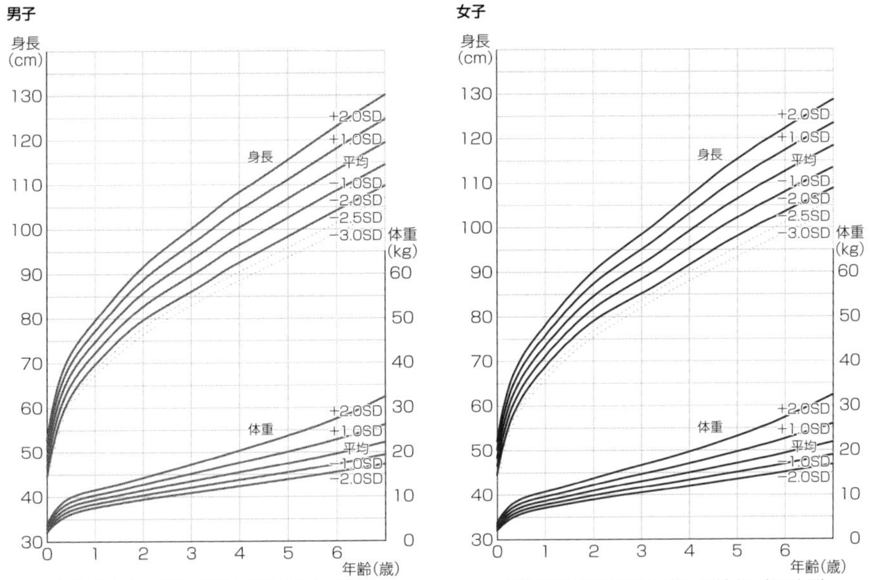

横断的標準身長·体重曲線(0～6歳)男子(SD表示)
(2000年度乳幼児身体発育調査·学校保健統計調査)

横断的標準身長·体重曲線(0～6歳)女子(SD表示)
(2000年度乳幼児身体発育調査·学校保健統計調査)

図Ⅰ-2　乳幼児の身体発育曲線

（厚生労働省．平成 22 年乳幼児身体発育調査より）

2. 心と体の健康

1）健康の概念

世界保健機関（WHO：World Health Organization）は，「すべての人々が可能な最高の健康水準に到達すること」を目的として設立され，WHO 憲章（1946 年）において，「健康とは，肉体的・精神的および社会的に完全に良好な状態であり，単に疾病または病弱の存在しないことではない」と定義されている（**表Ⅰ-1**）．日本国憲法第 25 条には，「すべて国民は，健康で文化的な最低限度の生活を営む権利を有する．国は，すべての生活部面について社会福祉，社会保障及び公衆衛生の向上及び増進に努めなければならない」とある．国民一人ひとりが心身ともに豊かに生きるためにQOL（quality of life：生活の質）の向上が求められ，国民健康づくり運動（厚生労働省）において，生涯を通じる健康づくりの推進とともに，栄養（バランスのとれた食事），運動（適度な運動），休養（十分な休息・睡眠）が健康づくりの 3 要素として示されている．

表Ⅰ-1　WHO による健康の定義

Health is a state of complete physical, mental and social well-being and not merely the absence of disease or infirmity.
健康とは，病気でないとか，弱っていないということではなく，肉体的にも，精神的にも，そして社会的にも，すべてが満たされた状態にあることをいう．（日本 WHO 協会訳）
※1946 年の国際保健会議で採択され，WHO 憲章として同年 7 月に作成され，1948 年 4 月に効力が発生した．
　日本では 1951 年 6 月 26 日に条約第 1 号として公布されている．

263-01695

2）平均寿命および健康寿命

世界保健統計（WHO，2016 年時点）によると，日本人の平均寿命は男女平均 84.2 歳（男性 81.1 歳，女性 87.1 歳）であり，WHO 加盟国（194 か国，2 準加盟地域）のなかでもっとも長い．

平均寿命とは，その年に生まれた 0 歳の子どもが何年生きられるかを示す．世界の平均寿命は男女平均 72.0 歳（男性 69.8 歳，女性 74.2 歳）であり，もっとも短いレソト（男女平均 52.9 歳）と日本とは 31.3 歳の大きな差がある．

一方，健康寿命は，日常生活が制限されることなく自立して生活できる期間と定義されている．世界平均 63.1 歳に対し，日本は 74.8 歳と 11 歳以上も長い．しかし，平均寿命と比較すると男性で約 9 年，女性では約 12 年と大きな差がある．この差は，日常生活で介護や支援が必要な状態をさす．単に長生きするだけではなく，健康で過ごすことのできる期間を確保することが大きな課題となっている．

3）出生数および乳児死亡率

わが国の出生数は 91 万 8,397 人（2018 年）と減少が続き，1947 年以降で過去最低となった（図Ⅰ-3）．一人の女性が一生の間に生むとしたときの子ども数（合計特殊出生率）も 1.42 と 3 年連続で低下し，少子化が進んでいる．

出生率＝年間出生数÷ 10 月 1 日現在日本の人口× 1,000

乳児死亡率（生後 1 年未満の死亡）＝年間死亡数÷年間出生数× 1,000

合計特殊出生率（15～49 歳までの年間の母の年齢別出生率の合計）

＝年間の母の年齢別出生数÷ 10 月 1 日現在年齢別女性人口

一方，衛生面や栄養面をはじめとする環境の改善により，乳児死亡率は 2004 年に世界最高水準の 2.8 となった．2017 年に死亡した乳児は 1,761 人，乳児死亡率は 1.9 となり，アイスランド（1.6），スロベニア（1.7）に次いで世界 3 位とな

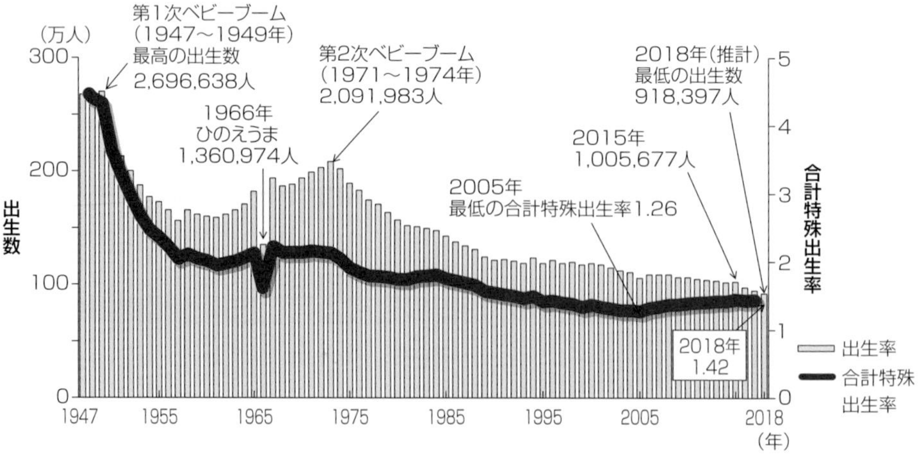

図Ⅰ-3　出生数と合計特殊出生率の推移

2016 年の出生数は 976,978 人（過去最低），合計特殊出生率は 1.44 となった．

（厚生労働省．平成 30 年人口動態統計より）

263-01695

表Ⅰ-2　子どもの年齢階級別の死因順位と割合

年齢階級（歳）	第１位	第２位	第３位	第４位	第５位
	死　因				
0	先天奇形，変形および染色体異常	周産期に特異的な呼吸障害等	不慮の事故	乳幼児突然死症候群	胎児および新生児の出血性障害等
1〜4	先天奇形，変形および染色体異常	不慮の事故	悪性新生物	心疾患	肺炎
5〜9	悪性新生物	不慮の事故	先天奇形，変形および染色体異常	心疾患	その他の新生物
10〜14	悪性新生物	自殺	不慮の事故	先天奇形，変形および染色体異常	心疾患
15〜19	自殺	不慮の事故	悪性新生物	心疾患	先天奇形，変形および染色体異常

（厚生労働省．平成 29 年人口動態統計より）

った．新生児死亡率も 0.9〔平成 29 年（2017）人口動態統計（確定数）の概況，2018 年〕と，日本は世界で有数の低率国となっている．乳児の死亡原因は，母親の分娩状態や出生後の環境による先天的な要因と，不慮の事故などによる後天的な要因とに大別される．**表Ⅰ-2** に，子どもの年齢階級別の死因順位（2017 年人口動態統計）を示す．10〜14 歳および 15〜19 歳では，疾病のほかに自殺が死因の上位にあり，子どもの心の健康も危惧される．

4）日本の健康事情

「健康日本 21」（2000 年）の策定および「食生活指針」（2000 年）の見直しにより，国民の健康づくり運動における基本的な方向性や目標が定められ，日本人の健康増進が進められてきた．しかし，肥満をはじめ糖尿病，高血圧，脂質異常症などの生活習慣病が増加し，小児にまで及んでいる．生活習慣病は，毎日の生活習慣，とくに食習慣とのかかわりが深く，一度定着した生活習慣の改善はむずかしい．

朝食の欠食者は喫食者と比較して，夕食の時間が遅いこと，エネルギー摂取量は減少傾向にあるが脂肪エネルギー比率が増加していること，中学生の頃から朝食欠食の習慣があることが指摘されている．「平成 29 年国民健康・栄養調査」（2018 年）によると，朝食欠食は男性 13.6％，女性 9.7％であるが，20 歳以上のひとり世帯では男性 21.1％，女性 14.9％と高くなっている．肥満者（BMI ≧ 25 kg/m^2）の割合は男性 30.7％，女性 21.9％と増減はみられないが，20 歳代女性のやせ（18.5 kg/m^2＜BMI）は 21.7％と 5 人に 1 人がやせであり，高齢者の約 20％が低栄養状態である．

日本人の平均睡眠時間は男女ともに 8 時間未満（7 時間 43 分）であり（OECD 国際比較調査，2014 年），もっとも長い南アフリカの 9 時間 22 分と比較すると約 90 分も短い．平成 29 年国民健康・栄養調査によると，1 日の平均睡眠時間は，男女とも 6 時間以上 7 時間未満がもっとも多く，とくに 40 歳代は 6 時間未満の者の割合が高い．十分に睡眠がとれていない者は20.2％と年々増加しており，乳幼児期から十分な睡眠習慣を確保することは心身の発育に重要である．

望ましい生活習慣の形成には，食事，睡眠（休息）だけではなく，適度な運動も大切である．WHOは健康づくりのための身体活動として，「5～17歳に分類される子ども・未成年者は，1日当たり60分の中～高強度の身体活動を毎日行うこと」を推奨している．

3. 食生活とは

生活とは，生存して活動すること，生きながらえること，暮らしていくことであり，栄養を摂取することを中心とした生活の営みを「食生活」という．

食生活は，単に生活（生命維持および身体活動）に必要なエネルギーと栄養素を摂取するだけではなく，食事によって得られる精神的な満足や安心感を得るという目的ももつ．摂食機能がまだ発達段階にある子どもにおいては，楽しく食べることによって食を営む力の基礎を培うことが目的であり，乳・幼児期に身についた食習慣はその子どもの一生をも左右する重要なものである．学童期になると体の仕組みを理解することができるようになり，生活習慣が完成する．

栄養はもともと営養ともいわれ，1947年に発行された『榮養讀本』によると，「われわれがこの世に生まれ出るとすぐに乳で育てられる．赤ン坊は約一年の間，乳だけで生命を保ち體温を發生し運動を行ひ，さうしてすくすくと生育してゆく．このことが榮養である」とあり，栄養を生命の営みには欠かせない行為と位置づけている．また，「日常食物から摂取するたんぱく質，炭水化物及び脂肪の三大栄養素は胃や腸の中で消化されなければ血や肉にはならないし，またエネルギーも發生しない．料理の根本目的もこの消化に重点を置かなければならない」とある．

さまざまな食品は単に食べただけでは栄養にはなりえない．体に吸収されるためには水に溶けやすい形にしなくてはならないため，第一歩としてよく噛み，唾液と混ぜ合わせる．胃の容量の小さい乳児は数時間おきに乳汁栄養を必要とするし，咀嚼《そしゃく》・嚥《えん》下《げ》機能や消化機能が未熟な子どもには，それらを加味した食品の選択および調理方法を工夫した食事の提供が求められる．

活発に動き回るようになると，栄養補給と休憩のために間食を必要とする．子どもは十分な栄養をとり，体を動かすという日々の営みを通して成長し，健康な食生活を送る基礎を学習する．さらに，食卓を家族らとともにすることによって，五感の発達やコミュニケーション力も育まれ，その後の社会生活の基盤となる．これらは子どもが本能的に獲得できるものではなく，一日一日の生活活動の繰り返しによって培われ，その時期を逃すと十分な機能を獲得できないといわれている．

4. ライフサイクルと子どもの食生活の特徴

人のライフサイクルは，生まれてから，乳児期，幼児期，学童期，思春期へと進む

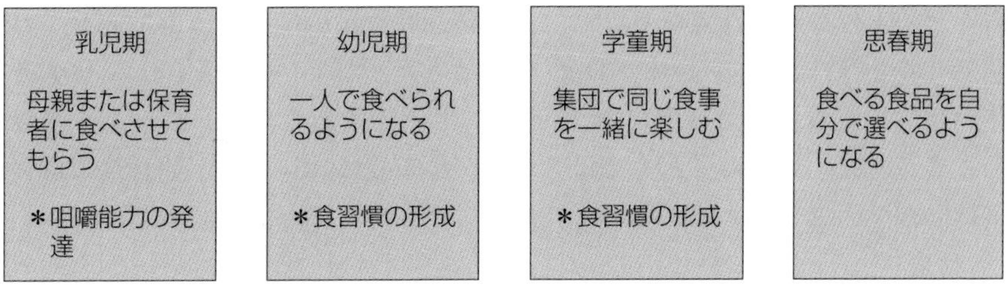

図Ⅰ-4　人のライフサイクルと食生活

（図Ⅰ-4）．一人では動くこともできない乳児が，十分な栄養を与えられることで体が発育し，歩けるようになり，食べさせてもらうことから一人で食べられるようになる．それぞれの時期において食生活のもつ目的は異なる．

子どもは食事（食体験）を通して，学習し身につけていく．

① 食欲

空腹を感じるリズムをもつことで，食欲を育む．年齢が進むにつれて，ただ単に「食べたい」という気持ちから「○○○を食べたい」「誰と食べたい」と食事の楽しみを味わう．

② 生活リズム

食べることによって体温を上げる，胃腸の働きを促進する．

③ 噛む

食べものをよく噛むことで顎が丈夫になり虫歯や歯列不正の予防となる．

これらを身につけるには，発育・発達および活動に十分な栄養への配慮のほか，咀嚼・嚥下という摂食機能が未熟なため摂取食物および調理形態への配慮，消化・吸収能力が未熟なため食事（哺乳）量および食事（哺乳）回数への配慮，免疫・抵抗力が弱いため衛生面への配慮などが必要とされる．

B　子どもの食生活の現状と課題

近年，子どもの生活リズムが変容しているが，子どもを取り巻く環境によるものが大きいとされる．大人と同じ生活時間では発育・発達に十分な睡眠とはいえないし，食事の回数や内容だけではなく，健康の三本柱のバランスが密接に関与し，重要な鍵を握っている．

① 食事

成長および活動に必要な栄養を摂取するだけではなく，栄養代謝による体温の上昇や排泄リズムを整えるなど，生活に必要な体内時計の調節に影響する．食事の時間帯や回数など，なるべく規則的に食べることで生体リズムをつくりあげる．特に朝食の摂取は活動しやすい（反応しやすい）体にすることでけがなどの予防にもなる．

② 睡眠

成長ホルモンは睡眠中に分泌され，骨や筋肉の成長および脂質代謝を促進する働き（肥満予防）

263-01695

があるため十分な睡眠は欠かせない．人の体内時計は脳の視床下部で調節されており，地球の自転周期である24時間より少し長い約25時間と考えられている．起床して日光を浴びることで，進んだ体内時計を睡眠中に地球の自転24時間へと調節するため，睡眠不足や遅寝では体内時計が乱れてしまう．また，早寝の子どもでは8.7％が起床後に，34.9％が朝食後に排便の習慣がみられる．就寝時間が早いことおよび早寝早起きの習慣は，排便習慣にもよい影響を与えている．

③ 活動量

子どもは体を動かすことで心臓をはじめとするさまざまな臓器や神経系，骨・筋肉などを発達させ体を丈夫にする．そして，空腹を感じ，食を楽しむようになる．また，活動することによって行動範囲が広がり社会への適応力を身につける．子どものときの運動習慣の有無はその後の生活習慣病発症にも影響するといわれている．近年は塾通いの増加や屋外での活動の減少などによって座位時間が長くなっており，肥満の原因とも考えられる．

1. 子どもの身体状況

学童期および思春期においても，乳幼児期に次いで身長，体重は活発な時期である（**表Ⅰ-3，4**）．2000年度生まれの17歳の年間発育量は，身長では，男子11歳および12歳時（12歳児に最大発育量）に，女子では9歳，10歳時に著しく，体重では，男子は11～14歳時（11歳児に最大発育量）に，女子は10～11歳時（10歳時に最大発育量）に発育量のピークとなる．

肥満傾向および痩身傾向の出現率は**表Ⅰ-5**のとおりである．肥満度は，

〔実質体重(kg)－身長別標準体重(kg)〕/身長別標準体重(kg)×100(％)

表Ⅰ-3　身長・体重の年間発育量　2000年度生まれ（2018年度17歳）の男女

区分		身長 (cm)		体重 (kg)	
		男子	女子	男子	女子
総発育量		59.9	48.0	43.3	34.2
幼稚園	5歳時	5.9	6.0	2.4	2.3
小学校	6	5.9	5.9	2.7	2.6
	7	5.8	5.8	3.0	2.9
	8	5.2	6.0	3.3	3.5
	9	5.3	6.7	3.3	4.0
	10	6.2	6.5	4.4	4.9
	11	7.3	5.1	5.7	4.8
中学校	12歳時	7.4	3.0	4.9	3.5
	13	5.4	1.7	5.1	2.7
	14	3.2	0.6	4.8	1.8
高等学校	15歳時	1.6	0.5	1.9	0.9
	16	0.7	0.2	1.8	0.3

（注）1．年間発育量とは，たとえば，「5歳時」の年間発育量は，平成19年度調査6歳の者の体位から平成18年度調査5歳の者の体位を引いたものである．
2．色網かけ部分は，最大の年間発育量を示す．

（文部科学省．平成30年度学校保健統計調査より）

表Ⅰ-4　年齢別　身長・体重の平均値

区分		身長（cm）				体重（kg）			
		男		女		男		女	
		2018年度	2017年度	2018年度	2017年度	2018年度	2017年度	2018年度	2017年度
幼稚園	5歳	110.3	110.3	109.4	109.3	18.9	18.9	18.5	18.5
小学校	6歳	116.5	116.5	115.6	115.7	21.4	21.4	20.9	21.0
	7	122.5	122.5	121.5	121.5	24.1	24.1	23.5	23.5
	8	128.1	128.2	127.3	127.3	27.2	27.2	26.4	26.4
	9	133.7	133.5	133.4	133.4	30.7	30.5	30.0	29.9
	10	138.8	139.0	140.1	140.1	34.1	34.2	34.1	34.0
	11	145.2	145.0	146.8	146.7	38.4	38.2	39.1	39.0
中学校	12歳	152.7	152.8	151.9	151.8	44.0	44.0	43.7	43.6
	13	159.8	160.0	154.9	154.9	48.8	49.0	47.2	47.2
	14	165.3	165.3	156.6	156.5	54.0	53.9	49.9	50.0
高等学校	15歳	168.4	168.2	157.1	157.1	58.6	58.9	51.6	51.6
	16	169.9	169.9	157.6	157.6	60.6	60.6	52.5	52.6
	17	170.6	170.6	157.8	157.8	62.4	62.6	52.9	53.0

（文部科学省．平成30年度学校保健統計調査より）

表Ⅰ-5　年齢別　肥満傾向児および痩身傾向児の出現率

（%）

区分		男				女			
		肥満傾向児		痩身傾向児		肥満傾向児		痩身傾向児	
		2018年度	2017年度	2018年度	2017年度	2018年度	2017年度	2018年度	2017年度
幼稚園	5歳	2.58	2.78	0.27	0.33	2.71	2.67	0.35	0.29
小学校	6	4.51	4.39	0.31	0.47	4.47	4.42	0.63	0.64
	7	6.23	5.65	0.39	0.53	5.53	5.24	0.53	0.61
	8	7.76	7.24	0.95	0.95	6.41	6.55	1.19	1.07
	9	9.53	9.52	1.71	1.57	7.69	7.70	1.69	1.86
	10	10.11	9.99	2.87	2.66	7.82	7.74	2.65	2.43
	11	10.01	9.69	3.16	3.27	8.79	8.72	2.93	2.52
中学校	12歳	10.60	9.89	2.79	2.96	8.45	8.01	4.18	4.36
	13	8.73	8.69	2.21	2.26	7.37	7.45	3.32	3.69
	14	8.36	8.03	2.18	2.05	7.22	7.01	2.78	2.74
高等学校	15歳	11.01	11.57	3.24	3.01	8.35	7.96	2.22	2.24
	16	10.57	9.93	2.78	2.50	6.93	7.38	2.00	1.87
	17	10.48	10.71	2.38	2.09	7.94	7.95	1.57	1.69

（文部科学省．平成30年度学校保健統計調査より）

で求められ，性別・年齢別の身長別標準体重をもとに肥満度を算出し，20％以上を肥満傾向児，−20％以下を痩身傾向児としている．

平成30年度学校保健統計によると，5〜17歳の肥満傾向児の出現率は減少傾向がみられるが，男子では5歳，15歳，17歳を除いた年齢で，女子では8歳，9歳，

13歳，16歳，17歳を除いた年齢で増加している．一方，痩身傾向の出現率は，男子は8歳，9歳，10歳，14～17歳で，女子は5歳，8歳，10歳，14歳，16歳で増加している．もっとも肥満傾向児が多い年齢は，男子は15歳（11.01％），女子は11歳（8.79％）であり，もっとも痩身傾向児が多い年齢は，男子は15歳（3.24％），女子は12歳（4.18％）となっている．年齢が上がるとともに肥満が増加していることからも，子どもが自らの健康に関心をもち，適切な食生活によって健全な生活リズムを身につけるための食育が求められている．

子どもとその親の世代（30年前）とを比較すると，身長および体重の平均値は大きくなり，身体発育は向上している．一方，体力および運動能力は低下傾向であり，とくにソフトボール投げの低下が著しい〔平成30年度体力・運動能力調査（文部科学省）〕．飽食の時代に，子どもの体力および運動能力の低下は生活習慣病の増加の要因にもなる．

朝食を「毎日食べる」と回答した児童・生徒は調査開始（平成20年度）以降減少しており，男子83.0％，女子83.4％である．また，1日の睡眠時間は，児童では8時間以上，生徒では6時間以上8時間未満の割合が高い．「運動・食事・睡眠」のすべてが大切だと思っている児童生徒は体力合計点が高い傾向がある．

2. 子どもを取り巻く食生活の現状と課題

家族形態が大きく変化している．平成29年国民生活基礎調査（厚生労働省）によると，単独世帯（27.0％）および夫婦のみの世帯（24.0％）が増加している．夫婦と未婚の子どものみの世帯は1,489万1千世帯で全世帯の29.5％（平成元年度39.3％），三世代世帯も5.8％（平成元年度14.2％）と年々減少しており，子どもを見守る目は少なくなっている．仕事を持つ母親が増え，子どもの生活リズムに合わせた生活が困難な時代となり，子どもの食生活は不規則な食事，孤食，栄養バランスの偏り，肥満ややせ，噛まない・噛めない子どもの増加など，さまざまな課題に直面している．

1）朝食の欠食

子どもの朝食の欠食状況を**図Ⅰ-5**に示す．ここでいう欠食とは，①菓子，果物，乳製品，嗜好飲料などの食品のみを食べた場合，②錠剤などによる栄養素の補給，栄養ドリンクのみの場合，③食事をしなかった場合をさす．

平成29年国民健康・栄養調査によると，朝食の欠食率は年齢が上がるとともに高くなる傾向がある．男女ともに20歳代でもっとも高く，男性では3人に1人，女性では4人に1人が朝食を欠食している．食育基本法が施行された2005年と比較すると，男子では7～14歳を除いた年齢で増加し，女子では7～14歳のみで高くなっている．乳幼児栄養調査（平成27年度）によると，毎日朝食を「必ず食べる」と回答した子どもは全体の93.3％，欠食のある子どもは6.4％であった．保護者の朝食習慣別にみると，「必ず食べる」保護者においては95.4％の子どもに「必ず

263-01695

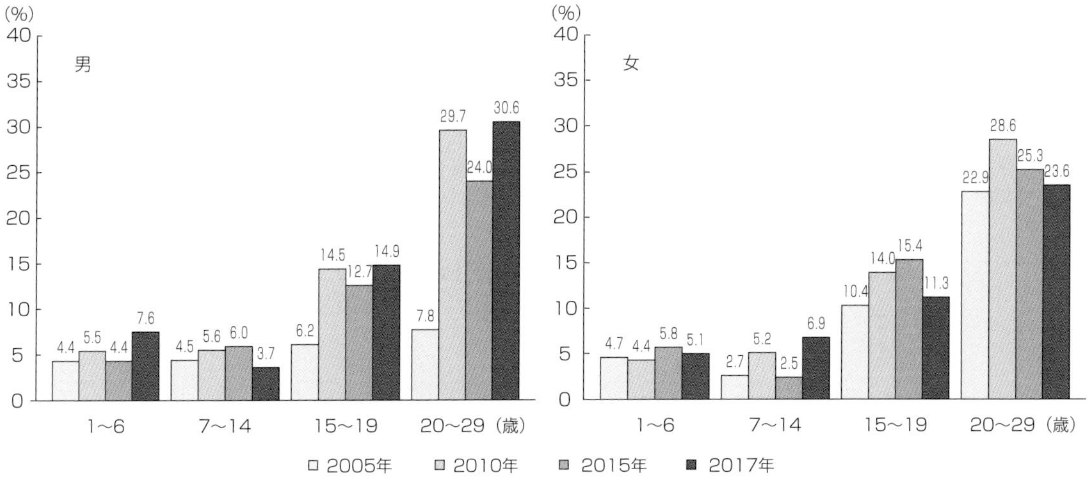

図Ⅰ-5　子どもと20歳代の朝食欠食率の推移

（厚生労働省．平成29年国民健康・栄養調査より）

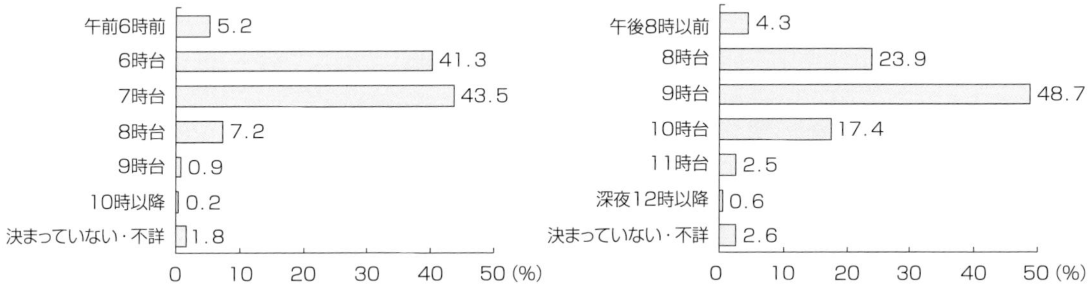

図Ⅰ-6　子どもの起床時間（左）と就寝時間（右）

（厚生労働省．平成27年度乳幼児栄養調査より）

食べる」習慣があり，朝食を「ほとんど食べない」「まったく食べない」保護者では朝食を食べる子どもは78.9％，79.5％と少なくなり，20％以上の子どもに欠食がみられる．子どもの食生活に保護者の食習慣が与える影響は大きい．

また，子どもの食習慣は子ども自身の生活習慣の影響を受けやすい．午後9時前に就寝する子どもは28.2％，午後9時台は48.7％でもっとも多く，残りの23.1％は午後10時以降または就寝時間は決まっていない（**図Ⅰ-6**）．朝食を「必ず食べる」子どもは，平日では午前6時前の起床，午後8時前の就寝がもっとも多く，遅寝するに従い，少なくなっている（**図Ⅰ-7**）．平成22年度児童生徒の食事状況等調査では，朝食を「必ず毎日食べる」小学生の約92％は午後11時前に就寝し，かつ目覚めがよい割合が高い．早寝早起きは，朝食を「必ず毎日食べる」よりよい食習慣につながり，望ましい生活習慣が身についているといえる．

一方，年齢が上がるとともに生活の夜型化現象がみられ（**図Ⅰ-8**），就寝時間が遅い子どもは夜食の摂取頻度も高く，15歳以上の朝食の欠食率の高さは，保護者の朝食喫食の有無に加えて子どもの就寝時刻や睡眠時間等の生活習慣によるものが大きい．

263-01695

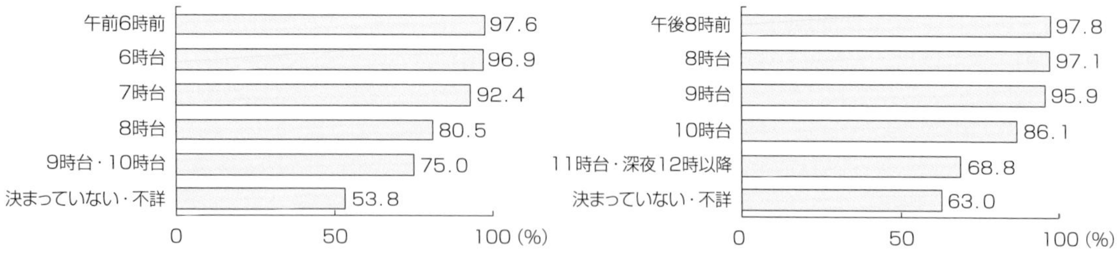

図Ⅰ-7　起床時刻・就寝時刻別　朝食を「必ず食べる」子どもの割合

（厚生労働省．平成 27 年度乳幼児栄養調査より）

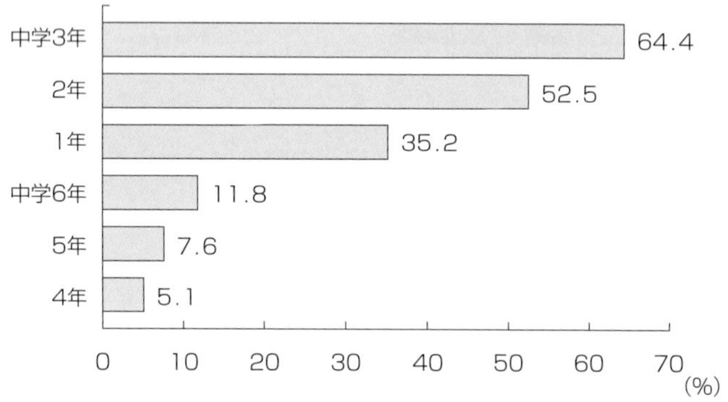

図Ⅰ-8　平日深夜 12 時以降に就寝する子どもの割合

（文部科学省．平成 17 年義務教育に関する意識調査より）

2）肥満と小児生活習慣病（メタボリックシンドローム）

子どもの肥満が急激に増えている．食事内容では総摂取エネルギーは増加していないが，脂質の摂取割合が増え PFC バランス*が乱れている．肥満は小学校 3 年生あたりから急増し，女子より男子に多い．特に小児 2 型糖尿病の発症率は子ども 10 万人当たり 3～5 人にも達しており，過去 20 年で約 4 倍に増えている．

小児 2 型糖尿病は遺伝的背景（両親が糖尿病：57％，一方の親：27％）と肥満が主な要因であるが，いま急増している原因の多くは，食をはじめとする生活の欧米化などの変化にある．以前に比べてエスカレーターなどの利用が増え消費エネルギーが減っていることや，外食の増加に伴い脂質の摂取比率が増えていることなどである．小児肥満はさまざまな疾患を引き起こすだけではなく，精神的に社会生活への適応がうまくいかない要因ともなる．

小児メタボリックシンドロームの診断基準を**表Ⅰ-6** に示す．

---

* PFC バランス（エネルギー産生栄養素バランス）：エネルギーをもつ栄養素，たんぱく質（protein），脂質（fat），炭水化物（carbohydrate）の総エネルギー摂取量を占める構成比率である．栄養素の摂取不足，または過剰摂取を予防するための指標であり，それぞれの頭文字から PFC バランスとよばれている．

263-01695

表Ⅰ-6　小児メタボリックシンドロームの診断基準

○ 腹囲		80 cm 以上	
1．血清脂質	中性脂肪	120 mg/dl 以上	
	HDL コレステロール	40 mg/dl 未満	のいずれかに当てはまる
2．血圧	収縮期血圧	125 mmHg 以上	
	拡張期血圧	70 mmHg 以上	のいずれかに当てはまる
3．空腹時血糖値		100 mg/dl 以上	

腹囲 80 cm 以上（小学生 75 cm 以上）で，なおかつ 1～3 の項目に 2 つ以上当てはまると小児メタボリックシンドロームとされる．

3）サプリメント

食事では不足しがちな栄養を補うために「健康食品」と称するものがあり，利用する人が増えているが，本来の食事内容がおろそかになってはいけない．保育園・幼稚園へ通う子どもの保護者（1,487 人）を対象に行った調査（独立行政法人国立健康・栄養研究所，2008）では，保護者の約 40％がサプリメント（錠剤・カプセルに限定）を毎日あるいはたまに利用しており，子どもでは約 21％にサプリメントの利用経験がみられた（図Ⅰ-9）．摂取している種類はビタミン，ミネラルが多く，野菜の摂取量減少と関係があるのかもしれない．

発育・発達の重要な時期にある子どもは消化・吸収能力も未熟であるため，子どものサプリメント摂取について安全性は確認できていない．

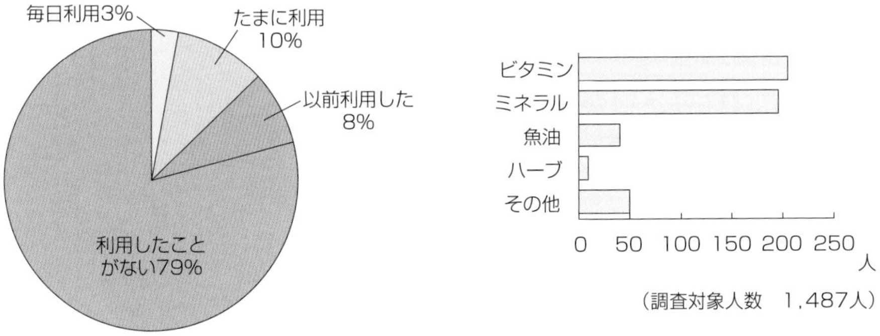

図Ⅰ-9　子どものサプリメント使用状況と利用している種類

263-01695

演習 1 子どもの食生活アンケート

目的
① 子どもを取り巻く食環境と子どもの食生活の現状を理解する．
② 子どもの発達・発育に必要な食生活を考える．

(1) 子どもの食生活の現状を理解しよう

乳幼児栄養調査や国民健康・栄養調査などで子どもの食生活の現状を調べてみよう．
・欠食や孤食の現状…（例）3 回の食事（必要に応じて間食）を食べているか
・好き嫌いはないだろうか
・食物アレルギーをもっている子どもはどのくらいいるだろうか
・栄養素は不足していないだろうか

(2) 子どもへのアンケートを作成してみよう

(1) から，子どもたちへのアンケートを作成し，調査を行ってみよう．
（例）それぞれ「はい・いいえ・たまに」で答えてもらう
・朝起きるとお腹が空いていますか？
・朝ご飯を毎日食べていますか？
・朝ご飯は誰と食べていますか？
・寝る前におやつを食べていますか？
・体を動かすのは好きですか？
・食事のお手伝いをしていますか？
・よく噛んで食べていますか？
・好きな料理はなんですか？

(3) アンケート結果を乳幼児栄養調査，国民健康・栄養調査と比べてみよう

（例）
・対応案を考えてみよう
・保育士としてできることを考えてみよう
・問題点を探ってみよう

263-01695

Chapter II 栄養に関する基礎知識

子どもは，活発な身体活動に加えて，発育が旺盛なため，栄養摂取の面から十分な配慮が必要である．また，栄養素についての知識を踏まえた家庭支援も保育者として不可欠である．子どもの栄養に関する基礎的な知識を十分に理解しておくことが必要である．

A 栄養の基本的概念

1. 栄養と栄養素

子どもは必要な成分を食物から身体に取り込み，生命を維持し，活動し，発育している．生きていくために必要な成分を食物から取り込み，生命を維持する営みを「栄養」という．そして，生命維持に必要な成分が「栄養素」である．「この食べものには栄養がある」などという使い方がされることがあるが，正しくは「この食べものには多くの栄養素が含まれている」というべきである．

人間が必要とする栄養素は炭水化物（糖質），脂質，たんぱく質，ミネラル（無機質），ビタミンであり，これを五大栄養素という．なかでも摂取量の多い炭水化物，脂質，たんぱく質を三大栄養素という．

2. 五大栄養素の働き

栄養素の働きは，①エネルギー源，②身体の構成成分，③体内機能の維持・調節，であり，五大栄養素はそれぞれ役割をもっている（**表Ⅱ-1**）．

3. 健康のための栄養素・食品成分のバランス

「バランスのよい食事」「健康のために○○をとるとよい」ということがよくいわれる．では，バランスのよい食生活とはなんだろうか．また，五大栄養素以外に健康によい成分があるのだろうか．

バランスのよい食事を栄養素の面から考えると，多くとる必要があり生存のための基本的な栄養素である炭水化物，脂質，たんぱく質のバランスがまず重要である．そのうえに，体内機能を正常に維持する栄養素であるビタミン，ミネラルを過不足なく

263-01695

表Ⅱ-1　五大栄養素の働き

栄養素	栄養素の働き		
	エネルギー源になる	体の構成成分になる	体内機能の維持・調節をする
たんぱく質	○	◎	—
脂質	◎	○	—
炭水化物	◎	—	—
ビタミン	—	—	◎
ミネラル	—	○	◎

◎は主要な働き　○は副次的な働き

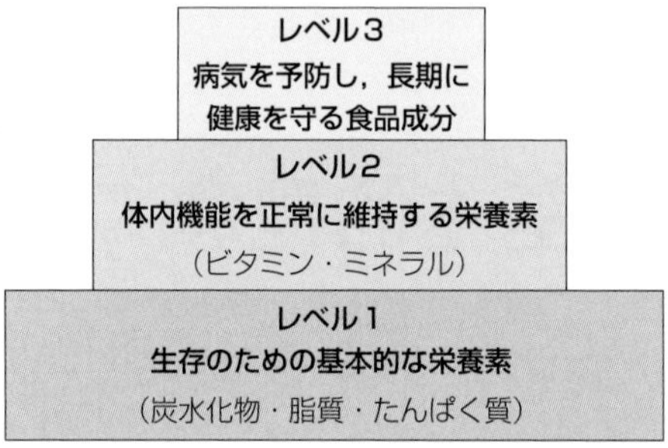

図Ⅱ-1　バランスのよい食生活

摂取する．

五大栄養素が過不足なく摂取されてはじめて，病気を予防し長期に健康を守る働きをもつ食品成分（たとえば，抗酸化物質など）をとることが意味をもつことになる（図Ⅱ-1）．

4. 食品群と栄養

栄養素は食品から摂取するので，どんな食品に多く含まれているかを知っておく必要がある．それぞれの食品がどのような栄養素を多く含むかによって類似した食品群に分け，栄養素摂取の目安にする．「三色食品群」「六つの基礎食品」「四つの食品群」「4つのおさら」などが知られているが，子どもにわかりやすいのは「三色食品群」（表Ⅱ-2）である．

表Ⅱ-2　三色食品群

区分	赤	緑	黄
食品の例	魚，肉，豆，乳，卵	野菜，果物，海草	穀物，いも類，砂糖，油脂
働き	血や肉をつくる	体の調子を整える	力や熱になる
栄養素	たんぱく質	ビタミン，ミネラル	炭水化物，脂質

263-01695

B　栄養素の特徴と働き

1. 炭水化物（糖質）

炭水化物の働きはエネルギー源になることである．日本人はエネルギー源の大半を炭水化物に依存しており，主食である米を中心とした穀類から摂取するエネルギーは60％前後を占めている．このことが脂質の過剰摂取の抑制にもつながっている．

炭水化物の栄養素としての役割のほとんどはエネルギー源であるが，一部は体組織成分となる．また，ある種のオリゴ糖に腸内のビフィズス菌を増やす働きがあること，野菜などに含まれる非消化性の糖質すなわち食物繊維が便通を良好にして大腸癌を防いだり，血清コレステロール値を下げる作用があることなども注目されている．

食品中では，その形や物性（粘りなど）に寄与したり，甘味を与える役割ももっている．穀類，いも類，豆類，砂糖などが炭水化物を主成分としている食品である．菓子類もでん粉や砂糖など炭水化物が多い食品である．

炭水化物はエネルギー源であるが，エネルギー消費を上回って過剰に摂取すると，体内で脂肪に変わり，それが蓄積して肥満に結びつき，生活習慣病の原因ともなる．

炭水化物は糖質とも呼ばれ，その大きさによって単糖類，二糖類，少糖類（オリゴ糖），多糖類に分類される．多糖類のうち消化されないもののことを食物繊維と呼んでいる（**表Ⅱ-3**）．

2. たんぱく質

生体内のたんぱく質の機能には実にさまざまなものがある．ほとんどすべての生命現象がたんぱく質によって担われているといっても過言ではない．酵素，ホルモン，免疫，酸素の運搬，体の構造，貯蔵，筋肉の収縮などの機能をもっている．このよう

表Ⅱ-3　炭水化物の種類と特徴

種類	名称	構成糖	代表的な存在個所や特徴
単糖類	ブドウ糖		果実に含まれるほか，でん粉が分解されるとブドウ糖になる． 血液中のブドウ糖は血糖と呼ぶ
	果糖		果物やはちみつに含まれる爽やかな甘味の糖
	ガラクトース		乳糖の構成成分
二糖類	ショ糖	ブドウ糖＋果糖	甘味の代表である砂糖
	麦芽糖	ブドウ糖＋ブドウ糖	水あめ，甘酒に含まれる
	乳糖	ブドウ糖＋ガラクトース	母乳，牛乳に含まれる糖
少糖類（オリゴ糖）			母乳には腸内のビフィズス菌の栄養源となるオリゴ糖が含まれる
多糖類	でん粉	ブドウ糖	穀物，豆，いもなどの植物由来の多糖類の代表
	グリコーゲン	ブドウ糖	肝臓や筋肉の貯蔵多糖
多糖類（食物繊維：非消化性の多糖類）	セルロース	ブドウ糖	多くの植物の繊維
	グルコマンナン	ブドウ糖，マンノース	こんにゃくの食物繊維
	ペクチン	ガラクツロン酸	未熟な果物

263-01695

表Ⅱ-4　たんぱく質に含まれる20種のアミノ酸（太字は必須アミノ酸）

バリン，**ロイシン**，**イソロイシン**，アラニン，アルギニン，グルタミン，**リジン**，アスパラギン酸，グルタミン酸，プロリン，システイン，**スレオニン**，**メチオニン**，**ヒスチジン**，**フェニルアラニン**，チロシン，**トリプトファン**，アスパラギン，グリシン，セリン

に重要な働きをもったたんぱく質は，発育期の子どもにあってはとくに重要な栄養素である．

たんぱく質を構成する基礎単位になっている物質がアミノ酸である．人間が食べた食品のたんぱく質は，いくつかの消化酵素によってペプチドという物質に分解され，さらに最終的に20種のアミノ酸に分解される．アミノ酸は小腸で体内に吸収され，人体のたんぱく質をつくるための素材となる．人間が卵や肉や魚など，ほかの生物のたんぱく質を食べる必要があるのは，自分のたんぱく質をつくる素材であるアミノ酸が必要だからである．したがって，卵・牛乳など特定のたんぱく質にアレルギーがある子どもが，それを除去したとしても，他のたんぱく質から必要な20種のアミノ酸をとることができれば，発育には影響しない．

たんぱく質を構成するアミノ酸は20種であるが，そのうち，体内で合成することができないものを必須アミノ酸といい，食物から摂取しなければならない．9種のアミノ酸が必須アミノ酸である（**表Ⅱ-4**）．

たんぱく質の栄養価は，含まれる必須アミノ酸の量とバランスによって評価される．評価法としてプロテインスコア，ケミカルスコア（人乳価，卵価），アミノ酸価がある．プロテインスコアは，人体の必須アミノ酸必要量から理想的な組成のたんぱく質（比較たんぱく質）を想定し，これとそれぞれの食品たんぱく質を比べて栄養価を決める評価法である．基準より低い必須アミノ酸を制限アミノ酸とし，いちばん低い制限アミノ酸（第一制限アミノ酸）の百分率をもってプロテインスコアとしている．幼児に理想的なたんぱく質を想定して同様に評価したものがアミノ酸価である．人乳（母乳），鶏卵のたんぱく質と比較して求めた価が人乳価，卵価である．

単独のたんぱく質の栄養価はこのように評価するが，実際の食事ではいくつものたんぱく質食品を同時に食べる．いろいろな食品を組み合わせて食べることによって，お互いの制限アミノ酸を補い合うので，その食事のたんぱく質の栄養価は高くなる．

3. 脂質

植物の種子，乳汁，家畜や魚の体内に存在する油脂が脂肪である．常温で液体のものを油（oil），固体のものを脂（fat）という．

脂肪は，1分子のグリセリンに3分子の脂肪酸が結合しており，結合する脂肪酸の種類によって多くの種類の脂肪が存在する．脂肪を構成する脂肪酸のうち，化学構造上炭素が水素で飽和されているものを飽和脂肪酸といい，炭素が水素で飽和されておらず，二重結合があるものを不飽和脂肪酸という．

家畜などの動物の脂肪を構成する脂肪酸には飽和脂肪酸が多いため融点が高く，常

263-01695

$CH_2O-CO-CH_2-CH_2-CH_2-CH_2-CH_2-CH_2-CH_2-CH_2-CH_2-CH_2-CH_2-CH_2-CH_2-CH_2-CH_3$ 飽和脂肪酸

$CHO-CO-CH_2-CH_2-CH_2-CH_2-CH_2-CH_2-CH_2-CH_2-CH_2-CH_2-CH{=}CH-CH_2-CH_2-CH_2-CH_2-CH_3$ n−6系不飽和脂肪酸

$CH_2O-CO-CH_2-CH_2-CH_2-CH{=}CH-CH_2-CH{=}CH-CH_2-CH{=}CH-CH_2-CH{=}CH-CH_2-CH{=}CH-CH_2-CH_3$ n−3系不飽和脂肪酸

図Ⅱ-2　脂肪の構造

表Ⅱ-5　脂肪酸の種類と代表例

脂肪酸の種類	脂肪酸	その脂肪酸を多く含む脂肪の例
飽和	パルミチン酸 ステアリン酸	動物性脂肪，パーム油
n-3 系不飽和(多価)	エイコサペンタエン酸(EPA) ドコサヘキサエン酸（DHA） α-リノレン酸	魚介類（背の青い魚）の油，しそ油，キャノーラ油，大豆油
n-6 系不飽和(多価)	リノール酸 γ-リノレン酸 アラキドン酸	コーン油，綿実油，サフラワー油，ひまわり油，ごま油など一般的な植物油
n-9 系不飽和(一価)	オレイン酸	オリーブ油，キャノーラ油

温で固体である．植物や魚の油では不飽和脂肪酸の割合が高く融点が低いため常温で液体である．このように，脂肪の性質はそれを構成する脂肪酸の種類によって決まる．

不飽和脂肪酸はその二重結合の位置によってn-3，n-6，n-9の３系列に分類される（たとえばn-3は脂肪酸の端から３番目の炭素に二重結合があることを意味する．**図Ⅱ-2**）．n-3系不飽和脂肪酸には，いわしやさばなどの魚の油に多く含まれるエイコサペンタエン酸（EPA）やドコサヘキサエン酸（DHA）などがある．n-6系不飽和脂肪酸には，植物性の油に多く含まれるリノール酸などがある．n-9系不飽和脂肪酸にはオリーブ油などに多く含まれるオレイン酸などがある（**表Ⅱ-5**）．

このうち，n-3系不飽和脂肪酸は，血清コレステロール値を低下させたり，血栓を防止したりする働きがあるとされ，生活習慣病予防に有効である．しかし，不飽和脂肪酸は二重結合をもっているため，空気中の酸素や光の影響で酸化されやすいという欠点がある．酸化した油は有害であり，老化の原因であるという説もある．油の酸化を防止するためには，なるべく空気と触れないようにし，光にも当たらないように保存する必要がある．抗酸化作用をもったビタミンE（トコフェロール）を添加するのも有効である．

生活習慣病との関係で注意の必要な脂質がコレステロールである．コレステロールそのものは，細胞膜の構成成分であるし，胆汁酸や性ホルモンをつくるのに必要な物質でもあり，生理的には重要な役割を果たしている物質である．体内でも合成されている．しかし，血中のコレステロール値が高くなると，動脈血管壁の細胞に取り込まれて動脈硬化の要因になる．動脈硬化を起こすと血管壁がもろくなるとともに高血圧にもなり，循環器系の疾患につながる．最近では，子どもにもこうした症状がみられる例があり，生活習慣病として大きな問題になっている．コレステロールは動物性食品のなかに脂肪とともに含まれており，動物性脂肪を過剰に摂取するとこうした問題

263-01695

が出てくる．

適度な運動は体内でのコレステロールの合成量を減少させる．不飽和脂肪酸はコレステロールの排泄を増加させる．一方で，ストレスや糖尿病はコレステロールの合成量を増加させる．したがって，正しい食生活と運動によってコレステロールに起因する生活習慣病を予防することができる．

脂肪は糖質と同様に主にエネルギー源として利用されるが，栄養素として次のような種々の特徴がある．

① エネルギー値が高い

糖質，たんぱく質のエネルギーは 1 g 当たり 4 kcal であるが，脂質は 9 kcal である．このため，糖質と同量のエネルギーをとるのに少量ですむ．

② 空腹感が訪れにくい

胃の蠕動《ぜんどう》運動が緩やかになり，滞留時間が長くなる．

③ 脂溶性ビタミンの吸収率を上げる

ビタミン A・D・E・K などの脂溶性ビタミンは，脂肪と一緒に摂取すると吸収率が高くなる．

④ エネルギーになるときにビタミン B_1 が少量ですむ

ビタミン B_1 は，エネルギーを生み出す経路（解糖経路およびクエン酸回路）において補酵素として働いている．脂肪がエネルギーになる場合には，糖質がエネルギーになる場合に比べてこれらの経路でのビタミン B_1 の消費が少量ですむ．

4. ミネラル（無機質）

人体を構成する元素は，酸素（O），炭素（C），水素（H），窒素（N）の 4 つでおよそ 96％を占めており，残りの 4％がミネラルである．ミネラルには多い順にカルシウム（Ca），リン（P），カリウム（K），硫黄（S），ナトリウム（Na），塩素（Cl），マグネシウム（Mg），鉄（Fe），マンガン（Mn），銅（Cu），ヨウ素（I），コバルト（Co），亜鉛（Zn）などがあり，およそ次のような機能をもっている．

① 骨や歯のような硬組織成分としての機能．

② 筋肉，皮膚，臓器などの軟組織成分としての機能．

③ 体の調節機能：浸透圧の維持（Na，K），血液凝固（Ca），筋肉収縮（Ca）．

④ 酵素，補酵素，ホルモン，ビタミンの構成成分としての機能．

これらのうち欠乏しやすいものはカルシウムと鉄である．過剰摂取に注意すべきものはナトリウムとリンである．

1）カルシウム

人体に含まれるミネラルのなかでいちばん量の多いものがカルシウムである．人体中のカルシウムはその 99％が骨と歯に存在し，約 1％が血液と筋肉に存在する．血液中のカルシウムは血液凝固の際必要であり，筋肉のカルシウムは収縮に必要である．骨や歯の主成分であるカルシウムは，成長期の子どもにとってはとくに重要なミ

表Ⅱ-6 カルシウムの機能

① 骨・歯の成分	主にリン酸カルシウム，一部は炭酸カルシウムなどとして骨や歯の主要成分になる
② 血液の凝固	血漿中のカルシウムイオンは，血小板やプロトロンビンとともに血漿たんぱく質のフィブリノーゲンをフィブリンに変え，血液を凝固させる
③ 血液の pH	pH を微アルカリ性に維持する
④ 筋肉の収縮	筋肉のカルシウムイオンは収縮運動に必要．不足すると弛緩する
⑤ 神経の興奮性	興奮性の鎮静作用がある．不足すると興奮性を高める
⑥ 酵素の活性化	トリプシン，膵リパーゼ（ステアプシン）などの活性化に関係する

ネラルである．カルシウムの機能を**表Ⅱ-6** に示す．

食物中のカルシウムの吸収率はさまざまな因子に影響を受ける．食物中のカルシウムが効率よく吸収されるためには次のようなことが必要である．

① 非水溶性のリン酸カルシウムや炭酸カルシウム（魚の骨など）が胃酸によって水溶性に変えられること．

② ビタミン D が欠乏していないこと．

③ 葉菜類に含まれるシュウ酸や穀物に含まれるフィチン酸などのように，カルシウムと結合して不溶性の塩をつくる物質が少ないこと．

④ 食物中のカルシウムとリンとの比（P/Ca）が 0.5～2 程度であること．

近年子どもの骨折が増加しているが，その背景として加工食品中に食品添加物として含まれるリン酸化合物によってカルシウムとリンのバランスが崩れていることが挙げられる．

牛乳・乳製品にはカルシウムの含有量が多く，たんぱく質と結合して溶けた状態で存在しているため，吸収率も約 50％と高い．これに対して小魚，野菜のカルシウムは不溶性のものが多く，吸収率は 20～40％である．

2）鉄

体内にある鉄は，その 50％以上が血液中の赤血球にあるヘモグロビンという酸素を運ぶ働きをもったたんぱく質を構成しているほか，10％程度は筋肉のミオグロビンやカタラーゼなど一部の酵素の成分として存在している．残りは，肝臓，脾臓，骨髄でフェリチンというたんぱく質に結合して貯蔵されている．

鉄は体内に必要な量としてはそれほど多くはないが，さまざまな原因によって欠乏して鉄欠乏性貧血になりやすいため，栄養上はカルシウムと並んで重要である．とくに，月経によって鉄の損失の多い思春期以降の女子，胎児に鉄を多量に供給しなければならない妊婦では注意が必要である．母乳中には鉄は比較的少ないが，乳児は胎児のときにフェリチンという形で貯蔵した鉄を使って 4～5 か月ごろまでは成長する．しかし，それを過ぎると貯えた鉄がなくなるため，離乳食ではたんぱく質とともに鉄の摂取にも配慮しなければならない．

食品に含まれる鉄の吸収率は，動物性食品中のヘム鉄で 15～25％，植物性食品

表Ⅱ-7　鉄の吸収率を上昇させる因子

① ビタミンCの摂取量が多いこと
② 食物中に肉や魚が多いこと
③ 体内の鉄貯蔵量が少ないとき

中の鉄では2～10％程度であり，たいへん低い．緑茶や紅茶のなかのタンニンは鉄と結合して不溶性のタンニン酸鉄となって吸収を阻害する．貧血の場合には食事中にこうした飲料は避けたほうがよい．ビタミンCはその還元作用で食事中の3価の鉄（Fe^{3+}）を二価（Fe^{2+}）にすることによって吸収率を上昇させる作用がある．鉄の吸収率を上昇させる因子を**表Ⅱ-7**に示す．

3）ナトリウム

体内では血液および体液中に多く，組織細胞液中のカリウムとともに浸透圧維持に役立ち，身体から過度に水分が失われるのを防止する役割をもっている．日常生活では調味料の食塩（NaCl）という形で摂取されるが，多量に摂取すると健康に問題が出てくる．食塩摂取量と高血圧や胃癌の発生率との間には関係があることがわかっている．

現在，成人の食塩摂取量は平均約11gであり，多少とりすぎである．日本人の食事摂取基準（2020年版）では，食塩摂取の目標量を1日当たり成人男性7.5g未満，成人女性6.5g未満としている．

子どもでは年齢が低いほど食塩の摂取量を少なくすべきである．乳幼児では，食塩の排泄をしている腎臓の発達が未熟なため，食塩の過剰摂取は腎臓への負担を大きくする．また，味覚の発達期である子どもの時期に，素材そのものの味をわからなくしてしまったり，濃い味に慣れてしまうとその後も濃いめのものしかおいしく感じなくなってしまい，食塩をとりすぎる食習慣がつくられてしまう．したがって，大人の食事の味つけは食塩濃度にして1％程度が目安となるが，離乳食では0.3％，幼児食では0.5％程度にすべきである．

4）リン

リンはカルシウムとともに骨や歯を形成している．体内では核酸（DNA，RNA）や，アデノシン三リン酸（ATP），細胞膜をつくっているリン脂質の構成成分として生理的には重要な物質であるが，食物中に十分含まれており，欠乏するおそれはない．リン酸化合物はさまざまな用途の食品添加物として加工食品に添加されており，最近の日本人の食生活にあってはむしろとりすぎによってP/Caのバランスが崩れていることのほうが問題である．

5. ビタミン

ビタミンは食品中に微量に含まれ，生体内で重要な生理機能を果たす物質である．

およそ13種類ほどのビタミンが知られているが，油脂に溶けるもの（脂溶性ビタミン）と，水に溶けるもの（水溶性ビタミン）に大別することができる．脂溶性ビタミンはビタミンA・D・E・Kの4種でその他は水溶性ビタミンである．ビタミンA・Dには，食物中ではビタミンではないが，身体に入ってからビタミンに変化する物質があり，これをプロビタミンという．

現在の日本人においては，その食生活からみて栄養上問題となるビタミンはビタミンA・B_1・B_2・C・D・E，ナイアシンの7種である．さらに，乳幼児ではこれに加

表Ⅱ-8 ビタミンの生理作用と食品分布

	ビタミン	別名	生理作用等	過剰症	欠乏症	食品分布
脂溶性	A	レチノール カロテンはプロビタミンA	発育促進，皮膚・粘膜を健康に保つ，薄暗いところで視力を保つ	食欲不振，体重減少，肝肥大，骨の発育阻害	上皮細胞の保護作用低下（熱性疾患の後に不足しやすい），角膜乾燥，夜盲症	動物性脂肪，肝臓，卵黄，うなぎ，バター，かぼちゃ，にんじん，緑黄色野菜
	D	カルシフェロール	Ca・Pの腸管吸収を助ける，Ca・Pの結合により骨沈着，プロビタミンDは紫外線によりビタミンDに変化	食欲不振，嘔吐，体重減少	くる病，骨軟化症，骨粗鬆症	肝臓，脂肪の多い魚，卵黄，バター，しいたけ
	E	トコフェロール	生殖機能の正常化，抗酸化作用			胚芽油，バター，ナッツ類，アボカド
	K	フィロキノン	血液凝固，トロンビンの生成（腸内細菌が合成する）		出血（凝固阻止）→新生児ではメレナ．まれに頭蓋内出血	緑黄色野菜，キャベツ，肝臓，納豆
水溶性	B_1	チアミン	糖質の燃焼の援助		乳酸体内蓄積→疲労・肩こり・筋肉痛・食欲不振，脚気，多発性神経炎	豆類，穀類，胚芽，豚肉，緑黄色野菜
	B_2	リボフラビン	リンと結合して補酵素となる…三大栄養素の分解に必要，発育促進		口角炎，口唇炎	乳，乳製品，卵，肝臓，緑黄色野菜
	B_6	ピリドキシン	たんぱく質代謝，腸内細菌による合成		貧血	肝臓，胚芽
	パントテン酸		糖質・脂質代謝に関与，ステロイド系ホルモン生成			肝臓，卵，肉類，胚芽，らっかせい
	葉酸	フォラシン	貧血予防，腸内細菌による合成		悪性貧血	肝臓，緑黄色野菜
	B_{12}	コバラミン	貧血予防，発育促進，たんぱく質合成		悪性貧血	肝臓，海藻
	ナイアシン	ニコチン酸	糖質・たんぱく質・脂質の代謝の補酵素		ペラグラ	肝臓，肉
	コリン		肝への脂肪沈着防止		脂肪肝	卵黄，肝臓
	C	アスコルビン酸	コラーゲン合成に必要，ストレスに対する抵抗力を高める，メラニン色素沈着予防，チロシン代謝		出血（皮下出血など），骨折，歯牙の発育阻害，壊血病	野菜類，いも類，柑橘類，緑黄色野菜

えてビタミンKも重要である.

主要なビタミンの生理作用と食品分布を**表Ⅱ-8**に示す.

6. 水分

人体に含まれる水の量は成人では60～65％であるが，乳児では約70％，新生児では約80％である．水の役割には，次のようなものがある.

① 体内を流れてさまざまな物質を輸送する
② 栄養素の吸収を助ける
③ 老廃物の排泄
④ 体温調節
⑤ 体内でのほとんどすべての反応の溶媒となる

人間は，栄養素を摂取できなくてもある程度の期間は生きていけるが，水がなければただちに生命が危うくなる．水が生命活動にとっていかに重要な物質であるかがこのことからもわかる.

乳幼児では年齢が低いほど身体に含まれる水の割合が高く，体重当たりの体表面積も大きく，体温も高いことなどによって，水の出納も大きい．このため，普段から多くの水を摂取しなければならない．子どもの献立作成に当たっては水分の補給を考慮する必要がある．さらに，嘔吐，下痢，発汗などで多量に水を失った場合はすみやかに水を補ってやらなければならない．水の補給がないと脱水症状を起こして危険な状態になるので，乳幼児を保育するものは十分な注意が必要である.

水のおよその必要量は，1日体重1 kg当たり乳児で120～150 m*l*，幼児で90～120 m*l*，学童で50～90 m*l*程度である.

263-01695

演習 2 食品と栄養への興味・関心を育てる教材作成と指導

目的

給食の食材にはどんな働きがあるかを子どもたちにわかるように伝えるために，年齢に応じた教材を作成して，その日の給食や食材に興味・関心がもてるようにする．

子どもたちは，毎日の給食の栄養に関心をもちはじめる．栄養素を無理に子どもに教える必要はないが，楽しみながら食への関心を広げていけるように教材を作成してみよう．子どもは食べものの名前や，体のなかでの働きを知ることで食べてみようとする気持ちが生まれる．

(1) 対象年齢を決める

対象年齢の発達の特徴をまとめる．

(2) 年齢に応じて工夫した食材パネル教材を作成する

(例)

3 歳児：食べもの探し

4 歳児：配膳プレート

5 歳児：3 色食材パネル

(3) 作成した教材を使用して，楽しみながら食べものや栄養への関心をもたせるような指導をする

今日の給食に入っている食材探しをする（3 歳児）

配膳プレートの上に食品カードを配膳する（4 歳児）

今日の給食の食品カードを 3 色に分類する（5 歳児）

(4) 教材および指導を評価して改善する

263-01695

C　献立作成と調理

1. 献立の意義

毎日の食事は「発育」と「健康」と「寿命」を決定する．幼児，学童，成人，妊婦，授乳婦など供食対象によって食事摂取基準は異なるが，その栄養素を満たすのに必要な食品を利用し，おいしく食べられる料理を組み合わせたものが献立である．どのような方法で料理がつくられるかを知り，食事をする側に対し，愛情を込めて献立を作成するとよい．

献立はその種類，内容によって，また季節，予算などによって配分する食品の種類，数量も異なるので，栄養価を算出し，食事摂取基準量と比較し，その献立の適否を反省することが必要である．

2. 献立の立て方とその評価

1）食事バランスガイド

献立を立てる際には，どんな食品をどれだけ摂取するかを考える必要がある．そこで，食事の望ましい組み合わせやおおよその量をコマのイラストで示した食事バランスガイドを用いて判断するとよい（図Ⅱ-3，付表3）．食事バランスガイドは，主食，

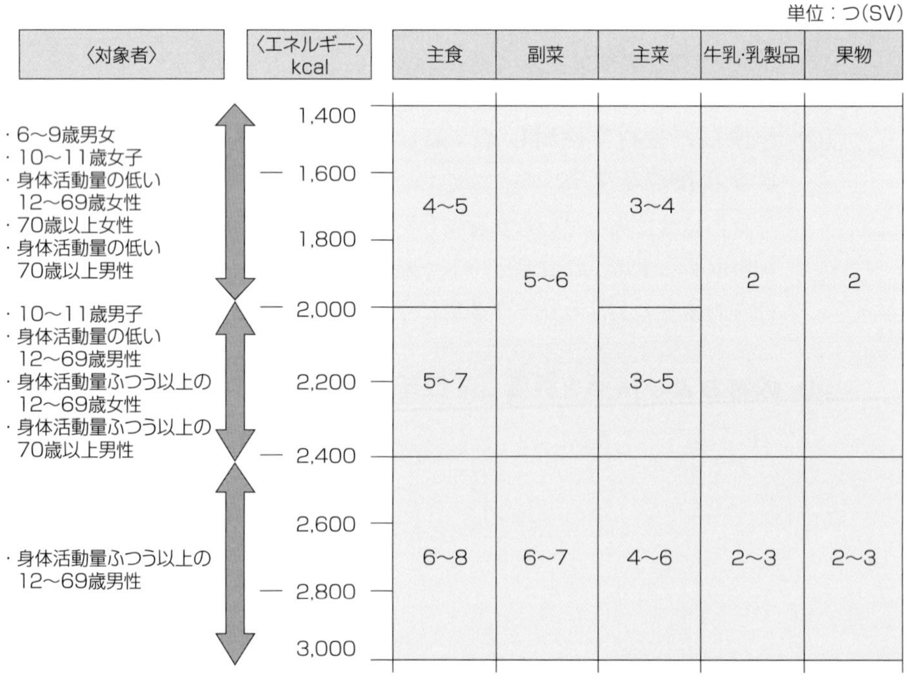

図Ⅱ-3　対象者特性別，料理区分における摂取の目安

（厚生労働省・農林水産省．食事バランスガイド（2010年一部変更）より）

263-01695

表Ⅱ-9　エネルギーおよび栄養素の設定指標の目的と種類

エネルギー		エネルギーの摂取量の過不足の回避を目的とする指標
栄養素	推定平均必要量（EAR）	ある母集団に属する50％の人が必要量を満たす（同時に50％の人が必要量を満たさない）とされる摂取量で，摂取不足の回避を目的とする指標
	推奨量（RDA）	ある母集団のほとんど（97～98％）の人が1日の必要量を満たすと推定される1日の摂取量
	目安量（AI）	推定平均必要量および推奨量を算定するのに十分な科学的根拠が得られない場合に，特定の集団の人々がある一定の栄養状態を維持するのに十分な量．目安量以上を摂取している場合は不足のリスクはほとんどない
	耐容上限量（UL）	ある母集団に属するほとんどすべての人々が，健康障害をもたらす危険がないとみなされる習慣的な摂取量の上限を与える量．過剰摂取による健康障害の回避を目的とする指標
	目標量（DG）	生活習慣病の予防を目的として，現在の日本人が当面の目標とすべき摂取量

副菜，主菜，牛乳・乳製品，果物の５つの料理区分を基本とし，量は，「○つ（SV）」で表記されている．「SV」とはサービングの略で，各料理について１回当たりの標準的な量を大まかに示している．

2）１日の食事配分

小児は成人に比べて体重当たりの必要栄養量が多い．しかし消化器の発育は未熟で，１回に多量の食事をとることは困難である．したがって１日３回の食事のみでなく，朝，昼，夕の食事の程度に応じて１～２回の補食的な食事，いわゆる間食（おやつ）が必要となってくる．３回の食事＋１～２回の間食で，食事摂取基準および食事バランスガイドを満たすような献立を立てるとよい．

3）日本人の食事摂取基準

日本人の食事摂取基準は，健康な個人または集団を対象として，国民の健康の維持，増進，生活習慣病の予防を目的とし，エネルギーおよび各栄養素の摂取量の基準（**表Ⅱ-9**）を示すものである．食事摂取基準は年齢，性別，妊婦，授乳婦，身体活動レベルによって異なるので，献立作成時には，エネルギーおよび，たんぱく質，カルシウム，鉄，ビタミンなどの各栄養素が，小児の各時期の必要量に見合っているか確認する（**表Ⅱ-10～14**）．

4）栄養価算出（算定）

標準的なものは，文部科学省 科学技術・学術審議会 資源調査分科会発表による「日本食品標準成分表」である．この表は食品中に含まれるエネルギーをはじめ，各栄養素の成分を示すもので，食品の可食部100g中の数値で表示されている．この数値は絶対的なものでなく，１つの食品の平均値である．この成分表を用いて各食品ごとに栄養価を算出する．その際，ビタミン類は調理上の損失量を考慮する（**表Ⅱ-15**）．また，調味料使用の際は，塩分，糖分の換算を行う．

表Ⅱ-10　乳児の食事摂取基準

エネルギー・栄養素			月　齢	0～5（月）		6～8（月）		9～11（月）	
			策定項目	男児	女児	男児	女児	男児	女児
エネルギー（kcal/日）			推定エネルギー必要量	550	500	650	600	700	650
たんぱく質（g/日）			目安量	10		15		25	
脂　質		脂質（%エネルギー）	目安量	50		40			
		飽和脂肪酸（%エネルギー）	—	—		—			
		n-6 系脂肪酸（g/日）	目安量	4		4			
		n-3 系脂肪酸（g/日）	目安量	0.9		0.8			
炭水化物		炭水化物（%エネルギー）	—	—		—			
		食物繊維（g/日）	—	—		—			
ビタミン	脂溶性	ビタミンA（μgRE/日）[1]	目安量	300		400			
			耐容上限量	600		600			
		ビタミンD（μg/日）	目安量	5.0		5.0			
			耐容上限量	25		25			
		ビタミンE（mg/日）	目安量	3.0		4.0			
		ビタミンK（μg/日）	目安量	4		7			
	水溶性	ビタミンB_1（mg/日）	目安量	0.1		0.2			
		ビタミンB_2（mg/日）	目安量	0.3		0.4			
		ナイアシン（mgNE/日）[2]	目安量	2		3			
		ビタミンB_6（mg/日）	目安量	0.2		0.3			
		ビタミンB_{12}（μg/日）	目安量	0.4		0.5			
		葉酸（μg/日）	目安量	40		60			
		パントテン酸（mg/日）	目安量	4		5			
		ビオチン（μg/日）	目安量	4		5			
		ビタミンC（mg/日）	目安量	40		40			
ミネラル	多量	ナトリウム（mg/日）	目安量	100		600			
		（食塩相当量）（g/日）	目安量	0.3		1.5			
		カリウム（mg/日）	目安量	400		700			
		カルシウム（mg/日）	目安量	200		250			
		マグネシウム（mg/日）	目安量	20		60			
		リン（mg/日）	目安量	120		260			
	微量	鉄（mg/日）[3]	目安量	0.5		—			
			推定平均必要量	—		3.5	3.5	3.5	3.5
			推奨量	—		5.0	4.5	5.0	4.5
		亜鉛（mg/日）	目安量	2		3			
		銅（mg/日）	目安量	0.3		0.3			
		マンガン（mg/日）	目安量	0.01		0.5			
		ヨウ素（μg/日）	目安量	100		130			
			耐容上限量	250		250			
		セレン（μg/日）	目安量	15		15			
		クロム（μg/日）	目安量	0.8		1.0			
		モリブデン（μg/日）	目安量	2		5			

[1] プロビタミンAカロテノイドを含まない.
[2] 0～5か月児の目安量の単位はmg/日.
[3] 6～11か月はひとつの月齢区分として男女別に算定した.

（厚生労働省．日本人の食事摂取基準（2020年版）より）

263-01695

表Ⅱ-11　小児（1～2歳）の食事摂取基準

栄養素			男子					女子				
			推定平均必要量	推奨量	目安量	耐容上限量	目標量	推定平均必要量	推奨量	目安量	耐容上限量	目標量
たんぱく質（g/日）			15	20	—	—	—	15	20	—	—	—
（%エネルギー）			—	—	—	—	13～20[1]	—	—	—	—	13～20[1]
脂質		脂質（%エネルギー）	—	—	—	—	20～30[1]	—	—	—	—	20～30[1]
		飽和脂肪酸（%エネルギー）	—	—	—	—	—	—	—	—	—	—
		n-6 系脂肪酸（g/日）	—	—	4	—	—	—	—	4	—	—
		n-3 系脂肪酸（g/日）	—	—	0.7	—	—	—	—	0.8	—	—
炭水化物		炭水化物（%エネルギー）	—	—	—	—	50～65[1]	—	—	—	—	50～65[1]
		食物繊維（g/日）	—	—	—	—	—	—	—	—	—	—
ビタミン	脂溶性	ビタミン A（μgRAE/日）[2]	300	400	—	600	—	250	350	—	600	—
		ビタミン D（μg/日）	—	—	3.0	20	—	—	—	3.5	20	—
		ビタミン E（mg/日）[3]	—	—	3.0	150	—	—	—	3.0	150	—
		ビタミン K（μg/日）	—	—	50	—	—	—	—	60	—	—
	水溶性	ビタミン B_1（mg/日）	0.4	0.5	—	—	—	0.4	0.5	—	—	—
		ビタミン B_2（mg/日）	0.5	0.6	—	—	—	0.5	0.5	—	—	—
		ナイアシン（mgNE/日）[4]	5	6	—	60 (15)	—	4	5	—	60 (15)	—
		ビタミン B_6（mg/日）	0.4	0.5	—	10	—	0.4	0.5	—	10	—
		ビタミン B_{12}（μg/日）	0.8	0.9	—	—	—	0.8	0.9	—	—	—
		葉酸（μg/日）	80	90	—	200	—	90	90	—	200	—
		パントテン酸（mg/日）	—	—	3	—	—	—	—	4	—	—
		ビオチン（μg/日）	—	—	20	—	—	—	—	20	—	—
		ビタミン C（mg/日）	35	40	—	—	—	35	40	—	—	—
ミネラル	多量	ナトリウム（mg/日）	—	—	—	—	—	—	—	—	—	—
		（食塩相当量）（g/日）	—	—	—	—	3.0 未満	—	—	—	—	3.0 未満
		カリウム（mg/日）	—	—	900	—	—	—	—	900	—	—
		カルシウム（mg/日）	350	450	—	—	—	350	400	—	—	—
		マグネシウム（mg/日）[5]	60	70	—	—	—	60	70	—	—	—
		リン（mg/日）	—	—	500	—	—	—	—	500	—	—
	微量	鉄（mg/日）	3.0	4.5	—	25	—	3.0	4.5	—	20	—
		亜鉛（mg/日）	3	3	—	—	—	2	3	—	—	—
		銅（mg/日）	0.3	0.3	—	—	—	0.2	0.3	—	—	—
		マンガン（mg/日）	—	—	1.5	—	—	—	—	1.5	—	—
		ヨウ素（μg/日）	35	50	—	300	—	35	50	—	300	—
		セレン（μg/日）	10	10	—	100	—	10	10	—	100	—
		クロム（μg/日）	—	—	—	—	—	—	—	—	—	—
		モリブデン（μg/日）	10	10	—	—	—	10	10	—	—	—

1　範囲については，おおむねの値を示したものであり，弾力的に運用すること．
2　推定平均必要量，推奨量はプロビタミン A カロテノイドを含む．耐容上限量は，プロビタミン A カロテノイドを含まない．
3　α-トコフェロールについて算定した．α-トコフェロール以外のビタミン E は含んでいない．
4　耐容上限量は，ニコチンアミドの mg 量，（　）内はニコチン酸の mg 量．
5　通常の食品以外からの摂取量の耐容上限量は，小児では 5 mg/kg体重/日とした．通常の食品からの摂取の場合，耐容上限量は設定しない．

（厚生労働省．日本人の食事摂取基準（2020 年版）より）

263-01695

表Ⅱ-12　小児（3～5歳）の食事摂取基準

栄養素			男子 推定平均必要量	男子 推奨量	男子 目安量	男子 耐容上限量	男子 目標量	女子 推定平均必要量	女子 推奨量	女子 目安量	女子 耐容上限量	女子 目標量
たんぱく質（g/日）			20	25	—	—	—	20	25	—	—	—
（%エネルギー）			—	—	—	—	13～20[1]	—	—	—	—	13～20[1]
脂質		脂質（%エネルギー）	—	—	—	—	20～30[1]	—	—	—	—	20～30[1]
脂質		飽和脂肪酸（%エネルギー）	—	—	—	—	10以下[1]	—	—	—	—	10以下[1]
脂質		n-6系脂肪酸（g/日）	—	—	6	—	—	—	—	6	—	—
脂質		n-3系脂肪酸（g/日）	—	—	1.1	—	—	—	—	1.0	—	—
脂質		コレステロール（mg/日）	—	—	—	—	—	—	—	—	—	—
炭水化物		炭水化物（%エネルギー）	—	—	—	—	50～65[1]	—	—	—	—	50～65[1]
炭水化物		食物繊維（g/日）	—	—	—	—	8以上	—	—	—	—	8以上
ビタミン	脂溶性	ビタミンA（μgRAE/日）[2]	350	450	—	700	—	350	500	—	850	—
ビタミン	脂溶性	ビタミンD（μg/日）	—	—	3.5	30	—	—	—	4.0	30	—
ビタミン	脂溶性	ビタミンE（mg/日）[3]	—	—	4.0	200	—	—	—	4.0	200	—
ビタミン	脂溶性	ビタミンK（μg/日）	—	—	60	—	—	—	—	70	—	—
ビタミン	水溶性	ビタミンB_1（mg/日）	0.6	0.7	—	—	—	0.6	0.7	—	—	—
ビタミン	水溶性	ビタミンB_2（mg/日）	0.7	0.8	—	—	—	0.6	0.8	—	—	—
ビタミン	水溶性	ナイアシン（mgNE/日）[4]	6	8	—	80 (20)	—	6	7	—	80 (20)	—
ビタミン	水溶性	ビタミンB_6（mg/日）	0.5	0.6	—	15	—	0.5	0.6	—	15	—
ビタミン	水溶性	ビタミンB_{12}（μg/日）	0.9	1.1	—	—	—	0.9	1.1	—	—	—
ビタミン	水溶性	葉酸（μg/日）	90	110	—	300	—	90	110	—	300	—
ビタミン	水溶性	パントテン酸（mg/日）	—	—	4	—	—	—	—	4	—	—
ビタミン	水溶性	ビオチン（μg/日）	—	—	20	—	—	—	—	20	—	—
ビタミン	水溶性	ビタミンC（mg/日）	40	50	—	—	—	40	50	—	—	—
ミネラル	多量	ナトリウム（mg/日）	—	—	—	—	—	—	—	—	—	—
ミネラル	多量	（食塩相当量）（g/日）	—	—	—	—	3.5 未満	—	—	—	—	3.5 未満
ミネラル	多量	カリウム（mg/日）	—	—	1,000	—	1,400 以上	—	—	1,000	—	1,400 以上
ミネラル	多量	カルシウム（mg/日）	500	600	—	—	—	450	550	—	—	—
ミネラル	多量	マグネシウム（mg/日）[5]	80	100	—	—	—	80	100	—	—	—
ミネラル	多量	リン（mg/日）	—	—	700	—	—	—	—	700	—	—
ミネラル	微量	鉄（mg/日）	4.0	5.5	—	25	—	4.0	5.5	—	25	—
ミネラル	微量	亜鉛（mg/日）	3	4	—	—	—	3	3	—	—	—
ミネラル	微量	銅（mg/日）	0.3	0.4	—	—	—	0.3	0.3	—	—	—
ミネラル	微量	マンガン（mg/日）	—	—	1.5	—	—	—	—	1.5	—	—
ミネラル	微量	ヨウ素（μg/日）	45	60	—	400	—	45	60	—	400	—
ミネラル	微量	セレン（μg/日）	10	15	—	100	—	10	10	—	100	—
ミネラル	微量	クロム（μg/日）	—	—	—	—	—	—	—	—	—	—
ミネラル	微量	モリブデン（μg/日）	10	10	—	—	—	10	10	—	—	—

[1] 範囲については，おおむねの値を示したものであり，弾力的に運用すること．
[2] 推定平均必要量，推奨量はプロビタミンAカロテノイドを含む．耐容上限量は，プロビタミンAカロテノイドを含まない．
[3] α-トコフェロールについて算定した．α-トコフェロール以外のビタミンEは含んでいない．
[4] 耐容上限量は，ニコチンアミドのmg量，（　）内はニコチン酸のmg量．
[5] 通常の食品以外からの摂取量の耐容上限量は，小児では5mg/kg体重/日とした．通常の食品からの摂取の場合，耐容上限量は設定しない．

（厚生労働省．日本人の食事摂取基準（2020年版）より）

263-01695

表Ⅱ-13　小児（1～2歳）の推定エネルギー必要量

	男　子			女　子		
身体活動レベル	Ⅰ	Ⅱ	Ⅲ	Ⅰ	Ⅱ	Ⅲ
エネルギー(kcal/日)	―	950	―	―	900	―

（厚生労働省．日本人の食事摂取基準（2020年版）より）

表Ⅱ-14　小児（3～5歳）の推定エネルギー必要量

	男　子			女　子		
身体活動レベル	Ⅰ	Ⅱ	Ⅲ	Ⅰ	Ⅱ	Ⅲ
エネルギー(kcal/日)	―	1,300	―	―	1,250	―

（厚生労働省．日本人の食事摂取基準（2020年版）より）

表Ⅱ-15　調理によるビタミンの損失

じゃがいもを丸ごと40分蒸したときのビタミンの残存率(%)	B_1=96　B_2=96　C=74
ほうれんそうを3分間ゆでたときの残存率（%）	カロテン=90　B_1=70　B_2=80　C=48
ほうれんそうのゆで時間とビタミンC残存率（%） (生（0分)=100%として)	1分=74　2分=61　3分=48　5分=40
生で5分間水にさらしたときのビタミンC残存率（%）	かぶの葉（1枚ずつはがして)=100 レタス1枚=100 ほうれんそう=80 はくさい1枚=80 せん切りにんじん=70

（香川芳子，監修．食品成分表2019　資料編：女子栄養大学出版部；2019．p97より）

3. 調理実習概論

食品をより安全でかつおいしい食物に仕上げるための操作を総合して調理という．食品から不要なもの（皮，根，骨等），有害なものを取り除き，衛生上安全なものにする．また，加熱操作を行うことにより，消化吸収をよくし，栄養の効果を高める．さらに，食べやすく，おいしく，外観を美しく整えて食欲増進を図る．日常より多くの食品を知り，それぞれの調理上の特性を把握して，適した調理を行うことが大切である．

調理実習に当たっては，実習内容をよく理解し，手順，分担について各班ごとにミーティングを行う．食品衛生，調理器具，熱源の取り扱いに十分注意し，危険のないように実習をすることが大切である．

実習を始めるに当たっての心得

・清潔な白衣またはエプロン，三角布を着用し，名札をつける．
・髪はまとめてから三角布をつける．
・爪は短く切る．マニキュア，指輪はしない．
・手を石鹸で丁寧に洗う．
・実習に入る前にグループで手順や役割について話し合う．

263-01695

実習中の心得

・実習はグループのメンバーで協力し合いながら手順よく，調理台の上は整頓しながら行う．
・実習内容の要点をよく理解し，責任のある実習を心がける．
・熱源の周りや包丁の扱いには十分注意し，危険のないよう実習する．
・環境に配慮し，ごみは最小限になるよう心がける．

実習後の心得

・実習した調理品は原則として残さず試食し，評価する．
・使用した器具類は清潔に洗浄後，ふきんで拭き，完全に乾燥させ，所定の場所に収める．
・床を清掃し，熱源の元栓，水道栓を締め，点検する．
・ごみの分別方法を確認し処理する．

4. 調理の基本

計量

計量は，食品をむだなく，おいしく調理するために，計量カップや計量スプーン，秤などの計量器を使って食品や調味料の分量を正確に量ることである（表紙裏参照）．

水洗い

調理における水洗いには，手指，食品，食器，調理器具などの水洗いがある．

食品についている汚れや味のよくない成分を洗って取り除き，食品を衛生的で安全にする目的がある．その際，食品の栄養成分やうま味成分の流出には注意をする．

切る

食品の不要な部分を取り除き，食べやすい大きさ，形にする．食材には繊維の方向があり，繊維の方向に切るか，繊維を切断するように切るかによって，食感や味が変わる．材料の持ち味を生かした美しい切り方は，料理の出来栄えをよくする．

浸す

水や塩水，調味料液に食品を浸すこと．乾燥食品を戻したり，うま味や香りの浸出，調味料の浸透，塩出し，あく抜き，食品の軟化，変色防止などを目的とする．

解凍

冷凍食品の使用に当たっては，食品，素材に応じた解凍法，取り扱いが調理上大切である．

263-01695

① 野菜類：凍ったまま加熱調理するのが原則である．
② 果実類：食べる直前に包装のまま冷蔵庫，室温，流水中に放置する．
③ 獣鳥肉類・魚肉類：包装のまま低温で解凍する．電子レンジで解凍する．
④ 調理冷凍食品：食べる直前に短時間加熱する．

5. 調理法の分類

なま物調理

新鮮な魚介類，野菜，果物類は，生のまま，あるいは塩・酢で処理して味わうものであり，食品本来の味，香り，色，歯ごたえを賞味する．鮮度のよい材料を選び，施設設備や調理器具に至るまで衛生面の注意が大切である．

加熱調理 1

食品をさまざまな条件で加熱（炊く，ゆでる，煮る，焼く，炒める，蒸す，揚げるなど）し，食べやすく変化させることである．加熱により食品の性質は次のように変化する．

たんぱく質の変化，でん粉の糊化，脂肪の溶解，可溶性成分の溶出，ビタミンの破壊，フレーバーの生成，硬さ・舌ざわりなどテクスチャーに対する変化，消化率など生理的影響も考えられる．殺菌し衛生的にする．

加熱調理 2（電子レンジによる調理）

食品や水のような誘電体をマイクロ波中に置くと，食品構成分子は相互に摩擦し合って発熱する．電子レンジによる調理は，以下のような特徴がある．

① 急速に加熱でき，食品の色，形，風味が保たれる．食品が 1 種類の場合は均一加熱できるが，数種取り合わせた食品の場合には温度上昇が同一でなく均一加熱はむずかしい．急速解凍や再加熱，乾燥効果，殺菌効果，湯煎効果がある．
② 焦げ目がつかない．
③ 栄養価の損失が少なく，特に水溶性成分の損失が少ない．
④ でん粉の老化が早い．

電子レンジに使用できる容器は，電磁波をよく透過するもの，加熱された食品の温度に耐えるものである．耐熱ガラス，陶磁器，耐熱プラスチックなどが適している．電磁波を通過させない金属容器，金，銀箔などはスパークを起こし不適当である．

6. 幼児に対する調理上の留意点

小児期は食習慣形成期であるため，以下のことに留意して調理を行うとよい．

① 味覚・嗅覚

食品のいろいろな味やにおいが経験できるように，数多くの食品を利用する．

263-01695

② 嗜好

食習慣形成期であるから，幼児の好む食品ばかり与えて単調にならないよう，正しい嗜好範囲を広めるように献立に変化をつける．

③ 咀嚼

噛む力を鍛えるとともに，唾液の分泌を促すため，摂食機能の発達に合わせて適度な歯ごたえを楽しめるような調理法にする．

④ 調味

甘味，辛味の調和を考慮し，味つけは薄味にしてその食品の持ち味を生かす．幼児はあまり複雑な調味は好まないため，成人の味つけの約1/2量くらいで，塩分は０．５％，砂糖４～６％くらいが適当である．また，こしょう，わさび，からしなどの刺激の強い香辛料は控える．

⑤ 温度

食物の温度はおいしさをも左右するので，適温で食することが大切である．冷やしすぎたものや熱すぎるものは味つけが濃くなったり食欲不振や偏食の原因になるので注意する．

⑥ 盛り付け

盛り付けは総仕上げであり，料理の出来栄えを左右する．特に幼児は食べものの見た目や食感，においなどに影響されやすいので，見た目が美しく食欲をそそるように，食品本来の形，色を生かして盛り付ける．

⑦ 衛生

抵抗力が弱く，食中毒を起こしやすいので，衛生面には特に注意する．

7. 食中毒とその予防

食中毒の原因微生物は人や食品を取り巻く環境に広く分布する．食中毒は予防方法をきちんと守れば予防できる可能性が高いため，その原因や繁殖条件，予防法を知り，対策することが必要である．詳細を**表Ⅱ-16**に示す．

263-01695

表Ⅱ-16　食中毒の種類とその特徴

種類			原因微生物	主な原因食品・感染源	潜伏期間	症状	備考
微生物性食中毒	細菌型	感染型[1]	サルモネラ属菌	保菌者および保菌動物（家畜，鶏，ねずみ，犬など）の糞便，下水や河川水，食肉（特に鶏肉）およびその加工品，鶏卵，複合調理食品	12〜24時間（平均18時間）	発熱（38〜40℃），全身倦怠，頭痛，食欲不振，腹痛，下痢，嘔吐	2〜3日で回復するが，症状消失後も排菌あり
			カンピロバクター	鶏肉，飲料水	1〜7日	腹痛，下痢，まれに嘔吐，発熱	近年，多発傾向．回復期，まれにギラン・バレー症候群発症
			エルシニア	畜肉食品，保菌獣から飲食物を介して感染	2〜3日，ときに10日	腹痛，発熱，頭痛を伴って集団発生することがある	65℃以上の加熱で容易に死滅する．0〜5℃でも増殖可
			下痢型セレウス菌	シチューなどの肉，スープ	8〜16時間	下痢，腹痛	芽胞は100℃ 30分でも死滅しない
			腸炎ビブリオ	海産魚介類，折詰弁当，漬物など	6〜18時間（平均12時間）	激しい腹痛，下痢，嘔吐，発熱（38℃前後）	2日内外で治癒
			腸管出血性大腸菌	家畜（特に牛），汚染を受けた食品，保菌者，水	7〜10日	激しい腹痛，下痢，血尿．重症の場合は鮮血便，溶血性尿毒症症候群	75℃ 1分の加熱で死滅
			ウェルシュ菌	食品，魚介類の加熱調理済み食品大量調理された加熱済み食品	8〜20時間（平均12時間）	腹痛，下痢，まれに嘔吐，発熱	耐熱性芽胞菌である．1〜2日で症状回復
		毒素型[2]	黄色ブドウ球菌	穀類およびその加工品，複合調理食品，菓子類，魚介類	30分〜6時間（平均3時間）	頭痛，下痢，吐き気，嘔吐，腹痛，通常無発熱	24〜48時間で回復．経過良好．人および動物の化膿巣，自然界（空気，水など）に存在
			ボツリヌス菌	いずし，ハム，ソーセージ，缶詰など	12〜36時間	視力低下，口渇，腹部膨満感，四肢運動マヒ，呼吸マヒ	芽胞は耐熱性で調理程度の加熱では死滅しないが，毒素は熱に弱い
			嘔吐型セレウス菌	チャーハン，ピラフなどの米飯	30分〜5時間（平均3時間）	吐き気，嘔吐	芽胞は100℃ 30分加熱でも死滅しない．黄色ブドウ球菌の症状と類似
	ウイルス性		ノロウイルス	生がき，保菌者，汚染物	24〜48時間	嘔吐，激しい下痢	酸，消毒用アルコールで不活化されにくく，85〜90℃ 1分以上の加熱推奨．手洗いの徹底．症状消失後もウイルス排出

（注）[1] 感染型＝細菌が食品とともに摂取され，その細菌が組織や細胞に侵入して発病，あるいは腸管内で増殖または芽胞を形成するとき産出する毒素によって発病するもの．
[2] 毒素型＝あらかじめ食品中で産生された毒素を経口摂取して発病するもの．

263-01695

表Ⅱ-16 食中毒の種類とその特徴（つづき）

種類		原因物質	中毒原因	潜伏期間	症状	備考
自然毒による食中毒	動物性	フグ	フグの内臓（卵巣，肝臓など），皮に存在するテトロドトキシン	20分～3時間	知覚マヒ，運動マヒ，発声不能，嚥下困難，呼吸困難，チアノーゼ	致死率が高い
		麻痺性貝毒	イ貝，ホタテ貝，アカザラ貝などに蓄積（サキシトキシン，ゴニオトキシン）	5～30分	知覚・運動マヒ，ときに呼吸困難	エサとなるプランクトンの毒化
		下痢性貝毒	麻痺性貝毒と同じ．有毒成分（ディノフィシストキシン，オカダ酸）	30分～4時間	下痢，吐き気，腹痛	1～3日で回復．原因は麻痺性貝毒と同じ
		毒カマス，バラフエダイなど	シガテラ毒魚と総称される毒化した魚に存在する各種の毒（シガトキシン，シガテリン，マイトトキシン）	30分～3時間	口唇マヒ，顔面マヒ，言語障害，歩行困難，ドライアイスセンセーション	1～2日で回復（重症の場合数か月かかることもある）
	植物性	毒きのこ	つきよたけ，いっぽんしめじ，にがくりたけ，かきしめじ，てんぐたけなどに含まれるファロトキシン，アマトキシン，イボテン酸など	2～10時間	胃腸障害，コレラ様症状，神経系障害，脳症状，脳症溶血性障害	毒性の強いものと弱いものとがある
		ハシリドコロ	含有されるヒヨスチアミン，スコポラミンなどのアルカロイド	30分～数時間	めまい，脱力感，酩酊状態，嘔吐，目の異常	フキノトウの新芽などの山菜と間違えての食中毒が多い
		じゃが芋	じゃが芋の芽などに含まれるソラニン，チャコニン	30分～3時間	腹痛，胃腸障害，虚脱，めまい，ねむけ	新芽の出ているところ，皮の緑色部を除く，未熟なものを避ける
		トリカブト	全草にアルカロイドのアコニチンを含む．特に根に多く含有する	30分～2時間	口腔内の灼熱感，四肢マヒ，散瞳，嚥下困難，虚脱状態	致死率が高い
化学物質による食中毒		合成洗剤	過去の事件例：焼肉用の油やタレと誤認	10～50分	のどの痛み，吐き気，発熱，嘔吐，腹痛	洗剤・消毒剤などはラベルをはり，決められた場所に置く
		逆性石けん	過去の事件例：日本酒と誤認	数分	嘔吐，のどの痛み	
アレルギー様食中毒		ヒスタミン	マグロ，サバ，イワシ，カツオなどが原因となるモルガン菌によりヒスチジンが分解されてヒスタミンが形成される	5分～5時間	顔面紅潮，じんましん，酩酊感，頭痛，悪寒，発熱	抗ヒスタミン剤によって軽快，治療ができる

（香川芳子，監修．食品成分表2019 資料編：女子栄養大学出版部；2019．p87より）

演習　基礎演習

目的
① 計量スプーンの種類と使い方を知る.
② さまざまな野菜の切り方を学習し，切り方によって調理後の食感や味が変化することを学ぶ.
③ 自分の好む味（塩分濃度）を知り，食生活を振り返る.

計量実習

① お米１合をカップに取り，重量を測定する.　＿＿＿＿＿g
② 身近な調味料を計量スプーンで計量し，重量を測定する.

	小さじ 5 ml	大さじ 15 ml		小さじ 5 ml	大さじ 15 ml
水	g	g	みそ	g	g
砂糖（グラニュー糖）	g	g	酒	g	g
砂糖（上白糖）	g	g	みりん	g	g
食塩	g	g	小麦粉	g	g
酢	g	g	かたくり粉	g	g
しょうゆ	g	g	パン粉	g	g

③ だいこんを，いちょう切り，拍子木切り，たんざく切り，せん切りなど，繊維の方向に留意しながら切る.
④ ③を使用し，各自で味を確かめながら，だいこんのみそ汁をつくる.
⑤ みそ汁の塩分濃度を測定する.　＿＿＿＿＿%
⑥ 考察する.

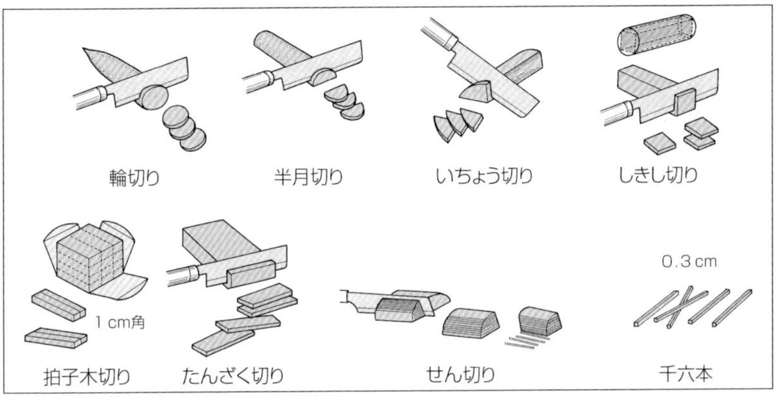

263-01695

演習3 ○○先生の献立の日

目的
① 小児（3～5 歳）身体活動レベルⅡの女子を対象とした献立を作成する.
② 食事バランスガイド・食事摂取基準の活用法を学ぶ.

保育者が子どもが喜ぶ給食の献立を立てるという設定で，小児（3～5 歳）身体活動レベルⅡの女子を対象とした献立を作成しなさい.

目的

献立名・盛り付け図

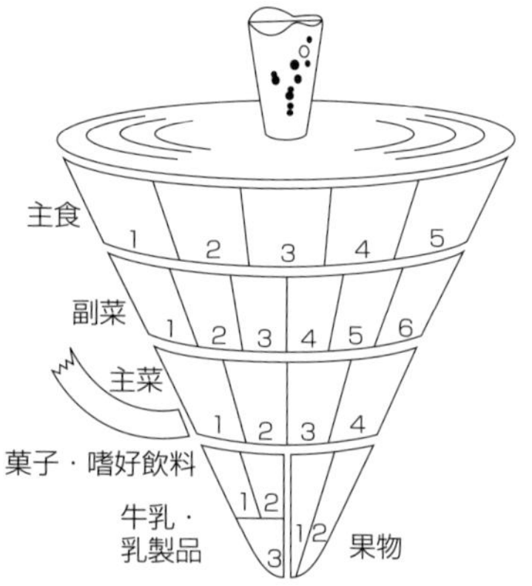

食事バランスガイド

区分	献立名	主食（つ SV）	副菜（つ SV）	主菜（つ SV）	牛乳・乳製品（つ SV）	果物（つ SV）
朝						
昼						
夜						
間食						

263-01695

食事摂取基準との比較

料理名	材料名	分量 (g)	エネルギー (kcal)	たんぱく質 (g)	脂質 (g)	ナトリウム (mg)	カルシウム (mg)	鉄 (mg)	ビタミンA (μg)	ビタミンB_1 (mg)	ビタミンB_2 (mg)	ビタミンC (mg)
摂取合計												
食事摂取基準指標値												
充足率												

献立の特徴

考察

263-01695

Chapter III

子どもの発育・発達と食生活

A　授乳期の食と栄養

1. 授乳期の食と栄養

乳汁（母乳または育児用ミルク）は，ヒトが誕生して最初に出会う食である．生涯を通じて成長・発育のもっとも著しい授乳期の栄養は，授乳によってまかなわれる．授乳は，乳児が「飲みたいと欲求」し，育児する者が「欲求に応じて与える」という両者のかかわりが促進されることによって進行していく．そして，授乳というこの温かいふれあいの繰り返しは，心の安定をもたらし，乳児の食欲を育むことにつながっていく．このことから授乳は乳児に栄養素等を与えるとともに，母子・親子の絆を深め乳児の心身の健やかな成長発達を促すうえできわめて重要であるといえる．

乳汁栄養には，母乳のみを与える母乳栄養，育児用ミルク（粉ミルク）を与える人工栄養，母乳と育児用ミルクの両方を与える混合栄養などの方法がある．平成 27 年度乳幼児栄養調査によると，母乳育児に関する妊娠中の考えについては，「母乳がでれば母乳で育てたいと思っていた」が 50.4％ともっとも多く，次いで「ぜひ母乳で育てたいと思っていた」が 43.0％であり，93.4％の母親が母乳で育てたいと考えている（図Ⅲ-1）．

また同調査によると，生後 3 か月の乳児の栄養摂取方法は，母乳栄養が 54.7％，

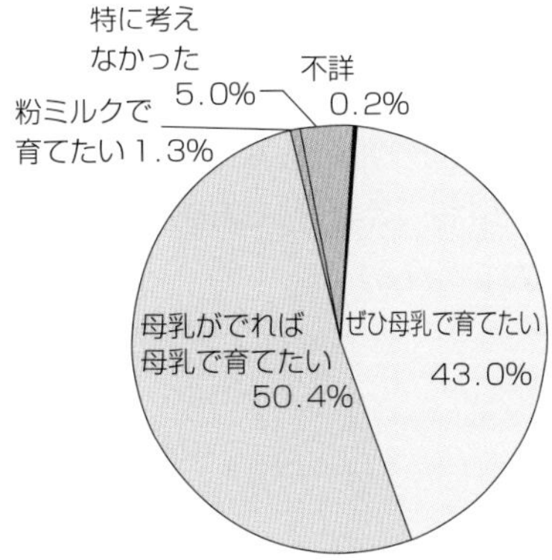

図Ⅲ-1　母乳育児に関する妊娠中の考え

（厚生労働省．平成 27 年度乳幼児栄養調査より）

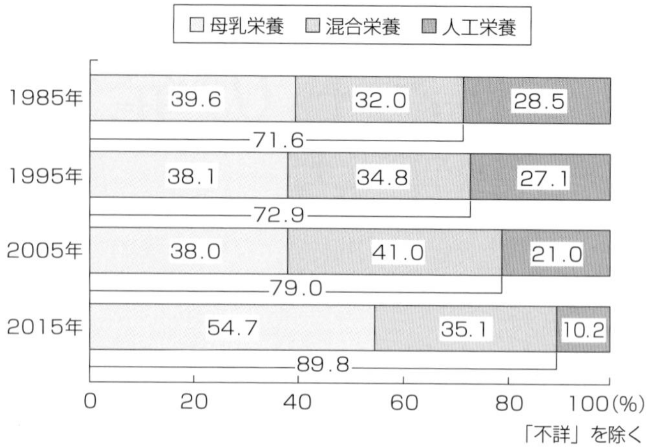

図Ⅲ-2 栄養方法の推移について（生後 3 か月）

（厚生労働省．平成 27 年度乳幼児栄養調査より）

混合栄養が 35.1％，人工栄養が 10.2％であった（**図Ⅲ-2**）．このことから，約 90％の母親は母乳を与えたことがあるが，約 45％の母親はなんらかの事情で人工栄養も活用しているというのが現状である．

そこで授乳期の栄養では，母乳や育児用ミルクといった乳汁の種類にかかわらず，育児に自信と安心感がもてるような授乳の進行を，個々に合わせた形で適切に支援していくことが大切であるといえる（**表Ⅲ-1**，授乳等の支援のポイント）．

2. 母乳栄養

1） 母乳の重要性

乳児を母乳で育てることを母乳栄養という．母乳にはさまざまな利点があるといわれており，主に次のようなものが挙げられる．

・乳児の発育に合わせた最適な成分組成で，代謝負担が少ない（**表Ⅲ-2**）
・感染症の発症および重症度の低下（**表Ⅲ-3**）
・母子関係の良好な形成
・出産後の母体の回復の促進
・生後 1 年間の乳幼児突然死症候群（SIDS）の減少
・2 型糖尿病の発症リスクの低下
・安全かつ衛生的
・簡便
・経済的

2） 母乳成分の変化

母乳の組成は分娩後日ごとに変化し，約 10 日後に一定の組成になる．最初の数日間の母乳を初乳，10 日以後の母乳を成熟乳，初乳から成熟乳に到るまでの母乳を移

263-01695

表Ⅲ-1　授乳等の支援のポイント

※混合栄養の場合は母乳の場合と育児用ミルクの場合の両方を参考にする．

<table>
<tr><th></th><th>母乳の場合</th><th>育児用ミルクを用いる場合</th></tr>
<tr><td>妊娠期</td><td colspan="2">・母子にとって母乳は基本であり，母乳で育てたいと思っている人が無理せず自然に実現できるよう，妊娠中から支援を行う．
・妊婦やその家族に対して，具体的な授乳方法や母乳（育児）の利点等について，両親学級や妊婦健康診査等の機会を通じて情報提供を行う．
・母親の疾患や感染症，薬の使用，子どもの状態，母乳の分泌状況等の様々な理由から育児用ミルクを選択する母親に対しては，十分な情報提供の上，その決定を尊重するとともに，母親の心の状態に十分に配慮した支援を行う．
・妊婦及び授乳中の母親の食生活は，母子の健康状態や乳汁分泌に関連があるため，食事のバランスや禁煙等の生活全般に関する配慮事項を示した「妊産婦のための食生活指針」を踏まえた支援を行う．</td></tr>
<tr><td rowspan="2">授乳の開始から授乳のリズムの確立まで</td><td colspan="2">・特に出産後から退院までの間は母親と子どもが終日，一緒にいられるように支援する．
・子どもが欲しがるとき，母親が飲ませたいときには，いつでも授乳できるように支援する．
・母親と子どもの状態を把握するとともに，母親の気持ちや感情を受けとめ，あせらず授乳のリズムを確立できるよう支援する．
・子どもの発育は出生体重や出生週数，栄養方法，子どもの状態によって変わってくるため，乳幼児身体発育曲線を用い，これまでの発育経過を踏まえるとともに，授乳回数や授乳量，排尿排便の回数や機嫌等の子どもの状態に応じた支援を行う．
・できるだけ静かな環境で，適切な子どもの抱き方で，目と目を合わせて，優しく声をかえる等授乳時の関わりについて支援を行う．
・父親や家族等による授乳への支援が，母親に過度の負担を与えることのないよう，父親や家族等への情報提供を行う．
・体重増加不良等への専門的支援，子育て世代包括支援センター等をはじめとする困った時に相談できる場所の紹介や仲間づくり，産後ケア事業等の母子保健事業等を活用し，きめ細かな支援を行うことも考えられる．</td></tr>
<tr><td>・出産後はできるだけ早く，母子がふれあって母乳を飲めるように支援する．
・子どもが欲しがるサインや，授乳時の抱き方，乳房の含ませ方等について伝え，適切に授乳できるよう支援する．
・母乳が足りているか等の不安がある場合は，子どもの体重や授乳状況等を把握するとともに，母親の不安を受け止めながら，自信をもって母乳を与えることができるよう支援する．</td><td>・授乳を通して，母子・親子のスキンシップが図られるよう，しっかり抱いて，優しく声かけを行う等暖かいふれあいを重視した支援を行う．
・子どもの欲しがるサインや，授乳時の抱き方，哺乳瓶の乳首の含ませ方等について伝え，適切に授乳できるよう支援する．
・育児用ミルクの使用方法や飲み残しの取扱等について，安全に使用できるよう支援する．</td></tr>
<tr><td rowspan="2">授乳の進行</td><td colspan="2">・母親等と子どもの状態を把握しながらあせらず授乳のリズムを確立できるよう支援する．
・授乳のリズムの確立以降も，母親等がこれまで実践してきた授乳・育児が継続できるように支援する．</td></tr>
<tr><td>・母乳育児を継続するために，母乳不足感や体重増加不良などへの専門的支援，困った時に相談できる母子保健事業の紹介や仲間づくり等，社会全体で支援できるようにする．</td><td>・授乳量は，子どもによって授乳量は異なるので，回数よりも 1 日に飲む量を中心に考えるようにする．そのため，育児用ミルクの授乳では，1 日の目安量に達しなくても子どもが元気で，体重が増えているならば心配はない．
・授乳量や体重増加不良などへの専門的支援，困った時に相談できる母子保健事業の紹介や仲間づくり等，社会全体で支援できるようにする．</td></tr>
<tr><td>離乳への移行</td><td colspan="2">・いつまで乳汁を継続することが適切かに関しては，母親等の考えを尊重して支援を進める．
・母親等が子どもの状態や自らの状態から，授乳を継続するのか，終了するのかを判断できるように情報提供を心がける．</td></tr>
</table>

（厚生労働省．授乳・離乳の支援ガイド（2019 年改定版）．2019．p21 より）

行乳という．初乳は成熟乳と比べてとろみがあり黄色い．また，たんぱく質や，カリウムなどのミネラル成分の濃度が高く，脂肪，乳糖は低濃度である．

乳児への授乳開始時と授乳終了時でも成分が変化する（脂肪含有量：2.42％→7.48％）．さらに，母親の食事内容が母乳成分や母乳分泌に影響を及ぼす（脂質，ビタミンKなど）ことも知られている．

263-01695

表Ⅲ-2　母乳の成分・組成

栄養素	特徴	栄養成分とその働き
たんぱく質	母乳のたんぱく質は消化がよく，消化機能が未発達な赤ちゃんに負担をかけない．母乳中にたんぱく質は1.2 g/100 mℓ含まれ，母親の栄養状態による影響はほとんど受けない．また，たんぱく質濃度は初乳で高く，成乳になるに従い下がる．	**〈カゼイン〉** カルシウム，リンを含み，熱や酸で固まる性質がある．牛乳に含まれるカゼインは胃酸で凝固すると粗大で硬くなるが，母乳のカゼインは胃酸で凝固しても軟らかく“ソフトカード”と呼ばれている． **〈乳清たんぱく質（ホエイ）〉** ホエイには，40 種類もの酵素が含まれており，消化を助け，赤ちゃんの発達を促進する．また，ホエイに含まれるラクトフェリンは，鉄と結合するたんぱく質で静菌作用をもち，消化管や気道の粘膜面で感染症や重症炎症の際の免疫制御に関与する．さらに，ビフィズス菌の増殖を促す． **〈免疫グロブリン（sIgA）〉** ホエイたんぱく質に含まれる機能たんぱく質の一つで，成乳に 0.2 g/100 mℓ含まれる．胃酸や消化酵素に対して抵抗性を示し，腸管粘膜の表面から侵入するウイルスや細菌から出生後の赤ちゃんを守る腸管免疫・感染防御に重要な役割を果たす．
脂質	母乳中の脂質は，母乳エネルギーの約 50％を供給し，その約 90％が中性脂肪である．高濃度の必須脂肪酸，リノール酸，α-リノレン酸および高度不飽和脂肪酸などが含まれている．脂肪分解酵素のリパーゼも含まれているため，脂肪は効率よく消化されて赤ちゃんの栄養となる．	**〈リノール酸〉** アラキドン酸，プロスタグランジン，ロイコトリエンが生合成され，種々の炎症に関して免疫反応を強める． **〈α-リノレン酸〉** 免疫反応を高める作用があり，ドコサヘキサエン酸（DHA）やエイコサペンタエン酸（EPA）などを生合成してアレルギーを抑制する． **〈ドコサヘキサエン酸（DHA）〉** 脳の発達の促進，中枢神経や網膜の細胞構成成分として重要． **〈アラキドン酸〉** 発育や脳の発達を促進する． **〈コレステロール〉** 細胞膜の構成成分であり，脳や体の発育に必要．
炭水化物（糖質）	母乳中の糖質は，7.6 g/100 mℓ含まれ，その 80％以上が乳糖であり，その他種々のオリゴ糖などが含まれている．	**〈乳糖〉** 乳糖は小腸でガラクトースとグルコースに分解され，エネルギー源となる．ガラクトースは，中枢神経系発達や腸内ビフィズス菌の増殖を促し，吸収されなかった乳糖は，鉄とカルシウムの吸収を促進させる． **〈オリゴ糖〉** 約 130 種のオリゴ糖は，感染防御機能をもつことで重要である．腸内でのビフィズス菌の増殖を促進し，大腸菌の増殖を阻止する．
ビタミン	母乳中には脂溶性ビタミン（A，D，E，K）および水溶性ビタミン（B 群，C）が含まれている．	**〈ビタミンA〉** 視力と上皮構造の維持に必要であり，生後 1 週間は濃度が高く次第に減少する． **〈ビタミンD〉** 体内におけるカルシウム，リンの代謝調節に関与し，抗くる病活性を示す．通常は母乳栄養でくる病を発症することはないが，ごくまれに日光照射不足の状況下でビタミンD欠乏症となって，くる病を発症することがある． **〈ビタミンE〉** 初乳に多く含まれ，抗酸化作用をもつ． **〈ビタミンK〉** 血液凝固因子の合成に必要な物質であり，生後数日すれば腸内細菌をつくりはじめる．母乳には少量であるがビタミンKが含まれており，特に授乳後半の母乳に含まれるため，赤ちゃんが満足するまで授乳を行うことは有効とされる．
ミネラル	母乳中のミネラル濃度は比較的一定しており，マグネシウム以外のミネラルは，初乳で高く，次第に低下する．	**〈カルシウム，リン〉** ともに骨や歯の成分となる．カルシウムは，神経の伝達作用や筋肉の収縮の調節に関係する． **〈鉄，亜鉛〉** 母乳中の鉄，亜鉛は，吸収率がよいので成熟児では不足にならない．鉄，亜鉛などの微量元素は，低分子たんぱくと結合しているため，吸収がよく，腸管に負担を与えずに必要量を摂取できる．また，母親が鉄欠乏性貧血でも，子どもは鉄欠乏性貧血にはならない．

（柳澤正義，監修．授乳・離乳の支援ガイド　実践の手引き：母子保健事業団；2008．p23 より）

表Ⅲ-3 母乳中の主な感染防御因子

成分	感染防御因子		母乳中濃度（μg/ml）	
たんぱく質	免疫グロブリン	IgA	1,000〜2,000	（初乳）
			500〜1,000	（成乳）
		IgG	340	（初乳）
			30〜50	（成乳）
	ラクトフェリン		5,000〜7,000	（初乳）
			1,000〜3,000	（成乳）
	リゾチーム		90〜1,000	（初乳）
			30〜3,000	（成乳）
脂質	トリアシルグリセロール		30,000	
細胞成分	白血球		3×10^{6} 細胞 /ml	（初乳）
			1×10^{4}〜4×10^{5} 細胞 /ml	（成乳）

（柳澤正義，監修．授乳・離乳の支援ガイド　実践の手引き：母子保健事業団；2008．p24 より）

3）母乳栄養の方法

母乳分泌の促進

母乳は，乳児が乳首を吸う刺激を与えることで，プロラクチンとオキシトシンというホルモンが脳下垂体後葉から出て合成，分泌される（図Ⅲ-3）．出産後，しばらくは，エストロゲンの影響により母乳分泌が少ない場合があるが，あきらめず授乳を続けることが大切である．また，妊娠中の経過に問題がなければ，妊娠後期頃から，医師や助産師の指導に従い，乳頭や乳輪（乳頭の周りの部分で，焦げ茶色またはピンク色の部分），基底部（胸のつけ根部分）（図Ⅲ-4）のマッサージを行うことも，乳首に乳児が吸いつきやすくなったり，産後の乳腺の開きをよくするので効果的である．

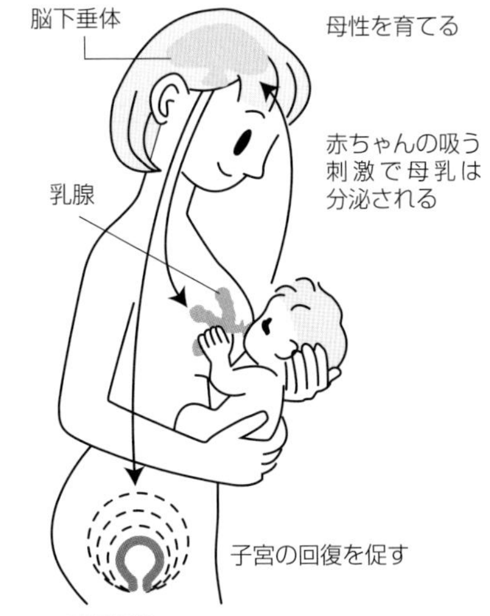

図Ⅲ-3 母乳の分泌のしくみ

（柳澤正義，監修．授乳・離乳の支援ガイド　実践の手引き：母子保健事業団；2008．p23 より）

263-01695

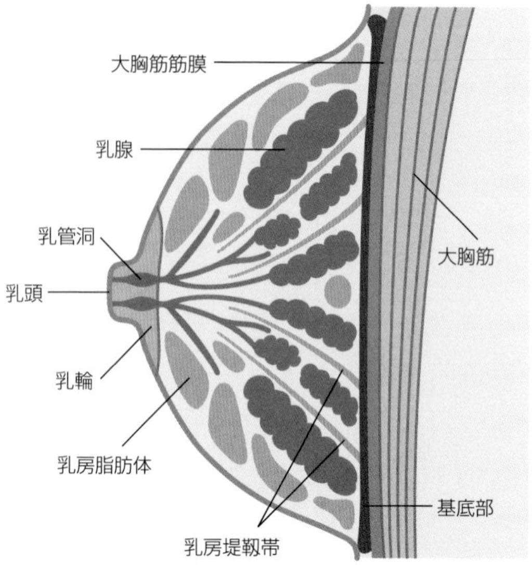

図Ⅲ-4　ヒト（女性）の胸の断面図

母乳の成分は，母親の摂取した食事の影響を受けやすいため，母親自身が栄養バランスのよい食生活を送ることが重要である．特に，脂質の過剰摂取が乳管の詰まりにつながり，乳腺炎を引き起こすことがあるので注意が必要である．

母乳の分泌をよくするための食生活のポイントを以下に示す．

・のどの渇きを覚えたら，そのつど水分をとる．
・主食を中心に，エネルギーをしっかりとる．
・副菜で，不足しがちなビタミン・ミネラルをしっかりとる．
・体づくりの基礎となる主菜は適量を心がける．
・牛乳・乳製品などの多様な食品を組み合わせて，カルシウムを十分にとる．

授乳法

授乳は，乳児の要求に応じて与える自律授乳が基本となる（**表Ⅲ-4**）．

① 座るか椅子に掛けるかして，乳児をしっかり抱き，目を合わせる．やさしく語りかけるなどスキンシップを心がける．
② 手で乳房を下から支え，乳児の口に乳輪部まで深くくわえさせ，3～5 分授乳する．
③ 逆側の乳房も同様に吸わせる．
④ 左右の乳房を何度か入れ替えて，15～20 分を目安に授乳を終了する．
⑤ 授乳が終わったら乳児を垂直に抱いて軽く背中をさすり，乳汁と一緒に飲み込んだ空気をげっぷとともに吐き出させてから寝かせる（排気）．

哺乳量

乳児の 1 日の哺乳量は個人差がある．

263-01695

表Ⅲ-4　母乳の授乳間隔と授乳回数の目安

出生後の時期および月齢	授乳間隔・授乳回数の目安
出生後～2，3か月頃	ほしがるときに1日7，8回以上．
3～5か月頃	眠る時間が長くなり，授乳回数が1日6，7回くらいに減る．
5，6か月頃	離乳の開始後ほぼ1か月間は，離乳食は1日1回．母乳は子どものほしがるままに与える．
7，8か月頃	離乳を開始して1か月を過ぎた頃から，離乳食は1日2回．母乳は離乳食の後に与える．離乳食とは別に母乳は子どものほしがるままに与える．
9～11か月頃	離乳食は1日3回．離乳食の後に母乳を与える．離乳食とは別に母乳は子どものほしがるままに与える．
12～18か月頃	食事が1日3回となり，その他に1日1，2回の間食を目安とする．母乳は離乳の進行および完了の状況に応じて与える．

（柳澤正義，監修．授乳・離乳の支援ガイド　実践の手引き：母子保健事業団；2008．p28より）

哺乳量の測定法

① 授乳前に乳児のおむつを交換し，体重を着衣のままで量る．

② 十分に授乳する．

③ 授乳直後に再度体重を量り，授乳前の体重を引く（その値が哺乳量となる）．なお，体重計は感度10g以下のものを使用する（図Ⅲ-5）．

母乳不足

母乳は，実際に乳児が飲む量を見ることができないため，母乳不足を心配し，混合栄養や人工栄養に切り替えてしまう例も少なくない．しかし，実際には母乳不足ではなく，母乳不足感であることが多い．この理由としては，授乳のリズムができあがると，母乳が必要量だけつくられるようになるので乳房が張らなくなることや，乳児が熟睡していないうちに布団におろされてしまったり布団が冷たいなどの理由で，授乳

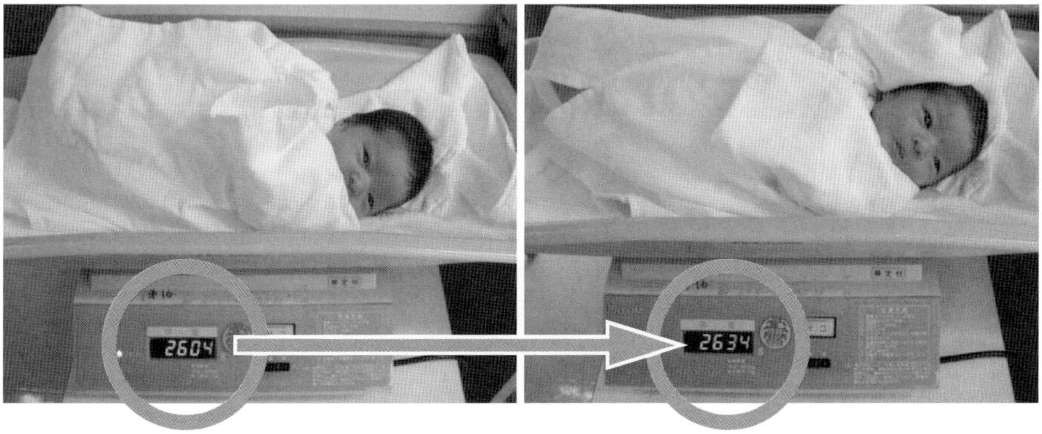

図Ⅲ-5　哺乳量の測定

授乳後の体重（右：2,634g）から授乳前の体重（左：2,604g）を差し引いた量（写真は30g）が哺乳量．

263-01695

後 30 分くらいで起きて泣いてしまうことなどが挙げられる．乳児が元気で肌の張りもよく，安定して体重が増えている場合はほぼ問題ない．しかし，体重の増加割合が少なく，それまでたどっていた発育曲線を急激に下回る場合は，母乳不足やその他の理由が考えられるので，小児科医や母乳外来を受診する．

母乳を飲ませてはいけない場合

・授乳婦が結核，急性伝染病やその他の伝染病にかかって，乳児に感染の危険がある場合．
・乳腺炎で化膿しているとき．ブドウ球菌による場合が多いので，この母乳を授乳するとうみを飲み込んで下痢の原因となる．
・糖尿病，腎臓病，心臓病，その他の慢性疾患があって，体力消耗の危険がある場合．
・乳汁に移行する薬を服用していて，それが乳児に好ましくない影響を与える場合．
・飲酒，喫煙については妊娠，授乳期を通じて禁止する．
・インターネット等で販売されている母乳は，母乳提供者の既往歴や搾乳方法，保管方法等の衛生管理の状況が不明であり，病原体や医薬品等の化学物質等が母乳中に存在していた場合，摂取した乳児がこれらに曝露するリスクや衛生面でのリスクがあるため使用しない．

母乳の保存

仕事に就いている母親のなかには，産前産後休業（産休）・育児休業（育休）が明けて仕事に復帰した後にも，できれば母乳を与えたいと考えている人もいる．こうした場合に，母親が職場や家庭で母乳をしぼって保存し，乳児の保育を引き受ける家族や保育者がそれを与えることができれば，母乳育児を続けることができる．

母乳の保存には，殺菌した冷凍保存用の容器（母乳バッグ）が市販されている．健康な乳児に対する母乳の保存期間は，室温（20℃）で 4 時間，冷蔵庫で保存する場合は，搾乳したばかりの母乳で 72 時間，解凍した母乳であれば 24 時間，－20℃以下で冷凍保存した母乳は 3～6 か月，クーラーボックス（15℃）で保存する場合は 24 時間が目安となる．その期間であれば免疫体や成分変化はほとんどない．しかし，母乳は乳児の成長に応じて日々変化するので，冷凍の場合もなるべく早く使用することが望ましい．

搾乳法（手しぼり法）

① 爪を短く切り，手指を石鹸で清潔に洗う．
② 乳首と乳房を湯でしぼったタオルで温め，拭く．
③ 乳房を上下左右にゆする．
④ 母乳を受けるカップを用意する．
⑤ 前かがみになり，乳頭から 2～3 cm 離れた部分（乳輪部分）を親指と人さし指でつまむ．

263-01695

⑥ 痛くない程度の力で，縦，横，斜めなど，指の位置を変えながらリズミカルに圧迫する．

搾乳は，手しぼりのほか，手動タイプや電動タイプの搾乳機も市販されている．なお，搾乳した母乳の保存方法や解凍方法は，「演習４　調乳実習」を参照のこと．

卒乳

子どもの成長や発達，離乳の進行の程度や家庭環境によって，子どもが乳汁を必要とする時期には個人差がある．そのため，母乳をやめる時期については，母親などの考えを尊重して支援を進める．かつて，満１歳になったら，原則として断乳（母乳をやめること）することが奨励された時期もあったが，現在は，自然に母乳がやめられること（卒乳）が望ましいとされ母子のスキンシップなどの観点から，満１歳以降も無理に母乳をやめさせる必要はないとする考え方が主流になってきており，１歳以上でも半数以上は授乳を継続している．

母乳は月齢が進むにつれ，栄養上の意味は小さくなるので，離乳の完了期に近づいても母乳を飲む量が多く離乳食が進まないときには，母乳を控えることによって，食に興味が出てくる場合もある．いつまで母乳を続けるのが適切かに関しては，個々のケースによって違ってくるので，母乳をやめることに対しての母親の考えや目的を聞き，その妥当性と子どもの月齢から判断し支援していくとよい．

3. 人工栄養

1）育児用ミルク

母乳は，乳児にとって最適な栄養源であるが，母親の不在，就労，疾患，禁忌に当たる薬の服用，母乳不足，授乳室のない場所への外出など，母乳を与えることができない場合は，育児用ミルクを利用する．

育児用ミルクを選択する養育者に対しては，その決定を尊重し，十分な情報提供を行うとともに，母親の心の状態などに十分配慮し，授乳を通じた健やかな親子関係づくりが進むように支援を行うことが大切である．

育児用ミルクは，エネルギーおよび栄養素のバランスを母乳に近づけるように工夫してつくられている（**表Ⅲ-5**）乳児の健康増進に基づく特別用途食品として乳児用食品に指定されており，エネルギー，たんぱく質，脂肪，ビタミン類，ミネラル類など 20 成分について許可基準が設定されている．また，各メーカーが母乳成分の研究を進め，育児用ミルクに母乳に含まれる微量成分を添加するなど母乳に近づける工夫をしている．

育児用ミルクは，調製粉乳，市販の特殊ミルク（アレルギー疾患用粉乳・無乳糖粉乳・大豆たんぱく調整乳など），市販外の特殊ミルク（特殊治療乳）に大別される．現在日本で市販されている主な育児用ミルクについて，詳しく述べる．

263-01695

表Ⅲ-5　育児用ミルクを母乳に近づけるための工夫

栄養素	母乳に近づけるための工夫
たんぱく質	原料である牛乳には，母乳の約 2 倍のたんぱく質が含まれている．赤ちゃんにとって高濃度のたんぱく質は，消化・吸収や腎機能への負担が大きくなるので，育児用ミルクでは赤ちゃんに適した濃度に調整してある． **〈カゼイン〉**育児用ミルクの原材料である牛乳のたんぱく質は，カゼインの割合が多い．カゼインは胃酸で凝固して硬くなり，消化しにくいため，赤ちゃんに負担をかけないようにカゼインを減量し，母乳に多く含まれている乳清たんぱく質を増加させている．
脂質	赤ちゃんにとって牛乳に含まれる脂肪は，消化器官を刺激して下痢・嘔吐を起こしやすくする．そのため，90～100％が不飽和脂肪酸，必須脂肪酸などの植物油に置き換えられている． **〈不飽和脂肪酸〉**大豆油，サフラワー油，やし油などの不飽和脂肪酸を含む植物油は，消化・吸収性の改善，中枢神経系の機能発達，アトピー性皮膚炎の改善などに良好な役割を果たす． **〈必須脂肪酸〉**赤ちゃんは脂肪酸の代謝系が未熟なため，アラキドン酸やドコサヘキサエン酸（DHA），リノール酸やリノレン酸などが添加されている．
炭水化物(糖質)	乳糖とオリゴ糖のみで構成されている母乳に近づけるため，ほぼ母乳に匹敵する量の乳糖と腸内細菌叢を良好な状態に保つオリゴ糖を添加している． **〈乳糖〉**エネルギー源であるとともに，中枢神経系発達や腸内乳酸菌の育成を促進し，ビフィズス菌の増加を促す． **〈オリゴ糖〉**感染防御因子として重要な働きをし，ビフィズス菌の増加を促すシアリルラクトース，さらに感染防御因子のラクトフェリン，ラクトアドヘリンなどが強化されている．
ビタミン	牛乳中のビタミン類の含有量に関しては，ビタミンKの増強などをはじめ，種々のビタミン類が母乳に近づけるよう規格に合わせて調整，改善されている． **〈ビタミンA，D〉**「食品添加物：強化剤」に指定されており，添加物の基準に適合したビタミン原料が使用されている． **〈ビタミンK〉**不足しがちなビタミンKは，大豆油などの植物油を配合することによって，天然の形で増強されている． **〈ビタミンE〉**天然添加物と呼ばれるビタミン素材が，原料として使用される．ビタミンEの場合はだいず，なたねなどから抽出された原料を使っている．
ミネラル	牛乳中のミネラル量に関しては，赤ちゃんの未発達な消化器官の負担にならないように調整，改善されている． **〈カルシウム・リン〉**牛乳中の含有量は母乳に比べてとても高く，特にリンの比率が高い．現在はWHOの指導により，母乳に近い比率に改善されている． **〈ナトリウム・カリウム〉**赤ちゃんの腎臓に負担がかからないように，母乳比率に近づけるよう調整されている．

（柳澤正義，監修．授乳・離乳の支援ガイド　実践の手引き：母子保健事業団：2008．p29 より）

調製粉乳

調製粉乳（母乳代替の育児用ミルク）

現在市販されている母乳代替の育児用ミルク（アレルギー等の疾患がない場合）は次のようなものがある（五十音順）．

・アイクレオのバランスミルク（江崎グリコ）
・すこやか MI（雪印ビーンスターク）
・ぴゅあ（雪印メグミルク）
・明治ほほえみ（明治）
・森永はぐくみ（森永乳業）
・レーベンスミルク　はいはい（和光堂）

牛乳アレルギー予防用ミルク（ペプチドミルク）

牛乳の乳清たんぱく質をたんぱく質分解酵素によって部分分解したペプチドを原料として使用している．抗原性は残存しているので，すでに牛乳アレルギーの症状がある乳児には使用できないが，体質的にアレルギーの心配がある乳児にはアレルギー予防効果がある程度期待できる．

263-01695

表Ⅲ-6　母乳・牛乳・育児用ミルクの成分組成（調乳時・100 ml当たり）

成分	母乳[1]	牛乳[2]	育児用ミルク[3]	フォローアップミルク[4]
エネルギー（kcal）	65.0	67.0	68.31	64.54
たんぱく質（g）	1.1	3.3	1.50	1.95
脂質（g）	3.5	3.8	3.52	2.52
炭水化物（g）	7.2	4.8	7.79	8.57
灰分（g）	0.2	0.7	0.31	0.57
カルシウム（mg）	27.0	110.0	51.30	112.70
マグネシウム（mg）	3.0	10.0	5.40	13.30
カリウム（mg）	48.0	150.0	66.15	110.60
ナトリウム（mg）	15.0	41.0	18.90	30.80
リン（mg）	14.0	93.0	28.35	56.70
鉄（mg）	0.04	0.02	0.81	1.26
亜鉛（mg）	0.3	0.4	0.41	添加なし
銅（mg）	0.03	0.01	0.04	添加なし
ビタミンA（μg）	45	38	52.65	70.00
ビタミンD（μg）	0.3	0.3	0.88	0.50
ビタミンK（μg）	1.0	2.0	3.38	2.66
ビタミン B_1（mg）	0.01	0.04	0.05	0.10
ビタミン B_2（mg）	0.03	0.15	0.08	0.11
葉酸（μg）	Tr[5]	5.0	13.50	18.20
ビタミンC（mg）	5.0	1.0	9.45	8.82

1) 2) 母乳（人乳）・牛乳（普通牛乳）食品成分表 2019 による.
3) 明治ほほえみらくらくキューブ（製品の表示と調乳濃度より計算：調製濃度 13.5%100 ml 当たり）　2019 年 5 月調べ.
4) 明治ステップらくらくキューブ（製品の表示と調乳濃度より計算：調製濃度 14.0%100 ml 当たり）　2019 年 5 月調べ.

・森永 E 赤ちゃん（森永乳業）：脂肪はパーム・サフラワー・エゴマ・ヒマワリ

ただし，成分の変更が行われると商品名は変更になる．現在市販されている育児用ミルクと母乳の成分組成を比較した（表Ⅲ-6）．

特殊ミルク（市販品）

アレルギー疾患用粉乳（牛乳アレルギー用ミルク）

牛乳中のカゼインをプロテアーゼによって小さなペプチドとアミノ酸に分解したものを原料として製造されたものである．多くの牛乳アレルギーの乳児に有効である．ただし，たんぱく質を分解してある分，浸透圧が高いため下痢をしやすくなる．これらの粉乳はほぼ同様の考え方でつくられているが，種類によって牛乳の分解の仕方に違いがあり，残っているペプチドの大きさや種類が若干異なっている．牛乳アレルギーの程度が軽い場合は問題ないことが多いが，重いアレルギーの場合には種類を変えてみていちばん合ったものにするとよい．

・森永ニュー MA-1（森永乳業）：カゼイン分解物：分子量 1,000 Da 以下，平均約 300 Da〈牛乳・卵・大豆アレルギー／乳糖不耐症〉

263-01695

・ペプディエット（雪印ビーンスターク）：カゼイン分解物：分子量約 1,500 Da 以下，平均 300 Da〈牛乳・卵アレルギー／乳糖不耐症〉
・MA-mi（森永乳業）：カゼイン分解物，乳清分解物：分子量約 2,000 Da 以下，平均 500 Da〈牛乳・卵・大豆アレルギー〉
・明治ミルフィー HP（明治）：乳清分解物：分子量約 3,500 Da 以下，平均 800 ～1,000 Da〈牛乳・卵・大豆アレルギー／乳糖不耐症〉

ただし，これらのミルクにはごくわずかにアレルゲン性をもったペプチドが含まれている可能性もあるので，これらのミルクでもアレルギー症状がみられる場合にはアミノ酸調製粉末を使用する必要がある．

アレルギー疾患用粉乳（牛乳アレルギー用アミノ酸調製粉末）

アレルギー用のミルクで症状が出る場合には，アミノ酸調製粉末を使用する必要がある．アミノ酸を原料としているので，これを使用すればたんぱく質に対するアレルギーを起こすことはない．
・明治エレメンタルフォーミュラ（明治）〈牛乳・卵・大豆アレルギー／乳糖不耐症〉

アレルギー疾患用粉乳（大豆たんぱく調整乳）

牛乳アレルギーの乳児のために，大豆たんぱく質を原料とした粉乳である．大豆にアレルギーがある場合には使用できない．
・ボンラクト i（和光堂）〈牛乳アレルギー／乳糖不耐症〉

無乳糖粉乳

牛乳に含まれる乳糖に対し耐性をもたない場合に使用する（乳糖を消化する能力の弱い下痢症の乳児に使用する場合もある）．
・ノンラクト（森永乳業）
・明治ラクトレス（明治）

胃食道逆流症用粉乳

胃食道逆流があり，通常の育児用ミルクでは嘔吐や溢乳を起こす乳児のために，天然由来のトロミ成分を配合して粘度を高くしたもの．
・森永 AR ミルク胃食道逆流症用（森永乳業）

乳児用液体ミルク

2018 年，特別用途食品における乳児用液体ミルクの許可基準などが設定され国内で製造・販売されるようになった．液体ミルクは，液状の人工乳を容器に密封したものであり，常温での保存が可能である．また，調乳の手間がなく，消毒した哺乳びんに移し替えて，すぐに飲むことができる．
・アイクレオ赤ちゃんミルク（江崎グリコ）
・明治ほほえみらくらくミルク（明治）

263-01695

2）調乳

育児用ミルクを処方に従って調合し，乳児に与えられるような状態にする操作を調乳という．正確に計量し，ミルクの細菌汚染を避けることが重要である．

調乳器具

哺乳びん

ガラス製は熱湯消毒に強い．汚れが落ちやすく傷がつきにくい反面，重くて割れやすい．プラスチック製のものは軽くて割れにくいため，携帯しやすいうえ，種類も多く安価である．

哺乳びんのサイズは 50〜240 m*l* まで大小さまざまなものがあり，メーカーによって材質やサイズの分け方も異なる（**表Ⅲ-7**）．また，その形状も細長いものや乳児の持ちやすさを重視したもの，乳児の授乳スタイルから考案されたものなど多くの種類があるので，乳児や育児スタイルに合ったものを 2〜3 種類用意しておくと便利である．

ニプル

ニプル（人工乳首）の形はさまざまであり，それぞれ工夫を凝らしている（**表Ⅲ-8・9**）．乳首の形に近い丸型のものが多いが，乳児がくわえたときの口腔内での乳首の形に似せてある偏平なもの，偏平で内部に弁がついたもの，穴が複数あるものなどもある．また，母乳トレーニング用の特殊なものも市販されている．

選択に当たっては次の点を目安にし，使用用途に合わせて選択する．また，保育所

表Ⅲ-7　市販されている主な哺乳びんの材質とサイズ

メーカー	名前	材質	サイズ
コンビ	テテオ授乳のお手本哺乳びん テテオ哺乳びん テテオ口唇口蓋裂児用哺乳びん ママの手	耐熱ガラス製（ほうけい酸ガラス） プラスチック（ポリプロピレン）	100 m*l*・160 m*l* 240 m*l*
ジェクス	チュチュベビー チュチュベビー　広口タイプ	耐熱ガラス（ほうけい酸ガラス） プラスチック（ポリフェニルサルホン）	150 m*l*・240 m*l*（スリムタイプ） 160 m*l*・240 m*l*（広口タイプ）
ベッタ	ドクターベッタ哺乳びん （ブレイン・ジュエル）	耐熱ガラス トライタン プラスチック（ポリプロピレン）	80 m*l*・160 m*l*（ガラス） 120 m*l*・240 m*l*（プラスチック）
NUK	NUKスタンダードほ乳びん NUKネイチャーセンスほ乳びん NUKプレミアムチョイスほ乳びん	耐熱ガラス（ほうけい酸ガラス） ポリプロピレン	120 m*l*・230 m*l* 240 m*l* 300 m*l*
ビーンスターク・スノー	ビーンスターク・哺乳びん	耐熱ガラス（ほうけい酸ガラス） トライタン	150 m*l*・240 m*l*
ピジョン	ピジョン哺乳びん（スリムタイプ） 母乳実感 母乳相談室	耐熱ガラス プラスチック（ポリフェニルサルホン） 耐熱ガラス プラスチック（ポリフェニルサルホン） 耐熱ガラス（ほうけい酸ガラス）	50 m*l*・120 m*l*・200 m*l*・240 m*l* 160 m*l*・240 m*l* 80 m*l*・160 m*l*・240 m*l* 160 m*l*

（データは 2019 年 5 月末日現在）

263-01695

表Ⅲ-8　市販されている主なニプルの材質と形状

メーカー	名前	材質	形	穴のサイズ
コンビ	テテオ授乳のお手本乳首 テテオ乳首	シリコーンゴム シリコーンゴム	3穴 2穴・3穴	SS/S/M S/M
ジェクス	チュチュベビー　シリコーンゴム製乳首 チュチュベビー　やわらかタイプ乳首 チュチュベビー　メディカル乳首 チュチュベビー　広口タイプ乳首	シリコーンゴム シリコーンゴム シリコーンゴム シリコーンゴム	クロスカット クロスカット クロスカット クロスカット	ワンサイズ ワンサイズ ワンサイズ ワンサイズ
ベッタ	ブレイン乳首 スタンダード乳首（ジュエル）	シリコーンゴム シリコーンゴム	丸穴・クロスカット 丸穴・クロスカット	ワンサイズ ワンサイズ
NUK	NUK乳首 ネイチャーセンスニップル	シリコーンゴム	丸穴・クロスカット 多孔（S3穴・M6穴・L9穴）	S/M S/M/L
ビーンスターク	ビーンスタークニプル ビーンスタークニプル赤ちゃん思い	シリコーンゴム シリコーンゴム	クロスカット クロスカット	ワンサイズ ワンサイズ
ピジョン	スリムタイプ乳首 母乳実感 母乳相談室	シリコーンゴム シリコーンゴム シリコーンゴム	丸穴・スリーカット 丸穴 スリーカット 丸穴	S/M/L SS M/L SS

（データは2019年5月末日現在）

表Ⅲ-9　乳首の穴の形

形　状	特　徴
丸穴 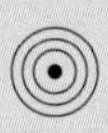	一般的な形で，SS・S・Mなどのサイズがある． 新生児は小さな穴のものを使用し，哺乳量の増加に伴いサイズをあげていくとよい．
2穴 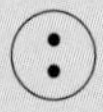　3穴  3穴 　6穴 	多孔タイプの乳首で，S・Mサイズがある． 乳児の月齢や哺乳力に合わせて，適切な授乳時間で飲めるものを選ぶ．
クロスカット 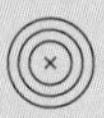 スリーカット（Yカット） 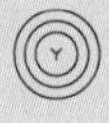	乳児の吸引力に応じてミルクの出る量が変化するため，穴のサイズを変更する必要がない． クロスカットは乳首の位置によってミルクの出方が変化することがあるが，スリーカットは角度によるむらが比較的少ない． 哺乳量が増加し，果汁を飲む月齢以降（2～3か月以降）から使用する．

等で使用する場合には家庭で使用しているものと同一のものにするとよい．

・哺乳動作の際に上顎のくぼみ（吸啜窩《きゅうてつか》）（図Ⅲ-6）に合うものであること．

・舌の蠕動様運動がしやすく，つぶれにくい構造であること．

・空気を大量に飲んでしまわないこと．

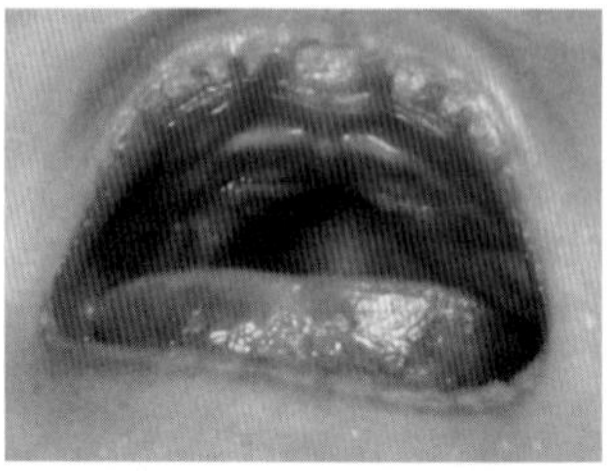

図Ⅲ-6　乳児の吸啜窩

・適切な穴の大きさ，形状のもので15～20分で必要量を飲めること．

洗浄用ブラシ

哺乳びんはブラシで洗い，使用後は乾燥しておく．

ミルカー

ミルクを1回分ずつ入れておく容器で，他人に調乳を頼んだり，外出の際に便利である．

その他

煮沸消毒器，哺乳びんばさみ，湯沸かしポット（やかん）など．

無菌操作法

家庭で調乳する場合や乳児の少ない施設で行われる調乳法である．ミルクを1回分ずつ計量し，調乳器具は熱湯消毒し，沸騰水を使用して調乳を無菌的に行う方法である．「演習4　調乳実習」を参照のこと．

終末殺菌法

1回に大量の調乳が必要な施設，病院，保育所で行われる．1日分をまとめて一括調乳する方法である．1日の必要量を調乳して，哺乳びんに分注してから一度に煮沸消毒する．その後急速に冷まして冷蔵庫に保存し，授乳時間になったら取り出して適温に湯せんして授乳する．

使い捨て哺乳びん

使用前後の煮沸消毒が不要で開封後すぐに使用でき，計量でコンパクトに収容できるものが多いため，一時的な使用や災害時などの備えとしても便利である．哺乳びん，ニプルともに使い捨てのものや，哺乳びん本体のなかに，使い捨てパックを入れ，パックだけを使い捨てるものがある．メーカーによってさまざまなものがあるため，ニプルからの吸い出し量が適切であるか，耐熱性や使用方法などをよく確認してから使用するとよい（表Ⅲ-10）．

3）育児用ミルクの授乳

授乳法

① 座るか椅子に掛けるかして，乳児をしっかり抱き，目を合わせる．やさしく語りかけるなど温かいふれあいやスキンシップを心がける．
② 哺乳びんのニプル全体がミルクで満たされるように角度を調節しながら傾け，深く口に含ませる．
③ 授乳が終わったら乳児を垂直に抱いて軽く背中をさすり，乳と一緒に飲み込んだ

263-01695

表Ⅲ-10　使い捨て哺乳びんの一例

商品名	お出かけ用ほ乳ボトル	ステリボトル	ドラマ使い捨て用哺乳瓶	Playtex ドロップインシステム
ブランド（メーカー）	chu-bo（相模ゴム）	Clovis Baby（FUNAZAWA）	Drama	Playtex
特徴	ジャバラボトル		哺乳びんのなかに専用パックを装着．パックだけを交換．	哺乳びんのなかに専用パックを装着．パックだけを交換．
乳首	シリコーンゴム（吸い出し量３段階調節可）	TPE（熱可塑性エラストマー）	シリコーンゴム（Y型）	シリコーンゴム（月齢に合ったニプルを購入可）
ボトル	ポリプロピレン	ポリプロピレン	ポリプロピレン	−
パック	−	−	ポリエチレン	ポリエチレン

表Ⅲ-11　授乳量の目安

月齢	１回の授乳量	回数	１日の授乳量
0〜1か月頃	60〜120 ml	7〜8回	400〜600 ml
1〜2か月頃	120〜160 ml	6〜7回	600〜800 ml
3〜4か月頃	160〜200 ml	5〜6回	800〜1,000 ml
5〜6か月頃	180〜200 ml	4〜6回	800 ml
7〜9か月頃	−	−	600〜800 ml
9〜11か月頃	−	−	400〜600 ml

空気をげっぷとともに吐き出させてから寝かせる（排気）.

授乳量

授乳量の目安を**表Ⅲ-11**に示す．ただし，子どもによって授乳量は異なるので，授乳回数よりも１日に飲む量を中心に考えるようにする．１日の目安量に達しなくても，子どもが元気で体重が増えている場合は心配ない．

4. 混合栄養

1）混合栄養の必要性

母乳と育児用ミルクを併用して乳児の授乳を行うことを混合栄養という．

母乳分泌不足の場合や，母親の健康上の要因，就業との関係で授乳時間に母乳が与えられない場合などに，その不足分を育児用ミルクで補う方法として用いられる．母子の状況や母親の思いなどを十分に傾聴し，見極めながら支援していくようにする．

2）混合栄養の方法

① 授乳のたびに母乳にミルクを補足する方法

毎回乳房を空にしてから，足りない分だけミルクを補うようにする．母乳に比べ，ミルクの出がよすぎると母乳を嫌がるようになることがあるので，乳首の穴を小さくするなど，できるだけ母乳の併用を長く続けられるように努力する．また，母乳分泌を維持するために，授乳回数をできるだけ増やすようにする．

② 1日の授乳回数の何回かをミルクで補う方法

母親の就業時間帯や授乳設備のない場所への外出時などの授乳をミルクで補うようにする．しかし，母乳を与える回数を減らすと母乳の分泌が悪くなったり，乳腺炎を起こしたりするので，搾乳をしたり，授乳できるときはなるべく授乳するように心がける．

5. 授乳期に起こりうる問題とその対応

哺乳びんの拒否

乳児期に，哺乳びんからではミルクを飲まなくて困るといった問題が生じることがある．ミルクを受けつけない理由としては，育児用ミルクの味や，ニプルが合わないということが考えられる．ニプルの穴の大きさや形状，材質を変えてみたり，育児用ミルクのメーカーを変更してみるとよい．また，ミルクの温度が適温であるかも確認する．

そのほかにも，慣れた場所ではない，授乳する人がいつもと違うといったような環境要因，乳児の体調不良なども考えられる．その場合は，無理に与えることをせず，しばらく様子をみて機嫌のよいときに与えてみるなどの工夫をするとよい．

普段母乳を与えている母親がミルクを与えると拒否する場合がある．そのときは，別の人が哺乳びんでミルクを与えるとうまく飲んでくれる場合がある．それでもなお拒否する場合は，スプーンやストロー，コップなどで与えてみることも検討する．ミルクを拒否する要因は一つとは限らないので，それぞれに合わせた対応が必要である．

263-01695

演習 4

調乳実習

目的

育児用ミルクの調乳：①育児用ミルクの「種類」「成分」「特徴」について，保育のプロとして最低限必要な知識を習得する．②調乳器具の種類や扱い方について理解し，「調乳法」「授乳法」を習得する．

母乳バッグ実習：働く母親の母乳育児について理解を深めるとともに，冷凍（冷蔵）母乳，母乳バッグの扱い方を習得する．

育児用ミルクの調乳

（1）調乳準備

① ミルクを調乳する場所を清掃・消毒する．

② 手指を石鹸でしっかり洗い，清潔なふきんまたは使い捨てのペーパータオルで水気をふきとる．

③ 調乳用の飲用水を沸かす．

電気ポットを使う場合は，70℃以上に設定する．その際，一度沸騰した後，指定の温度に保温されていることを確認する．やかんで沸かす場合は，完全に沸騰してから火を止める．湯は70℃以上に保ち，沸かしてから30分以上放置しないようにする．

④ 調乳器具を洗浄・殺菌する．

⑤ 鍋に哺乳びん，哺乳びんキャップ，専用計量スプーン，皿を入れる．

⑥ 調乳器具がかぶるくらいの水を入れてふたをし，火にかける．

⑦ 3分間沸騰させた後，ニプルを入れる．

⑧ さらに，2，3分沸騰させる．

⑨ 皿を取り出し，その上に哺乳びんばさみを使用して湯を切った調乳器具を取り出す（電子レンジや薬液での消毒法もある．その際は，取り扱い説明書に従って消毒する）．

（2）調乳

① ミルクの容器に書かれている説明文を読み，必要な水の量と粉の量を確かめる．

② 粉の量を正確に量り，哺乳びんのなかに入れる．

缶の場合は乾いた専用計量スプーンを使用し，缶のなかのすりきり棒，あるいは缶開口部の直線部分ですり切って入れる．スティックの場合は，袋のなかに粉が残っていないように注意する．

③ 洗浄・殺菌した哺乳びんにできあがり量の2/3くらいの湯（70℃以上に冷ましたもの）を注ぐ．

263-01695

④ 哺乳びんに，ニプル，哺乳びんキャップをしっかりつけ，円を描くように哺乳びんを振りながら溶かす（やけどをしないよう，清潔なふきんなどを使って持つ）．

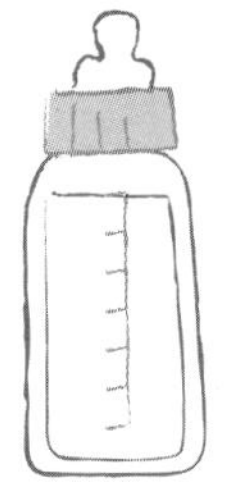

⑤ 哺乳びんキャップをつけたままニプルを外し，できあがり量まで湯（70℃以上に冷ましたもの）を注ぐ．このとき泡が発生する場合があるが，泡の下の目盛りに合わせる．

⑥ ニプル，哺乳びんキャップをしっかりつけ，中身の濃度が均一になるように哺乳びんを軽く振る（やけどをしないよう，清潔なふきんなどを使って哺乳びんを持つ）．

⑦ 中身が完全に混ざっていることを確認し，ただちに流水を当てるか，冷水または氷水の入った容器に入れて，授乳できる温度（体温程度）まで冷やす．このとき，なかに水が入らないように，冷却水は哺乳びんキャップより下に当てるようにする．

　ミルクの温度は，哺乳びんの外側についた水を清潔なふきんでふき取った後，哺乳びんキャップを外し，手首の内側にミルクを垂らして体温程度（なま温い感じ，熱くない）になっているか確認する．

⑧ 授乳する．

　調乳後2時間以内に使用しなかったミルクは捨てる．

(3) 片づけ

　使用した哺乳びんなどの調乳器具は，清潔な哺乳びん用ブラシ，ニプル用ブラシなどを使用し，確実に汚れを洗い流し，煮沸などの消毒を行う．清潔な場所に保管する．

263-01695

母乳バッグ実習

(1) 母乳バッグを利用した母乳の保存

準備するもの

母乳バッグ，メモリーシール，コップ（母乳バッグのスタンド用），育児用ミルク（母乳の代用）

① 手指を石鹸でしっかり洗う．

② 母乳バッグの上部を切り，バッグの口を開ける．
息を吹き込んだり，手を入れたりしないように注意する．

③ 母乳バッグをコップのなかに立て（このとき，片手は母乳バッグの口を開いた状態で持つ），容量表示ライン以下までミルクを注ぐ．

④ 母乳バッグの空気を抜き，上部を折り返して接着する．

⑤ 母乳バッグの水分を清潔なふきんで拭きとる．

⑥ メモリーシールに必要事項を記入して母乳バッグに貼る．

⑦ 母乳バッグをビニール袋などに入れ，冷凍庫（または冷蔵庫）に保存する．

(2) 母乳バッグを使用した冷凍母乳の調乳

準備するもの

冷凍した母乳バッグ，ボウル，40℃の湯，消毒ずみの哺乳びん

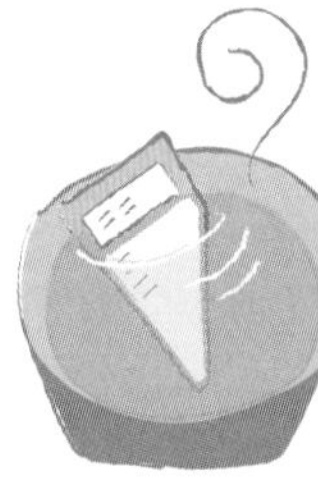

① 手指を石鹸でしっかり洗う．

② ボウルに水またはぬるま湯をはり，冷凍母乳を解凍しはじめる．
解凍は，熱湯や直火，電子レンジでは絶対にしない（母乳に含まれる免疫体を破壊するため）．

③ 水を2〜3回替えて，冷凍母乳を完全に溶かす．

④ 母乳バッグについた水滴を清潔なふきんで拭きとる．

⑤ 下部の切り込み部分を引き裂いて，中身を哺乳びんに移し替える．

⑥ 40℃前後の湯をボウルにはり，⑤の哺乳びんを湯せんにかけ，体温程度に温める．

⑦ 授乳する．

263-01695

B　離乳期の食と栄養

1. 離乳の定義と意義

2019年に厚生労働省が策定した「授乳・離乳の支援ガイド」によると，「離乳とは，成長にともない母乳または育児用ミルクなどの乳汁だけでは不足してくるエネルギーや栄養素を補完するために，乳汁から幼児食に移行する過程をいう」と定義されている．また，この間に与えられる食事のことを離乳食という．離乳期には，離乳食を通して少しずつ食べものに親しみながら食べものを噛みつぶして（咀嚼）飲み込むこと（嚥下）を体験していく．また，おいしく食べた満足感に共感することで，食べる意欲を育んでいく．その過程で食べることができる食品の量や種類が多くなり，献立や調理の形態が変化していくのである．

離乳期は，子どもの食欲，摂食行動，成長，発達パターンなど，子どもにはそれぞれ個性があるので，それぞれに合った方法をみつけ，画一的な進め方にならないよう，留意しなければならない．また，地域の食文化や家庭の食習慣などを考慮しながら楽しく，おいしい食事ができるような環境・雰囲気づくりも大切である．

2. 離乳食の必要性

① 栄養の補給

乳児の成長は著しいので，生後5，6か月頃になると，水分の多い乳汁だけでは栄養の必要量を満たすことができなくなる．そのうえ母乳栄養の場合には，生後6か月の時点でヘモグロビン濃度が低く鉄欠乏を生じやすいとの報告がある．また，ビタミンD欠乏の指摘もあることから適切な時期に離乳食を開始し，不足する栄養素の供給源となる食品を摂取することが必要となってくる．

② 摂食機能の発達

生後4，5か月頃になると乳汁を吸うことだけでなく，乳以外の食べものへの関心が出てくる．発達に適した離乳食を与えて，咀嚼・嚥下の能力を順次獲得させることで，将来，大人と同じ固形食を食べるための食生活の基礎をつくる必要がある．

③ 消化機能の発達

4，5か月頃になると，唾液，その他消化液の分泌が増加し，消化機能が発達し，離乳食の消化が可能になる．また，離乳食を与えることにより消化酵素の分泌，消化機能の発達が促進される．

④ 精神的な発達

4，5か月頃になると周囲への関心も高まり，他の人が食べている様子を見て，人まねをするようになる．手に触れるものはなんでも口に運び，味，色，におい，形など新しい経験をする．また，離乳が進むにつれて，家族とともに食卓を囲むことができるようになる．これらの経験は乳児の精神的な発達を促すことになる．

263-01695

⑤ 食事習慣の確立

離乳食は，時間を決め，場所を決めて食べさせることを繰り返すことにより，食事の習慣が始まり，やがてこれが幼児期の食事習慣の確立につながる．

3. 離乳の開始

離乳の開始とは，なめらかにすりつぶした状態の食物をはじめて与えたときをいう．開始の目安は「首のすわりがしっかりして寝返りができる」，「5 秒以上座れる」，「スプーンを口に入れても舌で押し出すことが少なくなる（哺乳反射の減弱）」，「食べ物に興味を示す」ことなどが挙げられる．その時期は，生後 5，6 か月頃（**図Ⅲ-7**）が適当であるが，子どもの発育および発達には個人差があるので，月齢はあくまでも目安とし，子どもの様子を観察しながら「食べたがっているサイン」が見られたら乳児の健康状態が良好なときに開始するとよい．なお，離乳の開始前に果汁やイオン飲料を与えることについては，栄養学的な意義は認められていないためその必要はない．

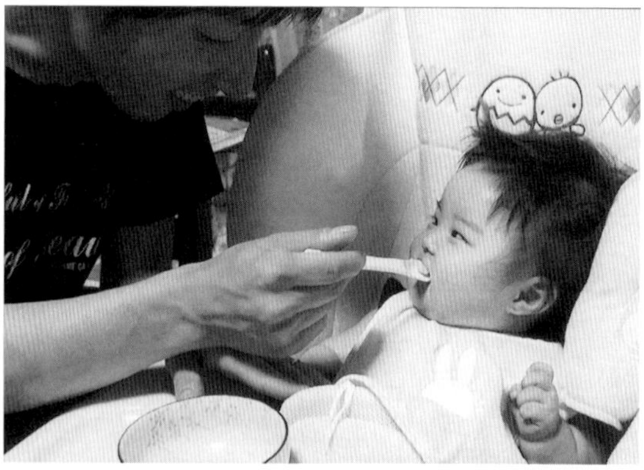

図Ⅲ-7　離乳食を食べる乳児
写真は 5 か月 30 日の乳児．

4. 離乳食の作成における配慮事項

栄養的な配慮

① 離乳開始後 1 か月を過ぎた頃からは，毎食栄養バランスを配慮する（**表Ⅲ-12**）．基本的な考え方としては，エネルギー源となる炭水化物源（穀類，いも類など），体をつくるたんぱく質源（卵，乳，魚，肉，豆類など），体の調子を整えるビタミン・ミネラル源（野菜，果物，海藻類など）を組み合わせ，栄養のバランスのとれた離乳食づくりをする．

② 9 か月以降は鉄が不足しやすいので，鉄分の補給（**表Ⅲ-13**）を心がけ，同時に鉄の吸収を高めるたんぱく質やビタミン C などの摂取も心がける．

263-01695

表Ⅲ-12　離乳の進め方の目安

	離乳の開始 → 離乳の完了			
	以下に示す事項は，あくまでも目安であり，子どもの食欲や成長・発達の状況に応じて調整する．			
	離乳初期 **生後5〜6か月頃**	**離乳中期** **生後7〜8か月頃**	**離乳後期** **生後9〜11か月頃**	**離乳完了期** **生後12〜18か月頃**
食べ方の目安	○子どもの様子をみながら1日1回1さじずつ始める． ○母乳や育児用ミルクは飲みたいだけ与える．	○1日2回食で食事のリズムをつけていく． ○いろいろな味や舌ざわりを楽しめるように食品の種類を増やしていく．	○食事リズムを大切に，1日3回食に進めていく． ○共食を通じて食の楽しい体験を積み重ねる．	○1日3回の食事リズムを大切に，生活リズムを整える． ○手づかみ食べにより，自分で食べる楽しみを増やす．
調理形態	なめらかにすりつぶした状態	舌でつぶせる固さ	歯ぐきでつぶせる固さ	歯ぐきで噛める固さ
1回当たりの目安量				
Ⅰ　穀類（g）	つぶしがゆから始める． すりつぶした野菜等も試してみる． 慣れてきたら，つぶした豆腐・白身魚・卵黄等を試してみる．	全がゆ 50〜80	全がゆ 90〜軟飯80	軟飯80〜ご飯80
Ⅱ　野菜・果物（g）		20〜30	30〜40	40〜50
Ⅲ　魚（g）		10〜15	15	15〜20
**　　または肉（g）**		10〜15	15	15〜20
**　　または豆腐（g）**		30〜40	45	50〜55
**　　または卵（個）**		卵黄1〜全卵1/3	全卵1/2	全卵1/2〜2/3
**　　または乳製品（g）**		50〜70	80	100
歯の萌出の目安		乳歯が生え始める．	1歳前後で前歯が8本生えそろう．	離乳完了期の後半頃に奥歯（第一乳臼歯）が生え始める．
摂食機能の目安	口を閉じて取り込みや飲み込みができるようになる． 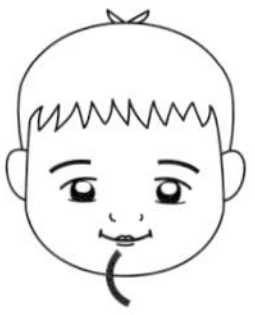	舌と上あごで潰していくことができるようになる． 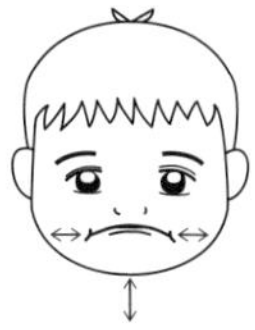	歯ぐきで潰すことができるようになる． 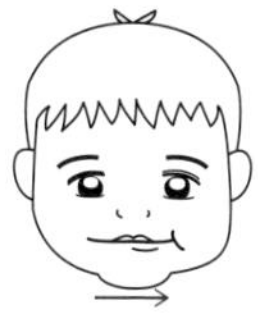	歯を使うようになる．

※衛生面に十分に配慮して食べやすく調理したものを与える．

（厚生労働省．授乳・離乳の支援ガイド（2019年改定版），2019，p34より）

表Ⅲ-13　鉄を多く含む食品（可食部100g当たり）

動物性食品			植物性食品		
食品名	鉄含有量(mg)	食品の重量の目安	**食品名**	鉄含有量(mg)	食品の重量の目安
レバーペースト	7.7	15g（大さじ1）	**豆腐（木綿）**	1.5*	75〜110g(1/2丁)
鶏レバー	9.0	60g（1羽分）	**納豆**	3.3	40g（1パック）
豚レバー	13.0	50g（小1枚）	**きな粉**	8.0	6g（大さじ1）
牛肉（赤肉）	2.7	80〜100g（1枚）	**こまつな（生）**	2.8	100g（1/3束）
豚肉（肩赤身）	1.1	80〜100g（1枚）	**ほうれんそう（生）**	2.0	100g（1/3束）
かつお	1.9	80g（切り身1切）	**チンゲンサイ（生）**	1.1	100g（1/3束）
めじまぐろ	1.8	80g（切り身1切）	**ごま**	9.6	10g（大さじ1）
卵黄	6.0	20g（1個）	**ひじき（乾燥）**	6.2*	90g

（柳澤正義，監修．授乳・離乳の支援ガイド　実践の手引き：母子保健事業団；2008．p96より）
＊日本食品標準成分表2019年版（七訂）を参考に数値を変更．

263-01695

表Ⅲ-14　離乳期食品の使い方の目安

		生後 5〜6 か月頃	7〜8 か月頃	9 か月から 11 か月	12 か月から 18 か月頃
Ⅰ 穀類	米	10 倍がゆを炊き，米粒を丁寧にすりつぶす．慣れてきたら，つぶし方を少し荒くする．	7 倍がゆから始め，徐々に全がゆに慣れさせる．	全がゆから始め，徐々に軟飯に慣れさせる．	軟飯からご飯に慣れさせる．
	パン	細かくちぎったパンに，育児用ミルクやスープを加えて加熱する．	細かくちぎり，育児用ミルクやスープ，牛乳でさっと煮る．	軟らかいパンは小さくちぎってそのまま与える．トーストは，育児用ミルクや加熱した牛乳に浸して与えてもよい．	薄切りの食パンにジャムやレバーペーストなどを塗ってロールサンドにすると，手に持って食べやすい．
	いも	じゃがいも・さつまいもが使用できる．ゆでて熱いうちにすりつぶし，だし汁，育児用ミルクでポタージュ状にのばす．	じゃがいも，さつまいも，さといもが使用できる．蒸したり，薄味で煮たものをやや粗くつぶし，だし汁などでゆるめる．	つぶし方を粗めにする．	口に入れやすい大きさ，または手に持ちやすい形に切って調理する．
	麺	離乳食に慣れてきたら乾麺を使用できる．塩分が多く含まれているので，ゆでた後はよく水洗いする．細かく刻みだし汁で煮るか，よくすりつぶしてだし汁でのばす．	うどん，そうめんが使用できる．軟らかくゆで，塩分を落とし，米粒大に刻む．	軟らかくゆで，1〜2 cm くらいの長さに切る．	軟らかくゆで，2〜3 cm くらいの長さに切る．
	その他		【オートミール】牛乳や育児用ミルクを加えて煮る．【コーンフレーク】プレーンタイプを細かく砕き，牛乳や育児用ミルクで一煮立ちさせる．	【コーンフレーク】プレーンタイプを細かく砕き，加熱した牛乳や育児用ミルクをかける．【ホットケーキ】軟らかく焼いてちぎって与える．	【ホットケーキ】手に持ちやすい大きさにちぎって与える．
Ⅱ 野菜・果物	野菜	かぼちゃ，かぶ，にんじん，だいこんなど，食べやすく調理しやすいものから始める．慣れてきたら，ほうれんそうの葉先，キャベツ，はくさい，ブロッコリーのつぼみの部分なども使用できる．いずれも軟らかくゆでてすりつぶし，ポタージュ状にのばす．徐々につぶし方を少し粗くしたり，だし汁の量を減らす．	食物繊維の多い野菜以外はほとんど使用可能．軟らかく煮る，ゆでる，炒めるなどしたものを，刻んだり粗つぶしして用いる．	食物繊維（不溶性）の多い野菜以外はほとんど使用可能．手づかみをしたい子どもには，手に持ちやすい大きさに調理する．	食物繊維（不溶性）の多い野菜以外はほとんどの野菜が使用可能．手づかみ食べができるよう，手に持ちやすい大きさに調理する．素揚げ，てんぷら，コロッケなどにしてもよい．
	果物	りんご，みかん，いちごなど，ほとんどの果物は使用可能．すりつぶす，すりおろすなどするか，果汁にして与える．ただし，ドライフルーツは使用しない．	ドライフルーツ以外のほとんどの果物は使用可能．粗くすりつぶすなどして与える．	手づかみをしたい子どもには，手に持ちやすい大きさにする．	手づかみ食べができるよう，手に持ちやすい大きさ，または食具で食べやすい形に調理する．
Ⅲ 魚、または肉、または豆腐、または卵、または乳製品	豆	【豆腐】ゆでたものをすりつぶし，だし汁などでのばす．【きな粉】米がゆ，じゃがいものすりつぶしなどに加えて使用する．	【納豆】細かく刻んで加熱して与える．【高野豆腐】そのまますりおろし，米がゆ，野菜スープ，含め煮などに加えて加熱する．	だいずが使用できる．軟らかく煮たものを必ずつぶして与える．	生揚げ，がんもどき，油揚げは油抜きして使用する（油抜きした市販品も使用可能）．
	魚	【白身魚】よく火を通して，完全に骨を取り，丁寧にすりつぶす．かゆや野菜と混ぜたり，とろみをつけるなどし，食べやすいように調理する．【しらす干し】塩分が強いので，軽くゆでるか湯切りして塩分を除き，すりつぶす．かゆや野菜と混ぜたり，とろみをつけるなどし，食べやすいように調理する．	白身魚に慣れたら，赤身魚を与える．加熱し，細かくほぐしたものを与える．ツナやさけの缶詰も使用できるが，食塩が含まれているので，単品ではなく，他の食材と混ぜて使用し，塩分を薄くする．	青皮魚（いわし，さば，さんまなど）が使用できる．十分に加熱調理する．	新鮮で薄味のものであれば，干物も与えられる．その際，他の食品と混ぜ合わせて，塩分濃度を調整する工夫をする．
	肉		【鶏のささ身】凍らせた身をすりおろして加熱し，とろみをつけるとなめらかに仕上がる．	豚・牛の赤身肉を使用できる．最初はひき肉が調理しやすく食べやすい．レバーも少量なら鉄の含有量が豊富で勧められる．	手づかみ食べができるように，ハンバーグや肉団子など，固めた料理を取り入れる．ウインナー・ハムなどは添加物や塩分の少ないものを選び，加熱して与える．
	卵	はじめはかたゆでにした卵黄を少量から与える．問題がなければ徐々に量を増やす．	アレルギーの心配がなければ全卵を使用してよいが，完全に火を通す．	全卵が使用できたら，マヨネーズを使用してもよい．	アレルギーの心配がなければ，だし巻き卵，卵サンドイッチなど，手づかみしやすいように調理する．
	乳製品		【牛乳】パンがゆやクリーム煮など，調理用に使用する．【ヨーグルト】プレーンタイプのものを使用する．【チーズ】塩分や脂肪分の少ないものを使用する．かゆなどに入れて煮溶かすと食べやすい．クリームチーズは高脂肪，低たんぱくなので使用は控える．		

263-01695

衛生的な配慮

① 手指の清潔を保ち，調理器具と食器の清潔に気をつける.
② 新鮮な材料を選び，つくったらすぐ与える．離乳食は水分が多く，薄味で，調理法も裏ごしたり，つぶしたり，刻んだりするので手際よく調理し，細菌の繁殖を防ぐ.
③ 食品の内部が 75℃以上になるよう十分加熱する.

嗜好的な配慮

食品の種類は，各段階を経て増やしていき，調理法を工夫するなどして食体験を豊かにする（表Ⅲ-14）.

味つけについては，離乳食開始時は調味料は必要ない．離乳食の進行に応じて調味料を使用する場合は，乳児が食品そのものの持ち味でおいしく食べられるよう薄味で調理する．油脂類は少量の使用とする.

食物アレルギーの配慮

食物アレルギーの発症を心配して，離乳の開始や特定の食物の摂取開始時期を遅らせても食物アレルギーの予防効果があるという科学的根拠はないことから，生後 5～6 か月頃から離乳食を始める.

新しい食品を与えるときは 1 日 1 種類とし，1 さじ与える．こうすることによって，その食品に対する子どもの慣れや，アレルギー反応の有無が確認できる．問題がなければ，乳児の様子をみながら 1 さじずつ量を増やしていく.

食物アレルギーが疑われる場合は自己判断で対応せずに医師の指導に基づいて離乳食を進める．食物アレルギーの診断がされている場合は，必要な栄養素などを過不足なく摂取できるように離乳食の内容を工夫する．また，調理，配膳，飲食時には，原因食物が混入しないよう注意する.

その他の配慮

① はちみつ，黒砂糖は乳児ボツリヌス症予防のため 1 歳までは使わないようにする.
② 牛乳は，消化管出血や鉄欠乏症予防のため，1 歳までは飲用しない．ただし，離乳食の調理の際に少量使用するのには問題ない.

5. 離乳食の進め方の目安

1）生後 5～6 か月頃

哺乳反射による動きが少なくなってきたら，1 日 1 回離乳食を開始する．離乳の開始は，おかゆ（10 倍がゆ）から始める．新しい食品を始めるときには離乳食用スプーンで 1 さじずつ与え，子どもの様子を見ながら量を増やしていく．慣れてきたら，なめらかにすりつぶした野菜類，いも類，果物類を足していく．さらに慣れてき

表Ⅲ-15　離乳の進め方の目安（離乳開始期）

（単位：さじ）

日数 / 食品名	1	2	3	4	5	6	7	8	9	10	11	12	13	14	15	………………	30日
かゆ	1	1	2	2	3	3	3	4	4	4	4	5	5	5	5	………………	30～40 g
野菜・果物							1	1	2	2	3	3	3	3	3	………………	20 g(5さじ程度)
豆腐											1	1	1	2	2	………………	合わせて 10 g
白身魚														1	1	………………	(2～3さじ程度)

たら，豆腐や白身魚，固ゆでした卵黄など種類を増やしていく（**表Ⅲ-15**）．母乳やミルクは授乳のリズムに沿ってほしがるだけ与える．

この時期は，口に入った食べものを嚥下反射が出る位置まで舌で送ることを覚え，離乳食を飲みこむことや離乳食の味や舌ざわりに慣れることが主な目的となる時期なので，離乳食から補給される栄養バランスや食べる量にとらわれず，ゆったりとした気持ちで進めていく．

2）7～8か月頃

1日2回離乳食を与え，食事のリズムをつけていく．母乳やミルクは離乳食を食べた後に与えるほか，授乳のリズムに沿って母乳はほしがるままに，育児用ミルクは1日3回程度与える．調理形態は「舌でつぶせる硬さ（プリン・豆腐程度）」にし，穀類（主食），野菜（副菜）・果物，たんぱく質性食品（主菜）を組み合わせる．家族の食事から調味する前のものを取り分けたり，薄味のものを適宜取り入れて，いろいろな味や舌ざわりを楽しめるように，使用する食品の種類を増やしていく（表Ⅲ-13）．

舌顎の動きは前後から上下運動へ移行し，舌と上顎でつぶしていく動きを覚える．それにともなって口唇は左右対称に引かれるようになるので，離乳食を与える際には，平らなスプーンを下唇にのせ，上唇が閉じるのを待つとよい．また，つぶした食べものをひとまとめにする動きを覚えはじめるので，飲み込みやすいようにとろみをつけるとよい．

3）9か月から11か月頃

食事のリズムを大切に，1日3回食に進めていく．また，家族の食卓への仲間入りを心がけ，家族と一緒に食事をとる楽しさを体験させる．調理形態は「歯ぐきでつぶせる硬さ（バナナ程度）」にする．食欲に応じて離乳食の量を増やし，離乳食の後に母乳または育児用ミルクを与える．離乳食とは別に，母乳は子どもの欲するままに，育児用ミルクは1日2回程度与える．舌で食べ物を歯ぐきの上にのせられるようになり，口唇は左右非対称の動きになる．

9か月以降は鉄が不足しやすいので，鉄分の多い食品の摂取を心がける．この時期は，舌と上顎でつぶせないものを歯ぐきの上でつぶすことを覚える時期なので，軟らかめのものを前歯でかじり取らせたり，くぼみのあるスプーンを下唇にのせ，上唇が

263-01695

表Ⅲ-16　手づかみ食べ支援のポイント

◆ 手づかみ食べのできる食事に ・ご飯をおにぎりに，野菜類の切り方を大きめにするなどメニューに工夫を. ・前歯を使って自分なりの一口量を噛み取る練習を. ・食べものは子ども用のお皿に，汁物は少量入れたものを用意. ◆ 汚れてもいい環境を ・エプロンをつけたり，テーブルの下に新聞紙やビニールシートを敷くなど，後片づけがしやすいように準備して. ◆ 食べる意欲を尊重して ・食事は食べさせるものではなく，子ども自身が食べるものであることを認識して，子どもの食べるペースを大切に. ・自発的に食べる行動を起こさせるには，食事時間に空腹を感じていることが基本．たっぷり遊んで，規則的な食事リズムを.

（厚生労働省．授乳・離乳の支援ガイドより）

閉じるのを待つとよい.

手づかみ食べは生後９か月頃から始まり，食べ物を触ったり握ったりすることでその硬さや触感を体験する．また，食べ物への関心や自らの意志で食べようとする行動につながるため，手づかみ食べを行うことができるような環境を整えることが大切である.

4）12 か月から 18 か月頃

１日３回の食事のリズムとともに，生活リズムを整えていく．また，自分で食べてみたいという欲求が出てきて，自分の手で食べものを口まで運んで食べようとする動きが活発になってくる．この時期は，手づかみ食べ（**表Ⅲ-16**）を通して，口へ詰め込みすぎたり，食べこぼしたりを繰り返しながら一口量を覚えるほか，スプーン，箸などの食具を使った食事動作の基本を覚えるため，手づかみ食べを十分行うことが大切である.

調理形態は「歯ぐきで噛める硬さ（肉だんご程度）」が目安である．ほとんどの食品を使用することができるようになるので，偏食しないためにも，バラエティに富んだ食品を献立に取り入れる.

6. フォローアップミルク

フォローアップミルクは，母乳や育児用ミルクの代替品ではないため離乳食の進行が順調で鉄欠乏を配慮した離乳食を取り入れていれば，母乳や育児用ミルクをやめてフォローアップミルクに切り替える必要はない．一方で離乳食が順調に進まず，鉄不足のリスクが高い場合や，適当な体重増加がみられない場合には，医師に相談したうえで必要に応じてフォローアップミルクを活用することなどを検討する.

現在市販されている主なフォローアップミルクは，以下のようなものがある（五十音順）.

・アイクレオのフォローアップミルク（江崎グリコ）
・ぐんぐん（和光堂）

263-01695

・ステップ（明治）
・雪印メグミルク たっち２（雪印メグミルク）
・チルミル（森永乳業）
・つよいこ（雪印ビーンスターク）

ただし，成分の変更が行われると商品名は変更になる．現在市販されている育児用ミルクと牛乳，フォローアップミルクの成分組成を比較した結果は表Ⅲ-6 参照．

7. ベビーフード

ベビーフードとは，離乳を手助けする目的で市販されている加工食品のことをさし，「乳児および幼児の発育に伴い，栄養補給を行うとともに，順次一般食品に適応させることを目的として製造された食品をいう」と定義されている．現在市販されているベビーフードは500 種類以上あり，月齢ごとに発達段階に応じた調理形態の製品があるので，取り扱いの手軽さと安全性が利用を高めている．一方で，ベビーフードばかりに頼ることの課題（**表Ⅲ-17**）も指摘されていることから，ベビーフードを利用するときの留意点（**表Ⅲ-18**）を守り，適切に利用するとよい．

1）種類

ベビーフードにはドライタイプとウエットタイプの製品がある．

① ドライタイプ

水や湯を加えて用いるもので，粉末状，顆粒状，フレーク状，固形状のものがある（噴霧乾燥，真空凍結乾燥等により乾燥したもの）．

② ウエットタイプ

調理完成品としてそのまま与えられるもの．レトルト食品やびん詰め等で，液状または半固形状のものがある．

2）品質と安全性

ベビーフードの品質と安全性に関しては，日本ベビーフード協議会が自主規格を定めている．品質については，ナトリウム量や物性など，薄味と硬さへの配慮がなされている．また，安全性については，衛生や原料，添加物について厳しい基準を定めている．2017 年に定められた自主規格の一部を以下に示す．

① ナトリウム

摂食時におけるナトリウム含量は，乳児（1 歳未満）用の食品にあっては 100 g 当たり 200 mg 以下，幼児（生後 1 歳から 1 歳 6 か月）用の食品にあっては 100 g 当たり 300 mg 以下であること．ただし果実類への食塩の添加は認めない．

② 衛生

原料は鮮度その他の品質が良好で衛生的なものを使用し，かつ食品衛生上危害の原因となる物質の混入防止に努めるとされ，微生物や重金属，放射性物質，残留農薬など，基準値が厳しく定められている．

263-01695

表Ⅲ-17　ベビーフードの利点と課題

【利点】	【課題】
① 単品で用いる他に，手作りの離乳食と併用すると，食品数，調理形態も豊かになる．	① 多種類の食材を使用した製品は，それぞれの味や固さが体験しにくい．
② 月齢に合わせて粘度，固さ，粒の大きさなどが調整されているので，離乳食を手作りする場合の見本となる．	② ベビーフードだけで１食を揃えた場合，栄養素などのバランスが取りにくい場合がある．
③ 製品の外箱等に離乳食メニューが提案されているものもあり，離乳食の取り合わせの参考になる．	③ 製品によっては子どもの咀しゃく機能に対して固すぎたり，軟らかすぎることがある．

（厚生労働省．授乳・離乳の支援ガイド（2019年改定版），2019．p35より）

表Ⅲ-18　ベビーフードを利用する時の留意点

◆子どもの月齢や固さのあったものを選び，与える前には一口食べて確認を

子どもに与える前に一口食べてみて，味や固さを確認するとともに，温めて与える場合には熱すぎないように温度を確かめる．子どもの食べ方をみて，固さ等が適切かを確認．

◆離乳食を手づくりする際の参考に

ベビーフードの食材の大きさ，固さ，とろみ，味付け等が，離乳食を手づくりする際の参考に．

◆用途にあわせて上手に選択を

そのまま主食やおかずとして与えられるもの，調理しにくい素材を下ごしらえしたもの，家庭で準備した食材を味つけするための調味ソースなど，用途にあわせて種類も多様．外出や旅行のとき，時間のないとき，メニューを一品増やす，メニューに変化をつけるときなど，用途に応じて選択する．不足しがちな鉄分の補給源として，レバーなどを取り入れた製品の利用も可能．

◆料理や原材料が偏らないように

離乳が進み，２回食になったら，ごはんやめん類などの「主食」，野菜を使った「副菜」と果物，たんぱく質性食品の入った「主菜」が揃う食事内容にする．ベビーフードを利用するに当たっては，品名や原材料を確認して，主食を主とした製品を使う場合には，野菜やたんぱく質性食品の入ったおかずや，果物を添えるなどの工夫を．

◆開封後の保存には注意して．食べ残しや作りおきは与えない

乾燥品は，開封後の吸湿性が高いため使い切りタイプの小袋になっているものが多い．瓶詰やレトルト製品は，開封後はすぐに与える．与える前に別の器に移して冷凍又は冷蔵で保存することもできる．食品表示をよく読んで適切な使用を．衛生面の観点から，食べ残しや作りおきは与えない．

（厚生労働省．授乳・離乳の支援ガイド（2019年改定版），2019．p35より）

③ 原料

発育時期に合わせた栄養補給，アレルゲン性等を考慮した種類であって，衛生的であること，香辛料は刺激性が少なく，乳児および幼児に適するものであること，とされ，遺伝子組換え食品については，できるかぎり非遺伝子組換え食品を使用すること，また，はちみつを使用してはならないことなどが定められている．

④ 食品添加物

食品添加物の使用は必要不可欠な場合にかぎり最小限とするとし，使用できる食品添加物については，厳しい基準を設けている．

263-01695

8. 離乳の完了

離乳の完了とは，「形ある食物をかみつぶすことができるようになり，エネルギーや栄養素の大部分が母乳または育児用ミルク以外の食べものから摂取できるようになった状態」をいう．母乳や育児用ミルクは個々の状況に応じて与えるので，育児用ミルクを飲んでいない状況を指すのではない．また，咀嚼力は大人より弱いので，食品の硬さや大きさについては配慮が必要である．味つけについても，素材の味を生かした薄味を基本とする．

離乳の完了の時期は生後 12～18 か月頃であり，食事は 1 日 3 回となり，その他に 1 日 1～2 回の補食をとることが目安である．

9. 離乳期における食の問題とその対応

1）離乳食開始前の準備

従来，離乳食の準備として，乳汁以外の味や食具に慣れるため，スプーンを使って果汁などを飲ませることが進められてきた．しかし，授乳・離乳の支援ガイドでは，「離乳開始前の子どもにとって最適な栄養源は母乳または育児用ミルクである」とし，離乳開始前に果汁などを与える必要はないとしている．

① 果汁を与える必要がない理由

血糖値の上昇で食欲が抑えられる→乳汁の摂取量が低下する→栄養素の摂取量低下が危惧される．

② スプーンの練習が必要ない理由

哺乳反射があるうちは，スプーンでうまく飲み込めない．5～7 か月にかけて哺乳反射が減弱・消失していくので，スプーンの練習は離乳開始後でよい．

2）低出生体重児における離乳食の開始

低出生体重児に対する離乳食の進め方や摂取については，いまだ確立された目安はないが，1,500 g 以上で生まれた乳児については，実際の誕生日ではなく，出産予定日から数えた修正月齢が 5，6 か月になったら，個々の発達の目安（前述「3. 離乳の開始」参照）を参考に離乳の開始を行うとよい．

3）離乳食を嫌がる

離乳食の摂取を拒否する場合には，その口当たりに問題があることが多い．

離乳開始後，葉物などの野菜を拒否する場合は，繊維を嫌がる場合があるので，葉の軟らかい部分を使用し，丁寧にペースト状に調理後，おかゆに混ぜるなどすると食べられることがある．それでも拒否する場合は，あせらず様子をみる．

離乳開始後，粒状の離乳食を食べられる月齢に達した際，ポタージュ状は食べられるが，粒状の離乳食を拒否する場合は，形状をペースト状に戻して飲み込む練習を重ねてから再挑戦するとよい．その際，ペースト状から粒状に徐々に移行していくよう

263-01695

にする．咀嚼は，個人差があるので，その子どもに合った形態で進めていく．

ぱさぱさするいも類，魚類や繊維の多い青菜類，ざらざら感のあるひき肉や赤身の肉は，その食感を嫌がっていることが多いので，とろみのある食材と和えたりホワイトソースやかたくり粉と一緒に煮るなど，調理法を変えたりすると食べられる場合が多い．

4）食物アレルギー

乳幼児期は，食物アレルギーの発症の頻度がもっとも高い時期である．特に，卵，乳製品，小麦などを与える場合には，様子をみながら行う．なお，詳しい食物アレルギーの対応については，第Ⅵ章を参照のこと．

5）特別な配慮が必要な場合の離乳食

病気や体調不良のときは，症状の程度によって異なるため，医師の診断に従い対応する．なお，詳細については，第Ⅵ章を参考のこと．

263-01695

調理実習

演習 5 離乳食の基本

実習目的 ① おかゆ実習を通して，離乳各期の硬さと形状を学ぶ.
② だしの基本的な取り方を学ぶ.

おかゆ実習

(1) 米から鍋で炊く方法

	10倍がゆ	7倍がゆ	5倍がゆ（全がゆ）	軟飯	ご飯
米	1	1	1	1	1
水	10	7	5	3	1.2

① 米を量って（1/2 カップがつくりやすい）とぐ.
② 上記の水加減を参考に（無洗米の場合は，水を 5～10％多く入れる）水を入れ，十分に吸水させる.
③ 鍋にふたをして強火にかける.
④ 沸騰したら弱火にする.
⑤ ふきこぼれないようにふたをずらして炊き上げる（50 分程度）.
⑥ 火を止めて，きちんとふたをし蒸らす（10 分程度）.

(2) 米から炊飯器で炊く方法（機種によってはできない場合がある）

① 米を量って（小さじ 2 がつくりやすい）とぐ.
② 底の平らな耐熱容器（耐熱カップや湯飲みなど）に上記の米と分量の水を入れて吸水させる.
③ 炊飯器に通常のご飯を炊く用意をし，中央に②を入れる.
④ ふたを閉めてご飯と一緒に炊く.

(3) ご飯から鍋で炊く方法

	10倍がゆ	7倍がゆ	5倍がゆ（全がゆ）	軟飯
白米	1	1	1	1
水（目安）	9	6	4	2
炊く時間（目安）	30分	15分	15分	5分

① 上記の分量を参考に，ご飯（1/2 カップがつくりやすい）と水を鍋に入れる.
② ご飯をほぐし，ふたをして，強火にかける.
④ 沸騰したら弱火にする.
⑤ ふきこぼれないようにふたをずらして炊き上げる.

(4) その他

電子レンジを使用する方法，おかゆクッカーを使用する方法などもある.

263-01695

だし汁実習
混合だしの実習（1*l* 分）

(1) 材料と分量

材料	分量
水	1,100 m*l*（仕上がり量の 10%増し）
だしこんぶ	10 g（仕上がり量の 1%）
かつお節	20 g（仕上がり量の 2%）

(2) つくり方

① こんぶのだしが出やすいように，切り込みを入れるか，はさみで切る．
② 水に 30 分くらい浸しておく．
③ ふたを開けたまま弱火にかける．
④ 沸騰直前にこんぶを取り出す．
⑤ かつお節を入れる．
⑥ 再沸騰した後，1 分間加熱し，火を止める．
⑦ 2～3 分してかつお節が沈んだら，ふきんまたはペーパータオルでこし，上澄み液を取る．

※上記以外にも，以下のようなだしの種類がある

種類	材料	使用量 (%)	方法
こんぶだし	だしこんぶ	1～5%	① こんぶに切り込みを入れる． ② こんぶを水に入れ，30 分程度おく． ③ 火にかける． ④ 沸騰直前に取り出す．
かつお一番だし	かつお節	2～4%	① 水を沸騰させ，かつお節を入れる． ② 再沸騰した後，1 分間加熱し，火を止める． ③ 2～3 分してかつお節が沈んだら，ふきんまたはペーパータオルでこし，上澄み液を取る．
かつお二番だし	一番だしのだしがら	-	① 一番だしのだしがらに，一番だしの半量程度の水を入れる． ② 3 分間沸騰させる． ③ ふきんまたはペーパータオルでこし，上澄み液を取る．
煮干しだし	煮干し	3～4%	① 煮干しの頭と腹を取り，2 つに割る． ② 水を入れて火にかける． ③ 沸騰したら 2～3 分加熱する． ④ ふきんまたはペーパータオルでこし，上澄み液を取る．

263-01695

演習 6

調理実習

離乳食の調理 1　離乳初期

実習目的　生後 5，6 か月頃（離乳初期）のなめらかにすりつぶした状態の離乳食の調理形態を把握する．

1 日分の栄養量	
	●母乳 エネルギー **613** kcal　たんぱく質 **10.8** g　脂質 **31.2** g　カルシウム **250** mg　食塩 **0.4** g
	●育児用調製粉乳 エネルギー **642** kcal　たんぱく質 **14.3** g　脂質 **31.4** g　カルシウム **459** mg　食塩 **0.5** g

（10 時の乳は 80 ml で計算）

10倍がゆ

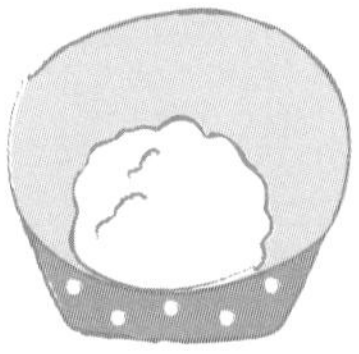

かぼちゃペースト

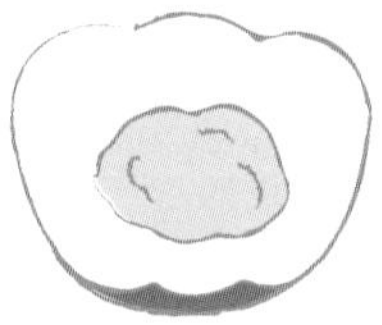

豆腐のくず煮

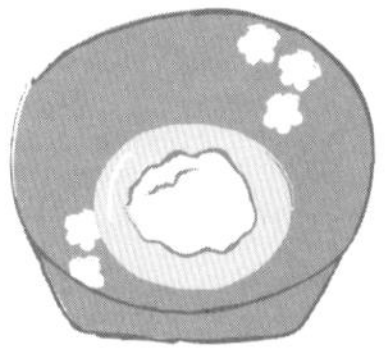

区分	料理名	材料名	分量(g) (ml)	つくり方
6 時	乳	乳	200	
10 時	10 倍がゆ	10 倍がゆ	30	演習 5 参照
	豆腐のくず煮	絹ごし豆腐 だし汁	10 適量	① 鍋にだし汁を入れ，豆腐をゆでる．なかまで火を通す（豆腐はつぶしてからゆでると硬くなるので，ゆでてからつぶす）． ② 豆腐を器に取り出し，だし汁を少量ずつ加えてのばしながら，スプーンでなめらかになるまでつぶす．
	かぼちゃペースト	かぼちゃ だし汁	正味 15 適量	① かぼちゃを軟らかくなるまで煮る． ② こし器でこして，だし汁を加え混ぜながらポタージュ状にする．
	乳		飲みたいだけ	
14 時	乳		200	
18 時	乳		200	
22 時	乳		200	

263-01695

調理実習

演習 7　離乳食の調理 2　離乳中期

実習目的　生後 7，8 か月頃（離乳中期）の舌でつぶせる硬さの調理形態を把握する．

1 日分の栄養量

●母乳
エネルギー **606** kcal　たんぱく質 **18.2** g　脂質 **26.9** g　カルシウム **250** mg　食塩 **0.12** g

●育児用調製粉乳
エネルギー **628** kcal　たんぱく質 **20.8** g　脂質 **27.0** g　カルシウム **409.4** mg　食塩 **0.12** g

（10 時，14 時の乳は 30 ml で計算）

全がゆ

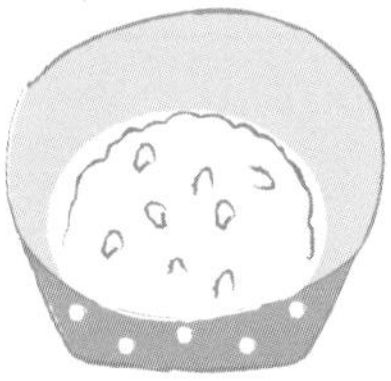

緑黄色野菜と赤身魚のとろとろ煮

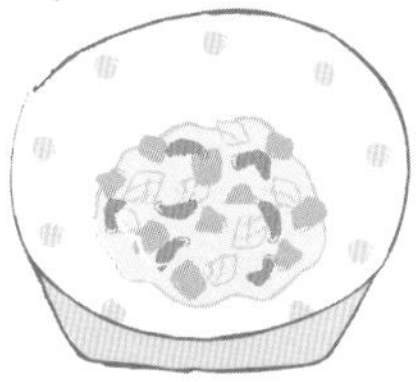

区分	料理名	材料名	分量(g)(ml)	つくり方
6 時	乳	乳	200	
10 時	パンのミルク煮	食パン 育児用ミルク	10 60	① 5 枚切り食パンの耳を除いた部分 1/4 枚を細かくちぎり，育児用ミルクに浸す． ② 鍋に入れ，火にかけ，軟らかくなるまで煮る．
	豆腐のそぼろ煮	豆腐 鶏ささ身(冷凍) にんじん たまねぎ だし汁 水溶きかたくり粉	30 10 10 10 70 適量	① にんじん，たまねぎは皮をむいて軟らかくなるまで下ゆでし，みじん切りする． ② 鍋にだし汁を入れ，野菜を中火で 2 分煮る． ③ 鶏ささ身をすりおろし，②のなかに固まらないように入れる．火が通ったら豆腐を加える． ④ 水溶きかたくり粉を加え，とろみをつける．
	乳	乳	飲みたいだけ	
14 時	全がゆ	全がゆ	70	演習 5 参照
	緑黄色野菜と赤身魚のとろとろ煮	赤身魚(まぐろ) ほうれんそう(葉先) にんじん だし汁 水溶きかたくり粉	15 10 10 70 適量	① まぐろは火を通し，細かくほぐしておく． ② ほうれんそうは，ゆでてみじん切りにする． ③ にんじんをみじん切りにし，だし汁で軟らかくなるまでゆでる． ④ ③のなかに①，②を入れ，水溶きかたくり粉でとろみをつける．
	乳	乳	飲みたいだけ	
18 時	乳	乳	200	
22 時	乳	乳	200	

263-01695

調理実習

演習 8 離乳食の調理 3 離乳後期

実習目的 ① 生後９～11 か月頃（離乳後期）の離乳食の１日の流れを学習する.
② 歯ぐきでつぶせる硬さの離乳食の調理形態を把握する.
③ 鉄分の多い食品を取り入れた調理について学ぶ.

1日分の栄養量	
	●母乳 エネルギー **709** kcal　たんぱく質 **27.4** g　脂質 **25.4** g　カルシウム **370** mg　食塩 **1.6** g
	●育児用調製粉乳 エネルギー **726** kcal　たんぱく質 **29.4** g　脂質 **25.5** g　カルシウム **491** mg　食塩 **1.6** g
	●フォローアップミルク エネルギー **707** kcal　たんぱく質 **31.6** g　脂質 **20.6** g　カルシウム **792** mg　食塩 **1.9** g

（10 時，14 時，18 時の乳は 30 ml で計算）

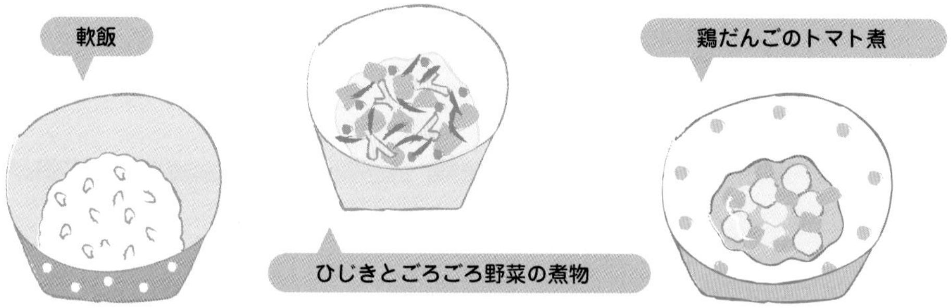

区分	料理名	材料名	分量(g)(ml)	つくり方
6時	乳	乳	200	
10時	軟飯 野菜とかつおのとろとろ煮 乳	軟飯 かつお たまねぎ ほうれんそう にんじん だし汁 水溶きかたくり粉 乳	80 15 15 15 10 50 適量 飲みたいだけ	演習 5 参照 ① かつおはゆでて手でほぐし，包丁で細かく刻む. ② たまねぎ，ほうれんそう，にんじんは軟らかくゆでて，5 mm 角に切る. ③ だし汁に①と②を入れ，水溶きかたくり粉でとろみをつける. ④ 軟飯の上にかける.
14時	納豆とこまつなのうどん	うどん ひきわり納豆 こまつな ちりめんじゃこ だし汁	生 50 15 20 5 適量	① うどんを 1～2 cm に切り，熱湯で軟らかくなるまでゆでる. ② ざるにあげて水気を切り，器に盛る. ③ 納豆を包丁で細かく刻む. ちりめんじゃこは湯通しして塩分を抜き，細かく刻む. ④ こまつなをゆでて細かく刻み，ちりめんじゃこ，納豆と混ぜる. ⑤ ④とだし汁を②のうどんにかける.

263-01695

調理実習

離乳食の調理 3 離乳後期 つづき

区分	料理名	材料名	分量(g)(ml)	つくり方
14時	豆腐のキッシュ	豆腐 ほうれんそう にんじん 溶き卵	30 10 10 大さじ1	① 豆腐を下ゆでする． ② ほうれんそうをゆでる．にんじんは皮をむいてゆでる． ③ ほうれんそうとにんじんを細かく刻む． ④ ①と③を混ぜる．卵を加えて耐熱皿に四角く整えて，7〜8 mm の厚さに置く． ⑤ ラップをし，電子レンジ(600 w)で2分加熱する． ⑥ ラップを外して冷ます． ⑦ 型をぬいたり，四角く切ったりして，手づかみしやすい大きさにする．
	乳	乳	飲みたいだけ	
18時	軟飯	軟飯	70	演習5参照
	ひじきと ごろごろ野菜の煮物	ひじき ブロッコリー にんじん だし汁 しょうゆ 水溶きかたくり粉	5(水で戻した後の分量) 10 10 50 少量 適量	① ひじきはゆでて，粗くみじん切りする． ② ブロッコリーは軟らかくゆで，薄く切る． ③ にんじんは皮をむき，7 mm 角に切ってゆでる． ④ だし汁でにんじん，ひじき，ブロッコリーを加え煮る． ⑤ しょうゆと水溶きかたくり粉を加える．
	鶏だんごのトマト煮	鶏ひき肉 パン粉 牛乳 じゃがいも だし汁 トマトピューレー 食塩	15 2 10 5 50 10 少量	① 鶏ひき肉に，パン粉，牛乳を加えてよく混ぜる． ② じゃがいもをすりおろす． ③ だし汁を沸騰させる． ④ ③のなかに，①を小さく丸めながら入れる． ⑤ 鶏肉に火が通ったら，トマトピューレーを入れて一煮立ちさせる． ⑥ すりおろしたじゃがいもを入れてとろみをつける． ⑦ 塩少量を入れ，味を調える．
	乳	乳	飲みたいだけ	
22時	乳	乳	200	

263-01695

調理実習

演習 9 離乳食の調理 4 離乳完了期

実習目的 ① 生後 12～18 か月頃（離乳完了期）の離乳食の 1 日の流れを学習する.
② 手づかみ食べしやすい調理の工夫について学ぶ.

1 日分の栄養量	エネルギー **942** kcal　たんぱく質 **32.7** g　脂質 **24.6** g　カルシウム **310** mg　食塩 **1.3** g

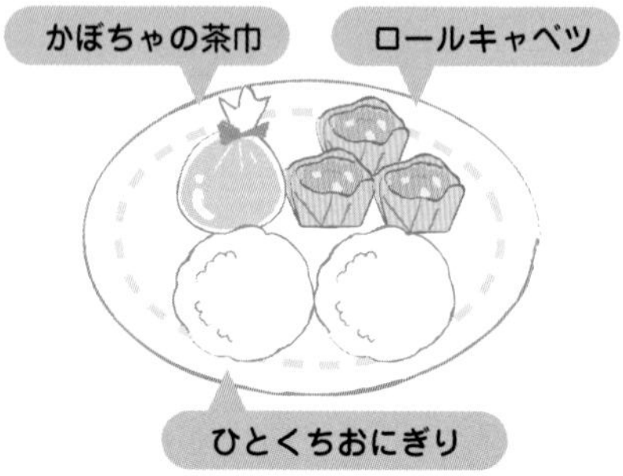

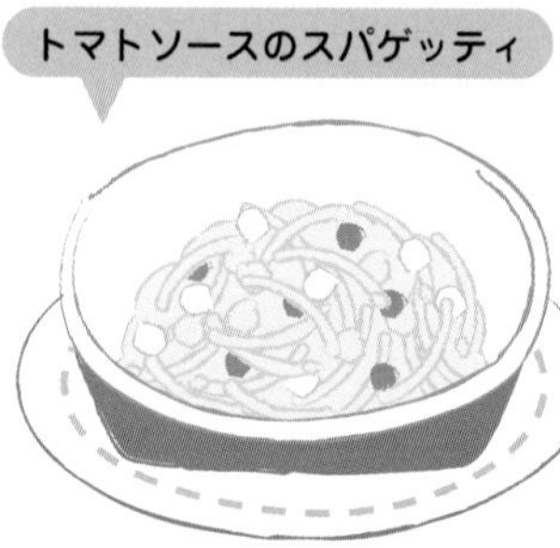

区分	料理名	材料名	分量(g)(ml)	つくり方
朝	ひとくちおにぎり	ご飯 ちりめんじゃこ	80 5	① ご飯を三等分する. ② ちりめんじゃこは湯通しして塩分を抜き，水切りして適当な大きさに切る. ③ ラップを巻き，俵型に握る.
	ロールキャベツ	キャベツ 牛ひき肉 たまねぎ だし汁 トマトケチャップ	20 20 5 100 少量	① キャベツの葉 1/2 枚を使って，芯を取り，縦半分に切ってからゆでる. ② たまねぎをみじん切りにする. ③ ひき肉とたまねぎを混ぜ合わせる. ④ ①のキャベツのなかに③を入れ，きっちり巻く. ⑤ だし汁を入れ，巻き終わったほうを下にして 3 分ゆでる. ⑥ 裏返してもう 3 分ゆでる. ⑦ 好みでトマトケチャップをかける.
	かぼちゃの茶巾	かぼちゃ 砂糖 バター （牛乳）	25 少量 少量 必要に応じて	① かぼちゃを軟らかくなるまで煮て，すりつぶす. ② 砂糖と溶かしたバターを加える（ぱさぱさする場合は牛乳を加える）. ③ ラップで包む.
間食	フルーツヨーグルト	プレーンヨーグルト 果物（もも，みかん，キウイフルーツ，バナナなど）	50 合計 20	プレーンヨーグルトと食べやすい大きさに切ったフルーツを混ぜ合わせる

263-01695

調理実習

離乳食の調理 4　離乳完了期　つづき

区分	料理名	材料名	分量(g)(mℓ)	つくり方
昼	レバーペーストのロールサンド	サンドイッチ用食パン 鶏レバー たまねぎ 食塩 バター	1枚 15 5 少量 少量	① 鶏レバーをよく水洗いし，水または牛乳にしばらくつける． ② ①の薄皮をむき，2つに切って少量の湯で中まで十分にゆでる． ③ たまねぎをみじん切りにし，炒める． ④ ①と③をすり鉢に取り，すりつぶす． ⑤ ④を鍋に入れ，湯でのばす．弱火で練ってペースト状にし，塩，バターをごく少量入れて仕上げる． ⑥ ラップの上に食パンをのせ，くるくる巻いてロールサンドにする． ＊残ったレバーペーストは，素揚げにつけて食べる．
	野菜の素揚げ	野菜（にんじん，れんこん，かぼちゃなど） 揚げ油	合計15 適量	① 薄切りにして素揚げする．
間食	ごま揚げさつまいもだんご	さつまいも 砂糖 白玉粉 白いりごま 揚げ油	30 5 35	① さつまいもをふかし，皮をむく． ② 砂糖を加え，さつまいもをつぶしながら3～4等分して丸める． ③ ボウルに白玉粉を入れ，水を加える．耳たぶ程度の硬さになったら，3～4等分して平らにする． ④ ③で②を包み，丸める． ⑤ 白ごまをまぶし，160～170℃の油でからっと揚げる．
夜	トマトソースのスパゲッティ	パスタ麺 鶏ひき肉 たまねぎ スイートコーン(缶) グリンピース トマト水煮 オリーブオイル 食塩 粉チーズ	乾燥20 20 10 10 5 20 適量 少々 少々	① たまねぎをみじん切りにする． ② グリンピースとコーンをさっとゆでる． ③ たまねぎ，鶏ひき肉をオリーブオイルで炒める． ④ ③に，トマトの水煮，グリンピース，コーンを加え，塩で味を調える． ⑤ スパゲッティをキッチンばさみで2～3 cmの長さに切る． ⑥ 麺を軟らかめにゆでる． ⑦ ⑥に④と粉チーズをかける．

調理実習

演習10 大人の食事から取り分ける離乳食

実習目的　大人の食事から取り分けてつくる離乳食について学ぶ.

大人	●ご飯・ひじきハンバーグ・豆腐のみそ汁　ほか エネルギー**790** kcal　たんぱく質**31.6** g　脂質**28.2** g　カルシウム**160** mg　食塩**3.6** g
離乳完了期	●ご飯・ひじきハンバーグ・豆腐のみそ汁　ほか エネルギー**281** kcal　たんぱく質**9.5** g　脂質**7.4** g　カルシウム**42** mg　食塩**0.5** g
離乳後期	●５倍がゆ・ひじきハンバーグ・豆腐のみそ汁　ほか エネルギー**157** kcal　たんぱく質**6.3** g　脂質**5.1** g　カルシウム**29** mg　食塩**0.4** g
離乳中期	●お野菜いっぱいとろとろおじや エネルギー**79** kcal　たんぱく質**2.7** g　脂質**1.0** g　カルシウム**32** mg　食塩**0.08** g
離乳初期	●みどりがゆ・にんじんペースト・豆腐のくず煮 エネルギー**31** kcal　たんぱく質**1.0** g　脂質**0.3** g　カルシウム**9** mg　食塩**0.03** g

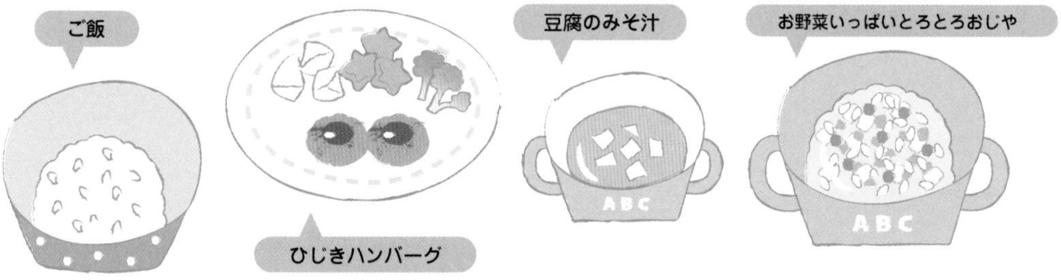

料理名	材料名	分量(g)(ml)	つくり方	離乳完了期	後期	中期	初期
ご飯	米 にんじん	300(2合) 20	①米を洗う. ②洗った米のなかから,小さじ２杯を底の平らな耐熱容器に入れ，水を100 ml入れる. ③①と,２合分の水を炊飯器に入れる. ④にんじんを輪切りにする(10 g×2つ). ⑤にんじんにアルミホイルを巻く. ⑥②，⑤を炊飯器に入れる. ⑦炊飯する. ⑧炊きあがったら蒸らす. →ご飯	そのまま →ご飯	ご飯：水＝1：4の割合でおかゆをつくる. →５倍がゆ	ご飯を25 g取り分ける. ⑤のにんじんを２つ取り出し，みじん切りにする.	②をすり鉢ですりつぶす. →10倍がゆ ⑤のにんじんを１つ取り出し，裏ごしし，だし汁でのばす. →にんじんペースト

263-01695

調理実習

大人の食事から取り分ける離乳食　つづき

料理名	材料名	分量(g)(mℓ)	つくり方	離乳完了期	後期	中期	初期
ひじきハンバーグ	牛ひき肉 ひじき たまねぎ 卵 パン粉 食塩 こしょう トマトケチャップ ウスターソース	300 35（水で戻した後の分量） 200 60（1個分） 30 少々 少々 45 15	⑨ ひじきは水で戻し，粗みじん切りにする． ⑩ 玉ねぎはみじん切りする． ⑪ ひき肉に，ひじき，みじん切りしたたまねぎ，卵，パン粉を練り合わせる． ⑫ 塩，こしょうを加えて丸める． ⑬ 油でよく焼く． ⑭ トマトケチャップとウスターソースを混ぜ合わせてソースをつくり，ハンバーグにかける． →ひじきハンバーグ	⑪から50 g取り分ける． さらによくこねて，手づかみしやすい大きさに丸める．油でよく焼く． →ひじきハンバーグ	⑪から33 g取り分ける． さらによくこねて，手づかみしやすい大きさに丸める．油でよく焼く． →ひじきハンバーグ	⑩から15 g取り分ける．	
豆腐のみそ汁	だし汁 豆腐 油揚げ ねぎ みそ 水溶きかたくり粉	700 200 1枚 適量 適量 適量	⑮ 豆腐を切り，だし汁のなかで煮る． ⑯ ねぎと油揚げは切っておく． ⑰ みそを半量入れる． ⑱ 油揚げとねぎを入れる． ⑲ 残りのみそを加える． →豆腐のみそ汁	⑰からみそ汁を100 mℓ程度取り分ける． →豆腐のみそ汁	⑰からみそ汁を100 mℓ程度取り分ける． →豆腐のみそ汁	豆腐を30 g取り分ける．	豆腐を5 gとだし汁30 mℓを別の鍋に取り分け，豆腐を崩しながら火にかける． 水溶きかたくり粉を入れとろみをつける． →豆腐のくず煮
にんじんグラッセ	にんじん 砂糖 バター 食塩	100程度 7 10 少々	⑳ 皮をむき，1 cm幅の輪切りにする（棒状．長さ5 cm程度に切ってもよい）． ㉑ ラップをして，砂糖，塩，バターを加え，電子レンジ（600 W）で1分半加熱． ㉒ ラップを外してかき混ぜてから，そのまま（ラップをせず）電子レンジ（600 W）で1分半加熱． →にんじんグラッセ	⑳のにんじんを型抜きし，㉑へ． ㉒を取り分ける． →にんじんグラッセ	⑳のにんじんを型抜きし，㉑へ． ㉒を取り分ける． →にんじんグラッセ		

263-01695

調理実習

大人の食事から取り分ける離乳食　つづき

料理名	材料名	分量(g)(ml)	つくり方	離乳完了期	後期	中期	初期
ゆでブロッコリー	ブロッコリー だし汁	70 5	㉓湯を沸かし，沸騰したらブロッコリーをゆでる． ㉔色よくゆであがったら，離乳食分以外は取り出す．	さらにゆで，食べやすい大きさに切る． →ゆでブロッコリー	さらにゆで，食べやすい大きさに切る． →ゆでブロッコリー	さらに軟らかくなるまでゆでる． ブロッコリー10gを取り分けて，みじん切りにする．	さらに軟らかくなるまでゆでる． ブロッコリーの先端の軟らかい部分だけ切り取り，裏ごしする． 少量のだし汁でのばし，おかゆの上にのせる． →ブロッコリーがゆ（みどりがゆ）
粉ふきいも	じゃがいも 食塩 黒こしょう	240 少々 少々	㉕じゃがいもは皮をむき，8等分する． ㉖㉕のじゃがいもを，竹串が通るまで水からゆでる． ㉗湯を捨てて，鍋を強火にかけ，水分をとばす． ㉘塩，こしょうを入れる． ㉙鍋にふたをし，鍋を振る． →粉ふきいも	㉗を取り分け，食べやすい大きさに切る． →粉ふきいも	㉗を取り分け，食べやすい大きさに切る． →粉ふきいも	㉖のじゃがいも1つを取り分けて，熱いうちにつぶす．	
お野菜いっぱいとろとろおじや	だし汁	50				〈7，8か月頃〉 取り分けたご飯をみじん切りにする． 鍋にご飯，取り分けた野菜，だし汁を入れて，中火でひと煮立ちする． 熱いうちに豆腐を入れて，崩しながら混ぜる． →お野菜いっぱいとろとろおじや	

263-01695

調理実習

演習 11 ベビーフードを利用した調理

実習目的 ① ベビーフードを通して，各期の離乳食の硬さについて学ぶ．
② ベビーフードを知る．
③ ベビーフードを利用した離乳食の調理法を学ぶ．

それぞれの栄養量

	エネルギー	たんぱく質	脂質	カルシウム	食塩
●初期	**36** kcal	**0.5** g	**0.06** g	**0.3** mg	**0.01** g
●中期	**128** kcal	**4.2** g	**1.7** g	**14** mg	**微量**
●後期	**202** kcal	**7.0** g	**9.5** g	**13** mg	**1.1** g
●完了期	**210** kcal	**8.3** g	**16.4** g	**31** mg	**0.3** g

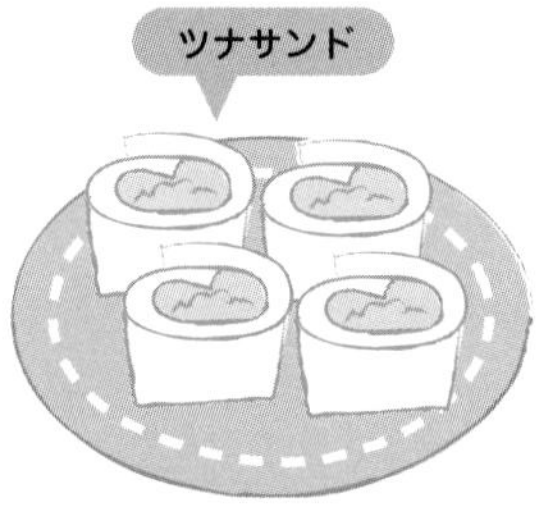

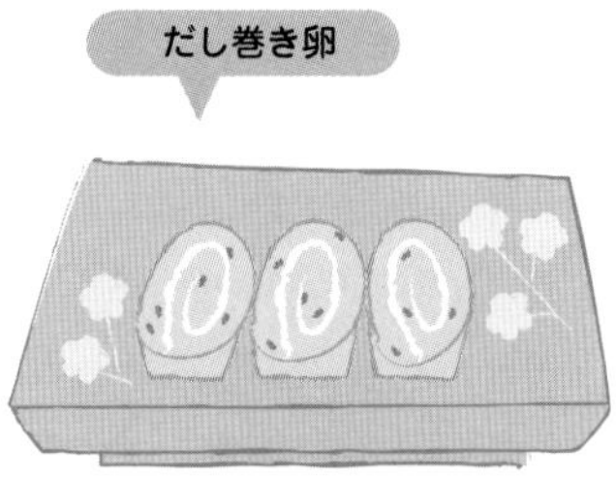

区分	料理名	材料名	分量(g)	つくり方
初期	**野菜がゆ**	10倍がゆ 野菜のベビーフード(かぼちゃ，ほうれんそうなど) 5，6か月用	30 1袋	演習5参照 野菜のベビーフードを説明書どおりにつくり，10倍がゆの上にのせる．
中期	**フルーツオートミール**	オートミール 水 果物のベビーフード	大さじ2 大さじ5	① オートミールに水を加え，電子レンジで1分加熱する． ② 果物のベビーフードをつくり，上にかける（びん入りのベビーフードで少し硬い場合は，湯で少しのばすとよい）．
後期	**ツナサンド**	野菜のベビーフード7か月用 ツナ缶 マヨネーズ 食パン	40程度 15 少量 1枚	① 野菜のベビーフードを説明書どおりにつくる． ② 油を切ったツナ缶と①，マヨネーズを混ぜ，食パンに挟む． ③ 手づかみしやすい大きさにカットする．
完了期	**だし巻き卵**	野菜のベビーフード9か月用 だし汁（ベビーフード） 卵 油	1袋 1袋 1個 少量	① 溶き卵のなかに野菜のベビーフードとだし汁を入れ，混ぜ合わせる． ② だし巻き卵をつくる．

263-01695

C　移行期（1～2 歳児）の食と栄養

1. 移行期の特徴

離乳完了後の 1 歳半頃からは「幼児食」に移行することが一般的になっている．しかし，子どもの食べる機能の発達を考えるとそれは必ずしも適当ではない．そこで，本書では，咀嚼が完成する 3 歳までの期間を「移行期」と名付けて，その時期の食事（移行食）と摂食機能（咀嚼）の発達の支援についても学ぶこととする．

離乳が完了することで，形のある食物を噛みつぶすことができるようになり，エネルギーや栄養素の大部分を母乳または育児用ミルク以外の食物から摂取できるようになる．その時期は生後 12～18 か月頃であるが，咀嚼が完成して幼児食を与えることができるようになる満 3 歳頃までは，食品の使い方，調理法，調理形態の点で配慮が必要である．まさに，幼児食への「移行期」である．

1）移行期の摂食機能

離乳期完了期に第一乳臼歯が生え，その歯で固形の食べ物をつぶせるようになって離乳が完了するが，咀嚼を完成させるのに必要な第二乳臼歯が生えるのは，2 歳過ぎ～3 歳近くなる．こうしたことから，移行期には，調理形態に配慮する．調理面で，移行期を設定できない場合には，保育室で子どもに食事を与える際に，保育士がスプーンなどを使って，小さくしたり，つぶしたりするなど適切な調理形態にする工夫をする．

厚生労働省が実施した，「平成 27 年度乳幼児栄養調査」の結果によると，0～2 歳児の保護者の「離乳食について困ったこと」として，「もぐもぐ，かみかみが少ない（丸のみしている）」という答えが，子どもの発達面でいちばん多くなっている．離乳期～移行期の調理形態や与え方を把握して，摂食機能の発達を支えていきたい．

2. 0～3 歳の発達と食品の使い方

移行期を含めて，授乳期，離乳期の食に関するさまざまな発達，働きかけ，食具の使い方などを一覧にして**表Ⅲ-19** に，移行期についても同様に**表Ⅲ-20** に示した．移行期（19 か月～満 3 歳）は第二乳臼歯の有無で 2 つに区分している．第二乳臼歯が生えることで上下 10 本ずつ，合計 20 本の乳歯が生え揃い，噛み合わせも完成する．これによって，子どもはようやく，食べ物のすりつぶしや噛み切りを十分に行うことができるようになる．

さらに，5 か月～満 3 歳までのそれぞれの時期について，調理法，味付けなども含めた，食品の使い方の目安を**表Ⅲ-21** に示した．これらの表を参考に，5 か月～満 3 歳の食の発達に関して，前後の流れも含めて把握しておくことで，より正しい食の支援ができるようになる．

移行期の献立例を示す（**表Ⅲ-22**）．

263-01695

表Ⅲ-19　授乳期～18か月の食の発達

		出生～4か月（授乳期）	5～6か月（離乳初期）	7～8か月（離乳中期）	9～11か月（離乳後期）	12～18か月（離乳完了期）
食べ方の目安	食事動作の発達	・哺乳反射（探索・捕捉・吸綴・嚥下）がみられる.	・哺乳反射による動きが少なくなってくる（反射が少なくなってきたら離乳を開始する）.	・1日2回，離乳食を与え，食事のリズムをつけていく. ・つぶした食べ物をひとまとめにする動きを覚え始める.	・1日3回食になる. ・9か月以降は鉄が不足しやすいので，鉄分の多い食品の摂取を心がける.	・自分で食べてみたいという意欲が出てきて，手づかみ食べが盛んに行われる. ・手づかみ食べによって一口量を覚える.
	噛み方の特徴			・前歯は生えてきているが，まだうまく噛み切ることはできず，食べ物を押し込んでしまいがち.	・徐々に前歯で食べ物を噛み切ることができる. ・歯根膜のセンサーが食べ物の硬さや形を感じ取り，それに合わせた力で噛むことができる.	・奥歯で噛み砕いて食べることができる．しかし，歯の本数が少なく，臼歯の大きさも小さいので，まだうまくすりつぶすことはできない.
	調理形態	・液体	・なめらかにすりつぶした状態（ポタージュくらい）.	・舌でつぶせる硬さ（豆腐，プリンくらい）.	・歯ぐきでつぶせる硬さ（バナナくらい）.	・歯ぐきで噛める硬さ（肉団子くらい）.
	食べ（させ）方	・哺乳反射 ・舌の蠕動様運動 ・優しい笑顔で，乳児と目を合わせて，話しかけながら与える.	・下唇をスプーンで刺激し，出てきた舌先にのせる（子どもの顔面に対し，介助スプーンを直角に入れるとスムーズな動きが引き出せる）.	・上下唇で，離乳食をはさみとらせる. ・口を閉じ，舌面と上顎でつぶし，嚥下しているか観察する.	・手づかみ食べを認め，食べ物の感覚を体感させる. ・取り込んで，噛んでつぶし，飲み込むことを体得させる.	・手づかみ食べの発達を重視する. ・ストレスのかかるような援助は避ける. ・摂食時，背中や足裏も安定させる
	食具	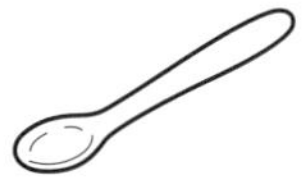 ・赤ちゃん用のスプーンを準備する．介助用スプーンも忘れずに．スプーンは子どもが握ると柄が手から少し出る長さが適当である.	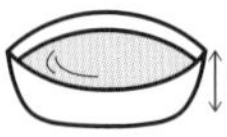 ・円筒系のコップで飲むことはまだむずかしいので，さかずきやしょうゆ皿のようなやや開いた形の器でコップの練習をしていく.	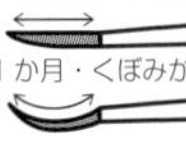 ・口当たりがやさしく先が丸くて深みのないフラットな形のもの．サイズは赤ちゃんの口より小さいもの.		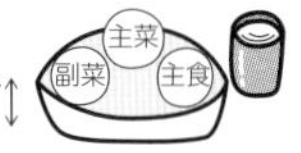 ・主食・主菜・副菜をワンプレートに盛る．コップはとってがなく子どもがてのひらで包み込める，ガラス製のある程度重さがあるもの.
発達の目安	発達過程	・生理的微笑（出生直後～） ・クーイング（2～） ・社会的微笑（3～） ・首が座る（3～） ・支えてやると座ることができる（4～）	・寝返り（5，6～） ・人見知り（6～） ・右から左へ持ち変えることができる（6～） ・喃語（5，6～）	・ひとり座り（7～） ・ハイハイ（8～） ・探索活動が盛んになる（8～）	・指さし（9～） ・つかまり立ち（10～） ・社会的参照（10～） ・ひとり立ち（11～） ・モノを親指と人差し指でつまむ（10～）	・ひとり歩き（12～） ・初語（12～）
	口唇の動き	・口唇は半開きで，下が突出している.	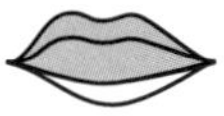 ・上唇はあまり動かない．下唇が動き、内側に入る.	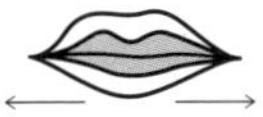 ・上下の唇を閉じて薄くなり，口角は左右対称に動く.	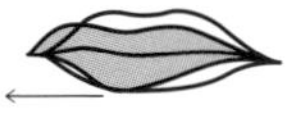 ・咀嚼しているほうの口角が引かれる.	
	口唇閉鎖		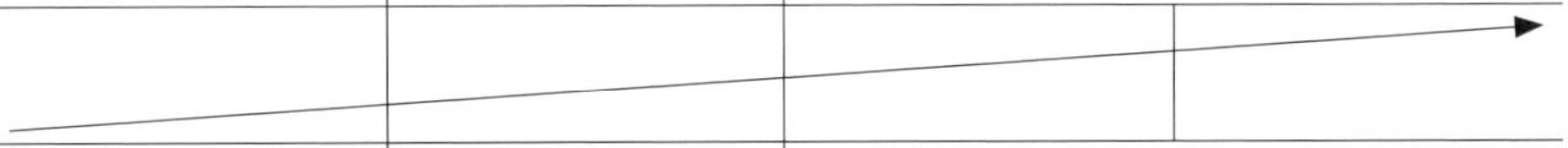			
	舌の動き	前後運動 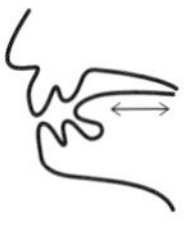		前後、上下運動 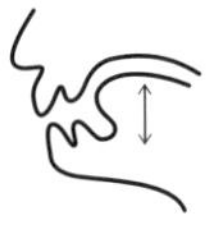	前後、上下、左右運動 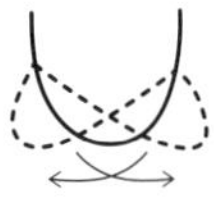	
	手指	3～5か月頃 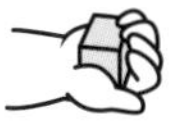 把握反射 （小指とてのひらの間に入れてはさむ）	6～7か月頃 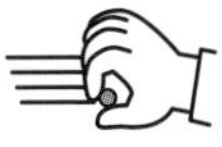 熊手状把握 （4本の指でかき寄せる）	8～10か月頃 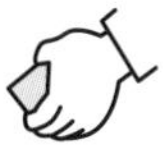 対向把握 （つかむ） 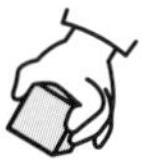 つまみ把握 （親指，人差し指，中指でつまむ）	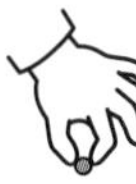 くぎぬき状把握 （親指と人差し指の先でつかむ）	12か月頃～ 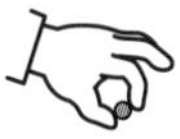 トング把握 （親指と人差し指の腹でつまむ）
	生歯		6～7か月頃 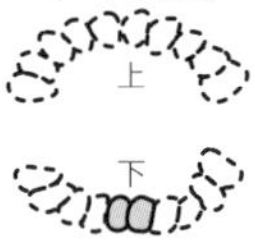 乳中切歯（下）	8～10カ月頃 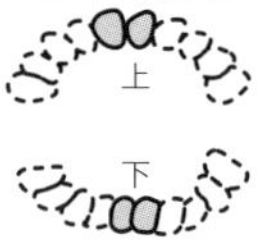 乳中切歯（上）	12カ月頃 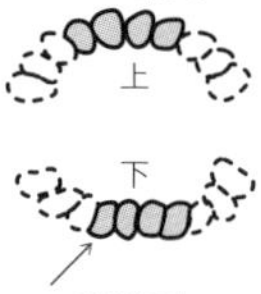 乳側切歯	1歳前半 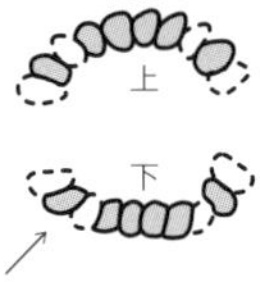 第一乳臼歯

263-01695

表Ⅲ-20　移行期（19か月～満3歳）の食の発達

		第2乳臼歯なし（～2歳3か月）	第2乳臼歯あり（2歳4か月～）
食べ方の目安	食事動作の発達	・食べ物の好みがはっきりしてくる． ・手づかみ食べを盛んに行う． ・食べさせようとすると嫌がる． ・食卓にじっと座っていられない．	・食べ物の好みが激しい． ・偏食，小食，遊び食べなどが増える． ・スプーンやフォークを上手に扱うことができるようになる．
	噛み方の特徴	・先がとがっている乳犬歯が生えると，食べ物が噛み切りやすくなる．しかし，まだすりつぶすことはできない．生の葉もの野菜や豚肉，牛肉などの大きな食べ物は，まだ食べづらい時期である．	・2対だった臼歯が倍の4対になって，すりつぶす力がかなりついてくる．大人と同じ程度の硬さ，大きさの食べ物もだいぶ食べられるようになる．しかし，臼歯の数は大人の半分であり，噛む力は大人の3分の1である．
	調理形態	・前歯で噛み切れ，奥歯でつぶすことができる硬さ．	・奥歯ですりつぶすことができる程度の硬さ．
	働きかけ	・大人がおいしそうに，楽しそうに食べる様子を見せる． ・落ちついた雰囲気づくりをする． ・あいさつを繰り返し伝える． ・離乳が完了していても，3歳頃（乳歯が生え揃う）までは，噛む力は未熟であり，食材をすりつぶすことはできない．なので，子どもが食べにくそうにしていたら，小さく切ったり，やわらかくなるまで加熱するなど，子どもの様子に合わせて調理形態を調節していく．	・媒体などを用いて，食事時間を知らせたり，食べ物に興味がもてるようにする． ・自分で食べることができたら，褒めたり認めたりすることを忘れずに． ・意欲を育てる言葉がけをする． ・乳歯が生え揃うことにより，生の葉もの野菜や豚肉，牛肉などの硬いものも少しずつ食べられるようになる．なので，さまざまな調理法のものを取り混ぜて，いろいろな食の体験ができるようにする．
	食具	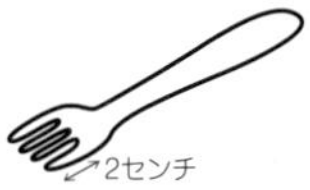 ・フォークの溝は約2cmのものを選ぶ．フォークは口の奥に詰め込みやすいので，スプーンが上手になってから使用する． 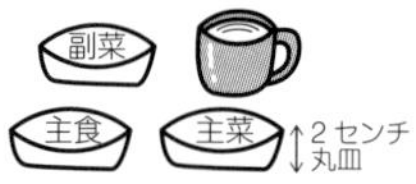 ・主食・主菜・副菜を別の皿に盛りつける．スプーンですくったり，フォークで刺したりするときに，おかずがお皿からはみ出さないように器は縁が直角に立ち上がっているものを選ぶ．	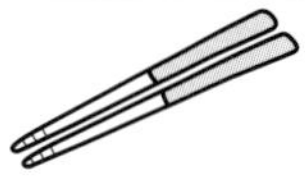 ・箸は，スプーンやフォークをしっかりと持つことができるようになってから開始する．開始の目安は，3歳頃である．
発達の目安	発達過程	・語彙爆発． ・二語文． ・「これなに？」と頻繁に質問する，第一質問期．	・いたずらが増える． ・身近な人の興味のある活動を模倣し，取り入れる． ・「イヤだ！」という拒否が増える，第一反抗期． ・絵本のページを1枚ずつめくる．
	握りの発達	1歳～1歳半 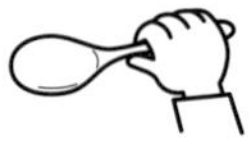 上握り てのひら全体で握り込む． 1歳半～2歳頃 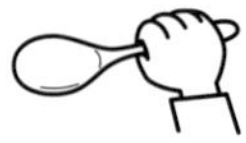 指3本の上握り 親指・人差し指・中指の3本を使い，やわらかくスプーンを握る．	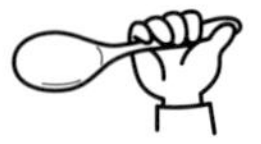 下握り 下から握る．または，親指・人差し指・中指の3本を使って下から握る． 2歳頃～ 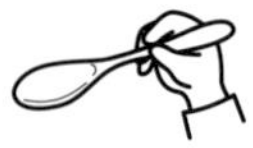 鉛筆握り 鉛筆の持ち方でスプーンを持つ．箸へのスムーズなステップの基本となる．
	生歯	・1歳後半・ 乳犬歯 （18か月＝卒乳の目安） 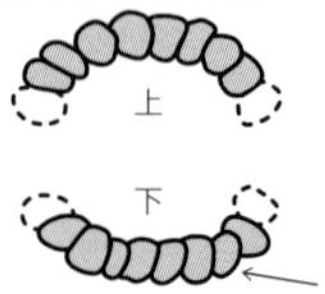	・2歳半頃・ 第二乳臼歯 （20本，乳歯が生え揃う） 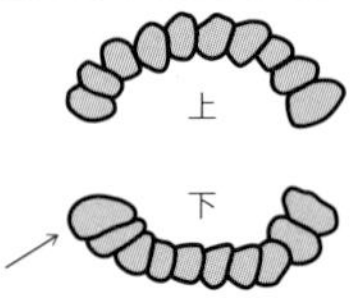

表Ⅲ-21　5か月～満3歳の食品の目安

		5~6か月（ステップ①）	7~8か月（ステップ②）	9~11か月（ステップ③）
	調理法	・裏ごし　・すりつぶし 	・とろみつけ　・フォークでつぶす 	・スティック状　・炒め煮 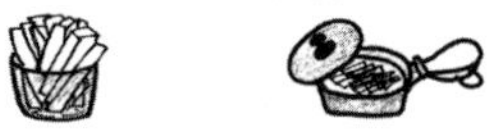
	調味料	・だし汁 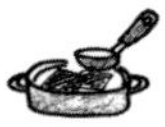	・塩・砂糖 ・みそ・しょう油 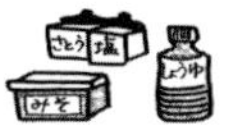	・バター・食物油 ・ケチャップ ・マヨネーズ 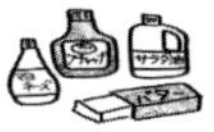
主食（炭水化物源）	米	・10倍がゆ. ・米粒を丁寧にすりつぶす．徐々につぶし方を粗くする．	・7倍がゆ. ・徐々に全粥に移行する．	・全がゆ. ・徐々に軟飯に移行する．
	パン	・細かくちぎったパンを，ミルクやスープで加熱する（牛乳×）． 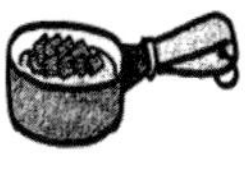	・細かくちぎったパンを，ミルクやスープ，牛乳でさっと煮る． 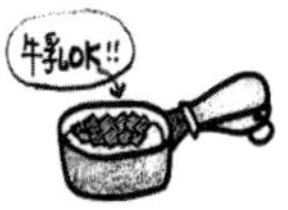	にぎる練習　つまむ練習 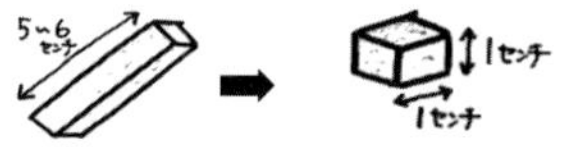 ・5~6 cm長さのスティック状に（耳なし）． ・手でつまんで口に入れる練習用に1 cm角くらいの大きさに切る(耳なし)．
	麺類	・ゆでて水洗いし，水気を切って細かく刻む．そのあとはすり鉢でつぶしてなめらかにする． 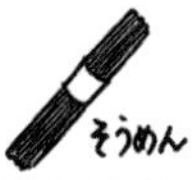	・ゆでて水洗いし，水気を切って細かく刻む．その後，さらに軟らかく煮ると食べやすくなる． 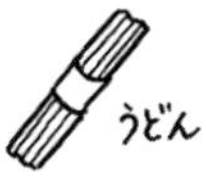	・ゆでて水洗いし，包丁で1cmに切る． ・パスタも使用できるようになるが，極細麺から始める． 
	いも類	・じゃがいも，さつまいもが使用できる． ・マッシュしたものをスープでのばす． 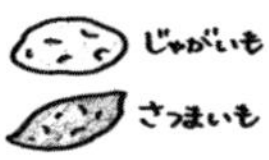	・さといもも使用できるようになる． ・やや粗めにつぶす． 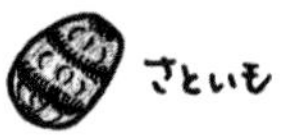	・1cm角の軟らか煮． 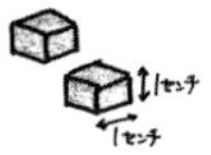
主菜（たんぱく質源）	魚類	・たい，ひらめ，かれいなどの白身魚をすり鉢でなめらかに． ・しらすのすりつぶし． 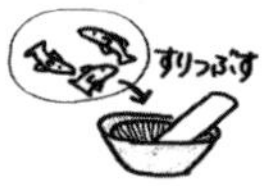	・白身魚に慣れたら，赤身魚を与える．加熱したら細かくほぐす． ・ツナやさけの缶詰も使用できるようになる． 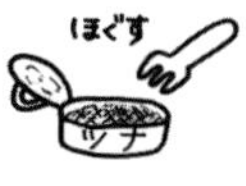	・青背魚を与える． ・かたくり粉や小麦粉をまぶしてから焼いたりゆでたりすると，パサつきが抑えられる． 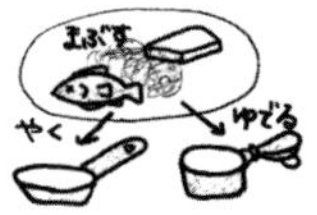
	大豆製品	・豆腐は，ゆでたものをすりつぶす．慣れてきたら粗みじん切りにする． 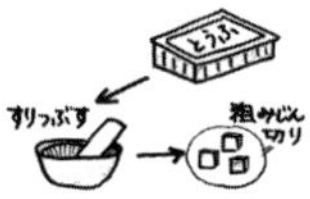	・納豆は，細かく刻んで加熱する． ・高野豆腐は，細かくすりおろす． 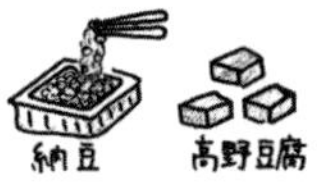	・豆腐は，7~8 mm角．豆腐ステーキも食べられる． ・だいずは，軟らかく煮たものを使用する． 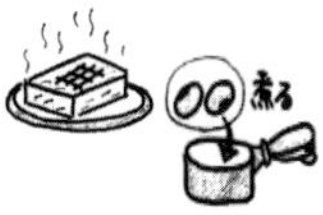
	卵	・慣れてきたら，かたゆでの卵黄を試してみる	・かたゆで卵の卵黄を少量ずつ与える． ・慣れたら全卵を使用してよいがよく火を通す． 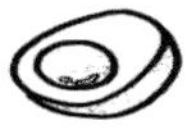	・全卵が使用できたら，マヨネーズを使用してもよい． 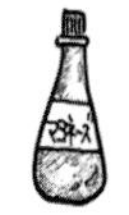
	肉類		・鶏のささみ．凍らせたものをすりおろして加熱しとろみをつける． 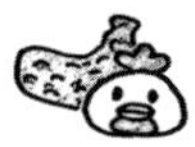	・豚，牛の赤身肉が使用できる． ・薄切り肉よりもひき肉のほうが食べやすい． 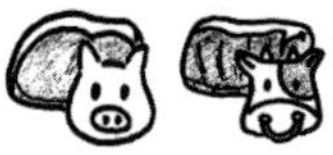
	乳製品		・牛乳は，パンがゆやクリーム煮などの調理に使用する．飲用牛乳としてはまだ使用できない． ・ヨーグルトはプレーンタイプのもの． ・チーズは塩分や脂肪分が少ないものを使用する． 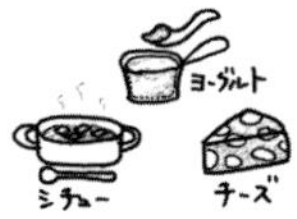	
副菜（ビタミン・ミネラル源）	野菜	・くせのない野菜（にんじん，だいこんなど）から始める． ・軟らかく煮て，すり鉢でつぶしてなめらかにする． 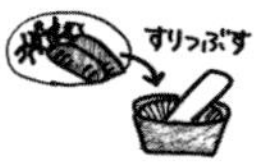	・食物繊維の多い野菜以外はほとんど使用可能． ・軟らかく煮て，粗つぶしする． 	・1 cm角の軟らか煮．繊維のあるほうれんそうなどは，繊維を断つように切る． 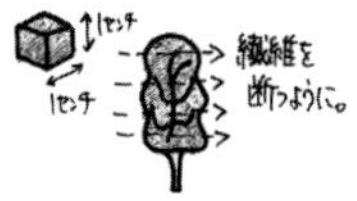
	果物	・りんご，みかん，いちごなどほとんどの果物が使用できる．すりおろしや煮つぶしをする． ・果汁は薄める． 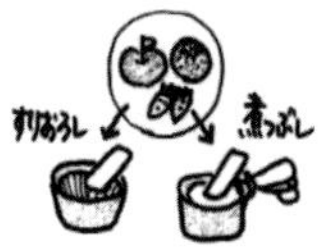	・一口大にカットしたり粗くつぶしたりして，軟らかく煮込む． 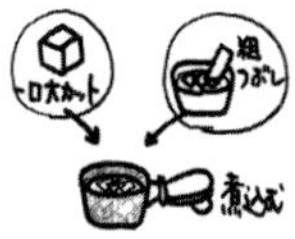	・りんごは薄いくし形切りにし，手で持ちやすくする（煮る，つぶすなどの調理はとくに必要ない）． 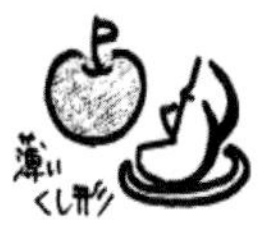

263-01695

表Ⅲ-21　5か月〜満3歳の食品の目安　つづき

		12〜18か月（ステップ④）	19か月〜満3歳（移行期）
調理法		・焼く 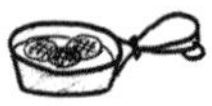 ・揚げる 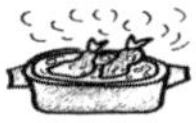	・オーブンやトースターで焼く 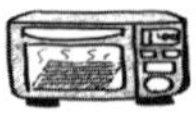 ・火を通さずに生のまま 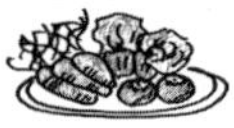
調味料		・カレー粉 ・酢 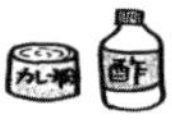	・しょうが ・ウスターソース 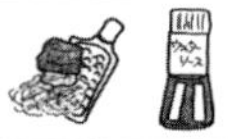
主食（炭水化物源）	米 	・軟飯． ・徐々にご飯に移行する．	・おにぎりや巻きずしなど，手づかみ食べがしやすいような形態に． ・もちは3歳頃から． 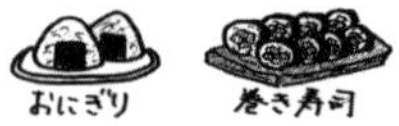
	パン 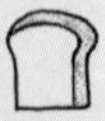	つかむ練習　前歯でかじり取る練習 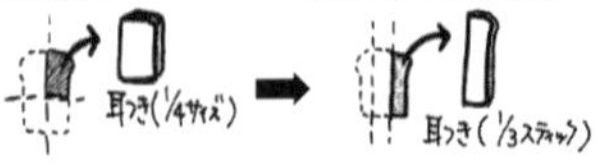 ・軽くトーストした食パン1枚を4等分の大きさに（耳つき）． ・軽くトーストした食パン1枚を大きめのスティック状に切る（耳つき）．	・ジャムやサラダを挟んでサンドウィッチに． ・ホットケーキを焼く（焼く前に生地に具材を入れるなどして味の変化を楽しむ）． ・フランスパンを薄切りにし，卵，牛乳，砂糖をつけてフレンチトーストに． ・ロールパンは子どもの手のサイズに合わせてカットし，軽く焼く． 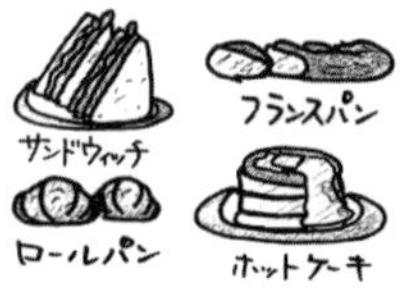
	麺類 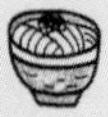	・ゆでて水洗いし，スプーンにのせて食べられるように短く切る（2cm〜）． ・マカロニも食べられるようになる． 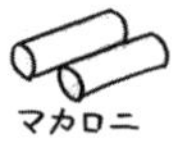	・焼きそば，ラーメン，きしめん，ビーフンなども食べられるようになる．最初の頃は麺を2cmにカットする必要があるが慣れてきたらそのままの長さでよい． ・味は薄め．よくゆで軟らか麺にする． 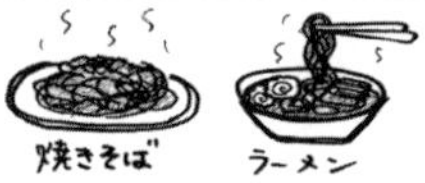
	いも類 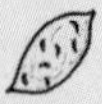	・口に入れやすい大きさ，または手に持ちやすい大きさに切って調理する． 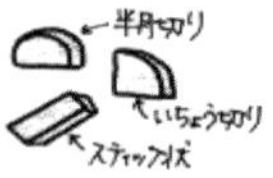	・いもだけでは口の中がパサついてしまうので，最初の頃はポテトサラダのようにしっとりなめらかなものを．慣れてきたらさつまいもの天ぷら，大学いも，フライドポテトなど． 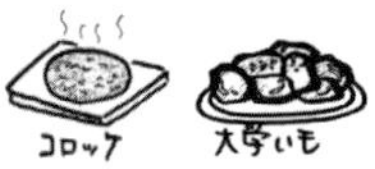
主菜（たんぱく質源）	魚類 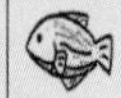	・ムニエル，煮魚，干物なども食べられるようになる． ・軽くほぐす程度でよい．小骨が残らないように注意する． 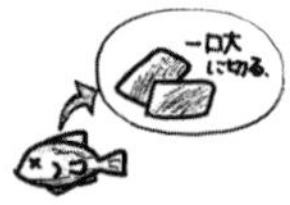	・フライも食べられるようになる．骨も丸ごと食べられるような魚（わかさぎなど）や貝類（かきなど），さまざまな食材を使用する． ・あんかけや，焼き魚にするとよい． ・白身魚は加熱しすぎるとパサパサになるので，表面にマヨネーズを塗って焼くとよい． 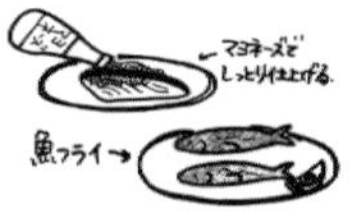
	大豆製品 	・生揚げ，がんもどき，油揚げは湯抜きして一口大に切る． 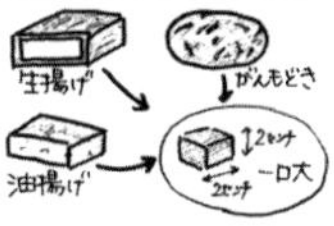	・2歳までは，ひき割り納豆を使用する． ・だいずはひじき煮にしたりスープの具にしたりする． ・絹ごし豆腐，木綿豆腐，焼き豆腐など豆腐にはさまざまな種類があるのでいろいろな種類を試してみる． 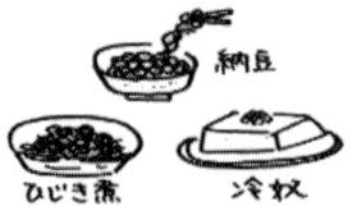
	卵 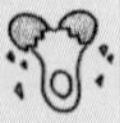	・アレルギーの心配がなければたまご焼き，オムレツなどに挑戦する． 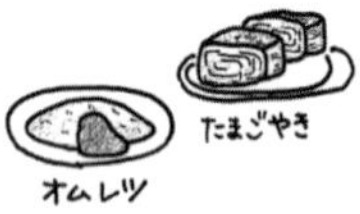	・たまご焼きや茶わん蒸しなど軟らかいものから始める．徐々に慣れてきたら，かに玉や野菜の卵とじなど，硬めの野菜を加えた卵とじが食べられるようになる．さらに慣れてきたら，スコッチエッグや親子丼などもメニューに取り入れる． 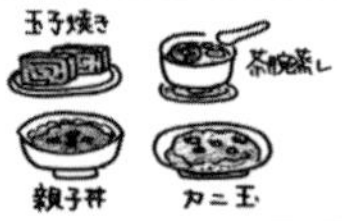
	肉類 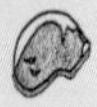	・手づかみ食べがしやすいハンバーグ，ウインナー，肉団子など． ・ハムも使用できる． 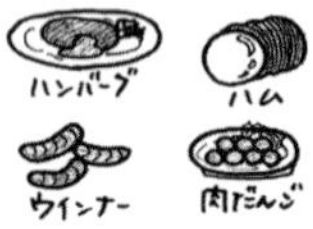	・フライドチキンのような塊の肉や，薄切り肉が食べられるようになる．薄切り肉は，野菜などを芯にして巻き，ロール状にすると食べやすくなる． ・ひき肉は口の中でバラバラになって食べにくいのであんや卵に混ぜたり，ワンタンに包んだりするとよい． 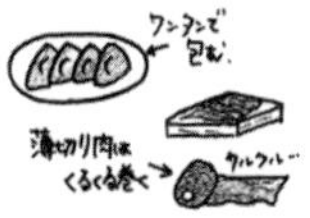
	乳製品 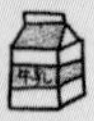	・牛乳は，調理用だけでなく飲用としても使用できるようになる． 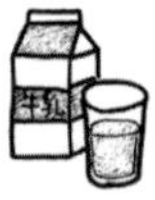	・クリームシチューやグラタンなどメニューの幅を広げる． ・パンをスティック状にカットし，溶けないタイプのチーズをのせて焼く（溶けるチーズでは前歯でかじり取るときにチーズが伸びてしまうため，食べづらい）． 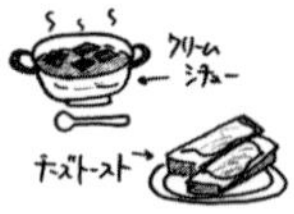
副菜（ビタミン・ミネラル源）	野菜 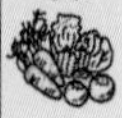	・手づかみ食べがしやすいようにスティック状にする．素揚げ，天ぷらにしてもよい． 	・最初の頃はまだ生野菜を食べることがむずかしいので，ゆでたり炒めたりしてしんなりさせる．徐々に慣れてきたら，生野菜が食べられるようになるが，葉もの野菜は口の中でまとまりにくいため食べにくい．あんに絡めるなど工夫をする． 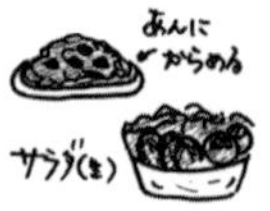
	果物 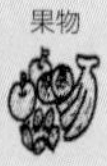	・りんごは1〜2cmのくし形切り． ・いちごは4分の1にカット，バナナは半月切りにして，スプーンにのせやすい大きさに． 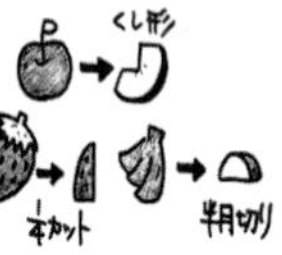	・フルーツポンチのような，少し歯ごたえのある果物を取り入れる．りんごは2〜3cmのくし形切り． ・さくらんぼやパイナップル，もも，すいかなども食べられるようになるが，種をのどに詰まらせたり，アレルギー反応が出ることもあるので注意が必要． 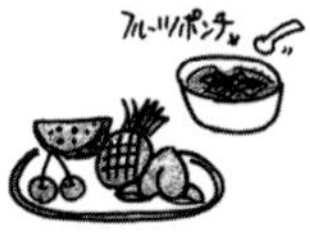

263-01695

表Ⅲ-22　1～2歳児献立例

区分	料理名	材料名	分量(g)	エネルギー(kcal)	たんぱく質(g)	脂質(g)	食物繊維(g)	カルシウム(mg)	食塩(g)	つくり方
朝	トースト	食パン	40	106	3.7	1.8	0.9	12	0.5	
		クリームチーズ	10	35	0.8	3.3	0	7	0.1	
	スープ煮	ハム	5	10	0.8	0.7	0	1	0.1	
		たまねぎ	10	4	0.1	Tr	0.2	2	0	
		にんじん	5	2	Tr	0	0.1	1	0	
		ほうれんそう	10	2	0.2	Tr	0.3	5	0	
		しめじ	5	1	0.1	Tr	0.2	Tr	0	
		トマト	15	3	0.1	Tr	0.2	1	0	
		固形ブイヨン	0.8	2	0.1	Tr	0	Tr	0.3	
		水	100							
	フルーツヨーグルト	ヨーグルト	50	31	1.8	1.5	0	60	0.1	
		アボカド	20	37	0.5	3.7	1.1	2	0	
		みかん	20	13	0.1	Tr	0.1	2	0	
		小　計		246	8.3	11.0	3.1	93	1.1	
10時	果物	バナナ	40	34	0.4	0.1	0.4	2	0	
	牛乳	牛乳	100	67	3.3	3.8	0	110	0.1	
		小　計		101	3.7	3.9	0.4	112	0.1	
昼	中華丼	米	40	143	2.4	0.4	0.2	2	0	●中華丼 ① チンゲンサイは2cm角，にんじんはあられ切りしゆでる． ② もやしはひげをとり，しいたけは千切りにする． ③ ごま油を熱し，ひき肉を炒め①，②を加え，さらに炒める． ④ ③にAとさくらえびを加え煮立て，水溶きかたくり粉でとろみをつけ，ご飯にかける．
		豚ひき肉	20	47	3.5	3.4	0	1	Tr	
		さくらえび	1	3	0.6	Tr	0	20	Tr	
		チンゲンサイ	20	3	0.2	Tr	0.2	30	Tr	
		もやし	15	2	0.3	Tr	0.2	2	0	
		にんじん	10	4	0.1	Tr	0.2	3	Tr	
		しいたけ	5	1	0.2	Tr	0.2	0	0	
		ごま油	1	9	0	1.0	0	0	0	
		A チキンスープ	40	3	0.4	0.1	0	1	Tr	
		A しょうゆ	2	1	0.2	0	0	1	0.3	
		A 酒	1	1	0	0	0	0	0	
		かたくり粉	1	3	0	0	0	0	0	
	卵とコーンのスープ	卵	10	15	1.2	1.0	0	5	Tr	●卵とコーンのスープ ① 鍋にチキンスープとクリームコーンを入れ，加熱する． ② 塩を加え，水溶きかたくり粉でとろみをつける． ③ 再沸騰したら，溶き卵を少量ずつ落とし入れる．
		クリームコーン	20	13	0.3	0.1	0.3	0	0.1	
		チキンスープ	100	7	1.1	0.2	0	2	0.1	
		かたくり粉	1	3	0	0	0	0	0	
		食塩	0.2	0	0	0	0	0	0.2	
		小　計		258	10.5	6.2	1.3	67	0.9	
15時	豆乳蒸しパン	薄力粉	15	55	0.2	0.2	0.4	3	0	●豆乳蒸しパン ① 薄力粉，ベーキングパウダーは振るっておき，砂糖を混ぜ合わせておく． ② ①に豆乳と油を加え，さっくりと混ぜ，さらにえだまめを加えて混ぜ，アルミカップに入れて蒸す．
		ベーキングパウダー	0.5	1	0	0	0	12	0.1	
		砂糖	2	8	0	0	0	0	0	
		豆乳	10	5	0.4	0.2	Tr	2	0	
		油	2	18	0	2.0	0	0	0	
		えだまめ（ゆで）	5	7	0.6	0.3	0.2	4	Tr	
		小　計		94	1.2	2.7	0.6	21	0.1	
夕	白飯	米	40	143	2.4	0.4	0.2	2	0	
	煮魚	かれい	40	38	7.8	0.5	0	17	0.1	
		しょうゆ	2	1	0.2	0	0	1	0.2	
		酒	1	1	0	0	0	0	0	
		砂糖	1	4	0	0	0	0	0	
	具だくさんみそ汁	かぶ	20	4	0.1	0.0	0.3	5	0	
		かぼちゃ	10	9	0.2	0.0	0.4	2	0	
		ねぎ	2	1	0.0	0	0.1	2	0	
		厚揚げ	10	29	1.8	2.3	0.1	23	0	
		さといも	10	6	0.2	0.0	0.2	1	0	
		だし汁	80	2	0.4	0.1	0	2	0.1	
		みそ	4	8	0.5	0.2	0.2	4	0.5	
	ピーナッツ和え	ブロッコリー	30	10	1.3	0.2	1.3	11	Tr	
		ピーナッツバター	3	19	0.8	1.5	0.2	1	Tr	
		しょうゆ	1	1	0.1	0	0	0	0.1	
		小　計		276	15.8	5.2	3.0	71	1.1	
合　計				975	40.6	29.0	8.4	364	3.3	

Tr：微量

263-01695

調理実習

演習12 移行期食 1～2歳児

実習目的 離乳完了後の子どもの摂食機能の発達をふまえ，適切な調理形態の移行期食をつくる.

1食分の栄養量	エネルギー **299** kcal　たんぱく質 **12.1** g　脂質 **4.8** g 食物繊維 **3.7** g　カルシウム **97** mg　食塩 **1.1** g

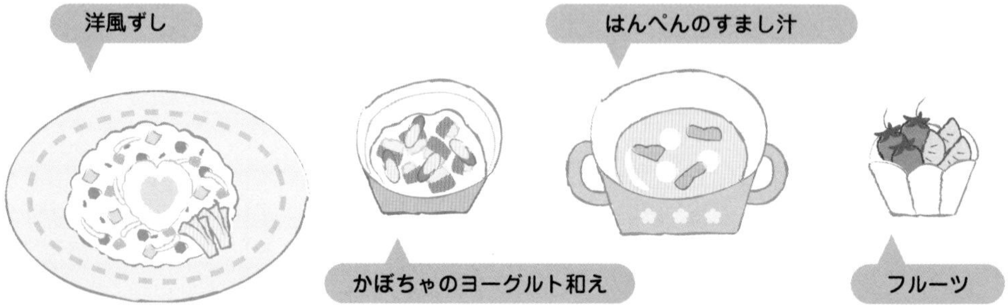

料理名	材料名	分量(g)(ml)	つくり方
洋風ずし	米 にんじん グリンピース 合わせ酢 酢 合わせ酢 砂糖 合わせ酢 サラダ油 しらす干し ロースハム 卵 きゅうり パセリ	40 10 8 3 1 1 5 5 15 10 0.2	① 洗った米に，すりおろしたにんじん，グリンピースを加えて炊く. ② ごはんの熱いうちに合わせ酢を混ぜる. ③ しらす干しは湯通し，分量外の酢で酢洗いをし，軽く水切り，ハムは小さく切り，パセリは葉先をみじん切りに，卵はかたゆでにし，卵白と卵黄をそれぞれ裏ごししておく. ④ きゅうりは皮を取り扇型に切り，軽く塩をし甘酢（分量外）につける. ⑤ すし飯に③のしらす干し，ハム，パセリを混ぜ器に盛り，卵を上部に飾りきゅうりを添える. ＊洋風ずしの具は，ソーセージ，チーズ，鶏のささ身，干しぶどうなども利用できる.
かぼちゃのヨーグルト和え	かぼちゃ アスパラガス ヨーグルト 甘みそ	30 15 20 2	① かぼちゃは小さい角切りにしてゆで，グリーンアスパラガスはゆでた後斜め切りにする. ② ヨーグルトは，キッチンペーパーなどを用いて，水分を取り甘みそを混ぜ①を和える.
はんぺんのすまし汁	だし汁 はんぺん さやえんどう しょうゆ	100 10 10 1	
フルーツ	いちご ネーブルオレンジ	40 20	

263-01695

D　幼児期（3～5 歳時）の食と栄養

1. 幼児期の栄養の特徴

3～5 歳は移行期（1～2 歳）を経て，成人と同じ食事へと段階を経て進めていく時期である．幼児の消化能力や嗜好に応じて，食物の種類，味，量，調理方法などを発育の段階に応じて工夫することが大切である．また食事のマナーや食事を通しての人とのコミュニケーションなど幅広い食体験をし，成長する．

したがって，幼児期には，心身の発達の特性に即応しながら適切な食習慣を通して嗜好を広げ，十分な栄養を与えるとともに食事面でのムードづくりをすることなども重要である．

1）食事摂取基準

幼児期は乳児期と比べ発育の速度はゆるやかになるが，幼児期の基礎代謝基準値は成人の 2～3 倍程度であり，体重 1 kg 当たりのエネルギー，たんぱく質，鉄，カルシウムなどの必要量も成人と比較して 2～3 倍多い．推定エネルギー必要量は，1～2 歳男児 950 kcal，女児 900 kcal，3～5 歳男児 1,300 kcal，女児 1,250 kcal である（付表 1）．それぞれ体格，体質，身体活動レベルや環境を異にし，発育のリズムも違っているので個人差も大きい．そのため，食事摂取基準は絶対的なものではなく，成長曲線に照らして，成長の程度を確認し，成長の経過を縦断的に観察する．

2）食品構成

食事摂取基準をもとに食品構成（**表Ⅲ-23**）や食事バランスガイドを目安にしながら献立作成を行う．食事バランスガイドを活用する場合，1～2 歳児の目安は成人（基本形 2,200 kcal）と比較して，主食，副菜，主菜をそれぞれ 1/2 弱，果物を 1/2 程度にするのが望ましいとされている．3～5 歳児の目安については，「東京都幼児向けの食事バランスガイド」（図Ⅳ-2 参照）に望ましい組み合わせとおおよその量が示されている．

3～5 歳児の日常食の献立例を 1 例あげる（**表Ⅲ-24**）．

表Ⅲ-23　幼児における食品構成の例

（g）

年齢	乳・乳製品	卵	魚介・肉	豆・豆製品	野菜	いも	果物	穀類	砂糖	油脂
1～2 歳	250	30	60	30	180	50	100	130	5	8
3～5 歳	250	30	70	40	240	60	150	180	10	12

263-01695

表Ⅲ-24　3～5歳児献立例

区分	料理名	材料名	分量 (g)	エネルギー (kcal)	たんぱく質 (g)	脂質 (g)	食物繊維 (g)	カルシウム (mg)	食塩 (g)	つくり方
朝	白飯	米	50	179	3.1	0.5	0.3	3	0	●牛乳みそ汁 ① じゃがいもは厚さ 5 mm の輪切りか半月切りに．ブロッコリーは電子レンジで加熱する．貝柱は薄切りにする． ② みそ汁をつくり，牛乳を加え，煮立つ直前に火を止める．
	牛乳みそ汁	じゃがいも	30	23	0.5	Tr	0.4	1	0	
		ブロッコリー	20	7	0.9	0.1	0.9	8	0	
		貝柱	20	18	3.4	0.1	0	1	0.1	
		しめじ	5	1	0.1	Tr	0.2	0	0	
		だし汁	80	2	0.3	0.1	0	1	0.1	
		みそ	4	8	0.5	0.2	0.2	4	0.5	
		牛乳	50	34	1.7	1.9	0	55	0.1	
	酢の物	きゅうり	30	4	0.3	Tr	0.3	8	0	
		しらす干し	10	11	2.3	0.2	0	21	0.4	
		きざみのり	0.5	1	0.2	0	0.2	1	0	
		りんご酢	4	1	0	0	0	0	0	
		砂糖	2	8	0	0	0	0	0	
	果物	りんご	40	23	Tr	0.1	0.6	1	0	
		小　計		320	13.3	3.2	3.1	104	1.2	
昼	パン	ロールパン	60	190	6.1	5.4	1.2	26	0.7	●パッフィオムレツ ① 卵白を泡立て，卵黄と牛乳と刻んだパセリを加え，軽く混ぜる． ② フライパンにバターを入れ，①を流し込んで焼き，トマトケチャップをそえる．
	パッフィオムレツ	卵	50	76	6.2	5.2	0	26	0.2	
		牛乳	5	3	0.2	0.2	0	6	0	
		パセリ	0.5	0	Tr	0	Tr	1	0	
		バター	1	7	0	0.8	0	Tr	Tr	
		トマトケチャップ	3	4	0.1	0	0.1	1	0.1	
	かぼちゃサラダ	かぼちゃ	30	27	0.6	0.1	1.1	5	0	
		レーズン	3	9	0.1	0	0.1	2	0	
		アーモンドスライス	2	12	0.4	1.1	0.2	5	0	
		ヨーグルト	20	12	0.7	0.6	0	24	Tr	
		オリーブ油	2	18	0	2.0	0	0	0	
		塩	0.2	0	0	0	0	0	0.2	
		プチトマト	15	4	0.2	Tr	0.2	2	0	
		サラダな	10	1	0.1	Tr	0.2	6	0	
	ペイザンヌスープ	ベーコン	5	20	0.6	2.0	0	Tr	0.1	●ペイザンヌスープ ① ベーコンと野菜は 1 cm 角に，マッシュルームはスライスに切る． ② ブイヨンで煮込む．
		キャベツ	20	5	0.3	Tr	0.4	9	0	
		たまねぎ	20	7	0.2	Tr	0.3	4	0	
		にんじん	5	2	0	Tr	0.1	1	0	
		マッシュルーム	5	1	0.1	Tr	0.1	Tr	0	
		固形ブイヨン	0.8	2	0.1	Tr	0	Tr	0.3	
		水	80							
		小　計		400	16.0	17.4	4.0	118	1.6	
15時	さつまいもの茶巾しぼり	さつまいも	60	80	0.7	0.1	1.3	22	0	●さつまいもの茶巾しぼり ① 皮をむいて水にさらしたさつまいもを軟らかくなるまでゆで，熱いうちに裏ごす． ② 砂糖とバターを加え，丸められる固さに練り上げ，固く絞ったふきんでしぼり形を整える．
		スキムミルク	1	4	0.3	Tr	0	11	Tr	
		砂糖	2	8	0	0	0	Tr	0	
		バター	2	15	Tr	1.6	0	Tr	0.1	
	牛乳	牛乳	150	101	5.0	5.7	0	165	0.2	
		小　計		208	6.0	7.4	1.3	198	0.3	
夕	南蛮ご飯	米	45	161	2.7	0.4	0.2	2	0	●南蛮ご飯 ① 大根，にんじんは厚めのせん切り，油揚げは湯通しをして短冊切りに．ひじきは水に戻した後，さっとゆでる． ② ごま油で①を炒める． ③ 洗った米に②を加え，調味し炊き込む．
		だいこん	15	3	0.1	Tr	0.2	4	0	
		にんじん	10	4	0.1	Tr	0.2	3	Tr	
		芽ひじき（干）	1	1	0.1	Tr	0.4	10	Tr	
		油あげ（油抜き後）	10	29	1.8	2.3	0.1	23	0	
		ごま油	1	9	0	1.0	0	0	0	
		しょうゆ	2	1	0.1	0	0	0	0.3	
		みりん	1	2	0	0	0	0	0	
	かぶら蒸し	かぶ	30	6	0.2	Tr	0.4	7	0	●かぶら蒸し ① かぶはすりおろし，卵白を混ぜ，器にひらめを入れその上からかけて蒸す． ② ほうれんそうはゆでで添える． ③ A であんをつくり②にかける．
		ひらめ	30	34	6.4	0.8	0	2	Tr	
		卵白	10	5	1.1	0	0	1	0.1	
		ほうれんそう	10	2	0.2	Tr	0.3	5	0	
		A { だし汁	50	2	0.3	0.1	0	1	0.1	
		しょうゆ	2	1	0.1	0	0	0	0.3	
		みりん	1	2	0	0	0	0	0	
		かたくり粉	2	7	0	0	0	0	0	
	松風焼き	鶏ひき肉	15	28	2.6	1.8	0	1	Tr	●松風焼き ① ねぎはみじん切りにする． ② 材料をすべて混ぜあわせる． ③ 油を塗ったアルミホイルに②をおき，四隅を折って箱型にし，全体をならす． ④ グリルで 8～10 分ほど焼く．
		木綿豆腐	15	11	1.0	0.6	0.1	13	Tr	
		ねぎ	2	1	Tr	0	0.1	1	0	
		いりごま	2	12	0.4	1.1	0.3	24	0	
		みそ	1	2	0.1	0.1	0.0	1	0.1	
		しょうゆ	1	1	0.1	0	0	0	0.1	
	果物	キウイフルーツ	30	16	0.3	Tr	0.8	10	0	
		小　計		340	17.7	8.2	3.1	108	1.0	
合		計		1,268	53.1	36.2	11.5	529	4.0	

Tr：微量

263-01695

2. 幼児食の与え方

幼児期は精神的および身体的な発育，発達がめざましい時期であるが，ほかに人間形成における生活習慣の一つとしての大きな意味をもっている．そのため幼児の自立を尊重しつつ，適切な食習慣を体得させることが大切である．それには発達過程や生活のリズム，家庭，地域の食習慣に適合した与え方を考慮することが望ましい．

3歳前後には，乳歯咬合が完成し，各種機能の発達につれて基本的習慣が身につく．食事も徐々に自立して摂取できるようになり，成人食に近い食品の種類，調理法でつくることができる．不器用ではあるが，箸を持つ機会が増えるようになる．こぼす量もだんだん少なくなる．情緒面の発達が著しい時期であるから，食物摂取がむらになったり，“好き，嫌い”がよくみられる．食事をする喜びを経験させるよう心がけなければならない時期でもある．

4，5歳になると，ゆっくりと少し落ち着いて食事をするようになり，食器類，箸などを正しく持つようになる．口のなかに食べものを入れたまま話をしないなどのマナーが少しずつ守れるようになる．食事の準備や後片付けなどの手伝いもできるようになる．好き，嫌いも少なくなり食習慣も完成してくる．自分で食べる量をコントロールすることができる．食事のマナーも理解できるようになる．

幼児期に身につけておきたい食習慣・食事マナー

- 食前の手洗い
- 食前・食後の挨拶（感謝の気持ち，もったいない気持ち）
- 食卓の準備・後片づけ
- 食具（食器・スプーン・フォーク，箸）の正しい使い方（図Ⅲ-8）
- 美しい食べ方（姿勢，一口量，口に食べ物が入ったまま話をしない，音を立てないなど）
- 食後の歯磨き

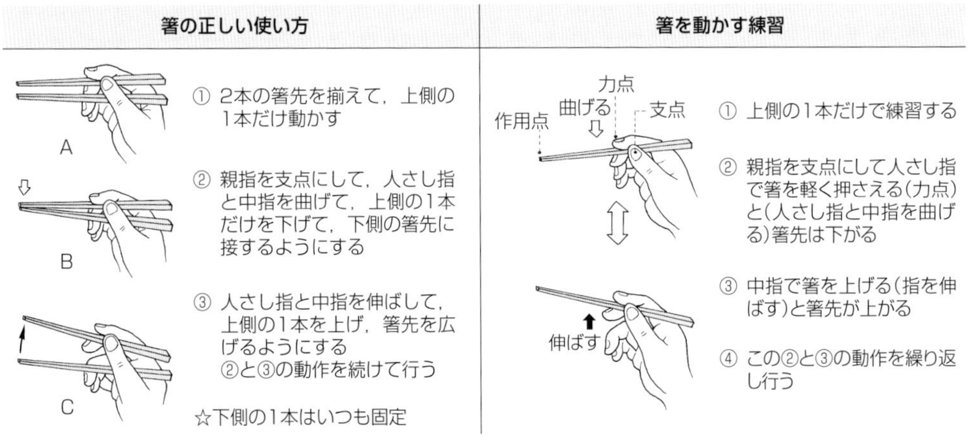

図Ⅲ-8　箸の使い方

263-01695

調理実習

演習13

幼児食　3〜5 歳児

実習目的　幼児期は成人食への移行期であるため，食事は嗜好に応じながら，食品素材の扱い方，量，調理方法などを工夫し，変化させ，食事内容の充実を図ることを目的とする．

1 食分の栄養量	
	エネルギー **427** kcal　たんぱく質 **16.8** g　脂質 **12.5** g 食物繊維 **3.7** g　カルシウム **113** mg　食塩 **1.0** g

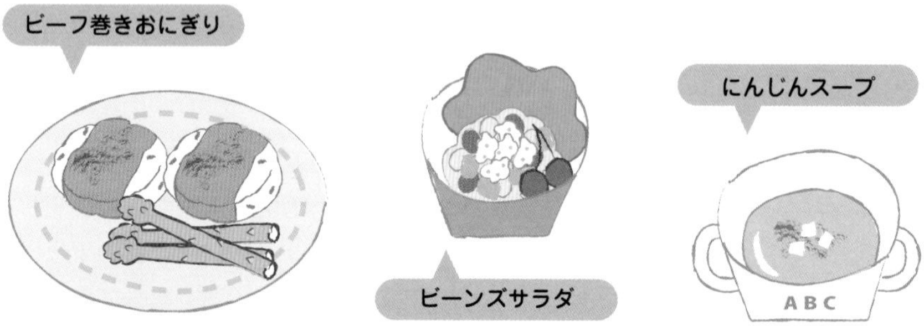

料理名	材料名	分量(g)(ml)	つくり方
ビーフ巻きおにぎり	米 バター パセリ 牛肉（薄切り） サラダ油 食塩 グリーンアスパラガス	50 1 少量 30 1 0.2 30	① ご飯は普通に炊き，熱いうちにバターとパセリのみじん切りを混ぜる． ② ①を丸く握り炒めた牛肉で巻く． ③ グリーンアスパラガスは電子レンジ加熱して添える．
ビーンズサラダ	{ ゆでだいず ゆで金時豆 レモン汁 食塩 } パパイヤ サラダな A { りんご酢 オリーブ油 食塩 パセリ } コーンフレーク さくらんぼ	15 15 1 0.2 20 10 3 2 0.1 少量 5 10	① 豆類は電子レンジ加熱し，熱いうちにレモン汁，塩を振り下味をつける． ② パパイヤは角切りにし①と混ぜ合わせ，器にサラダなをのせ盛り合せ，コーンフレークとチェリーを飾り A のドレッシングをかける．
にんじんスープ	にんじん たまねぎ バター ブイヨンスープ 牛乳	40 10 1 50 50	① にんじん，たまねぎは薄切りにする． ② バターを熱し，①を炒め，スープを加え軟らかくなるまで煮る． ③ ②を裏ごすか，ミキサーにかけ，鍋に戻し牛乳を加え，温める． ＊浮き実にクラッカー，クルトン，パセリなどを使ってもよい．

263-01695

3. 幼児期の食生活と健康における問題

保護者が子どもの食事で困っていることを図Ⅲ-9に示した．2歳児では「遊び食べをする」と回答した者がもっとも多く，3歳以上児では「食べるのに時間がかかる」と回答した者がもっとも多かった．約8割の保護者が子どもの食事について困りごとを抱えており，低年齢ほどその割合は，高かった．

1）食べるのに時間がかかる

まずは，なぜ時間がかかっているか，その要因を探ることが重要である．遊び食べをしている，食欲がない，食事量が多すぎる，嫌いなものを無理に食べさせようとしているなどさまざまな要因が考えられるため，それを見極め適切に対応することが重要である．

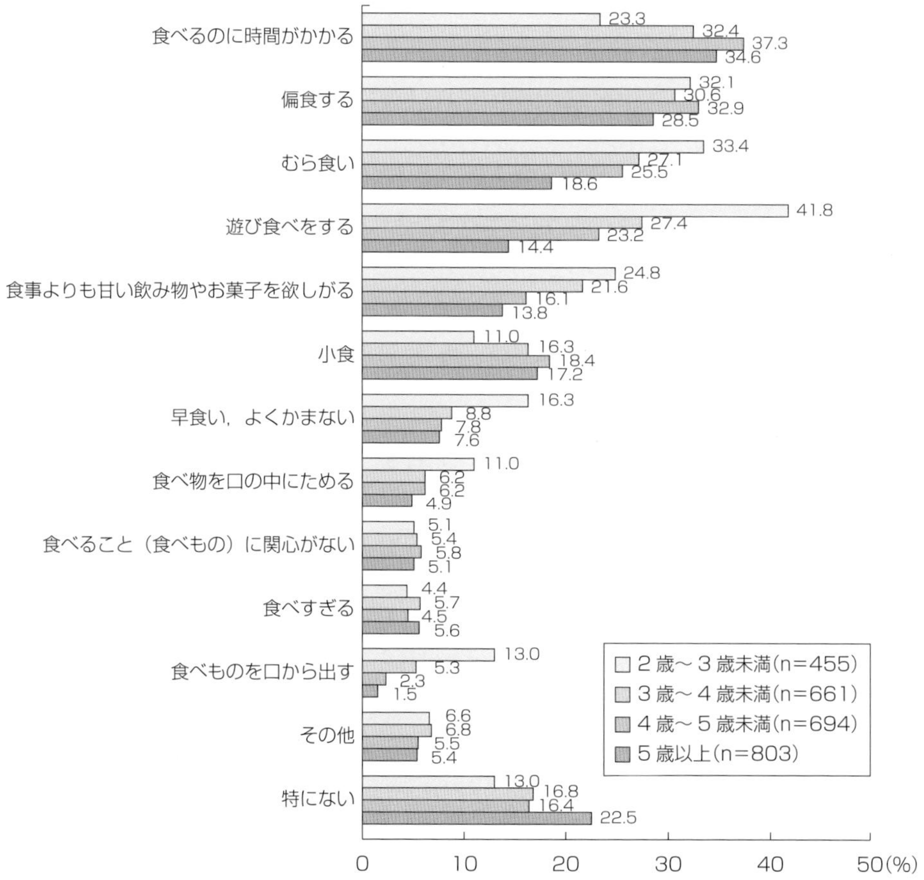

図Ⅲ-9　子どもの食事で困っていること（回答者：2～6歳児の保護者，複数回答）

（厚生労働省．平成27年度乳幼児栄養調査より）

263-01695

2）偏食

3 歳前後の好き嫌いは，自我意識の発達による嗜好の確立の時期に当たるためと考えられる．軽度の偏食または栄養的には十分な代替食品がある場合，偏食の心身に及ぼす影響はそれほど大きくない．極端な偏食の場合は，摂取栄養素の配分が適正でなくなり，発育不良となり，病気に対する抵抗力が弱くなることが考えられる．一般的にこの時期の偏食は成長するに従い変化していくので，あまり神経質にならないように気をつけ，気長にみていくようにしたい．

対策として，①味付け，切り方，硬さなどの調理の工夫をする，②食事づくりに参加させる，③食材の購入や栽培で興味をもたせる，④食事時間に空腹状態になるように，生活リズムを整える，⑤嫌いな食品を無理強いしない，⑥食卓の楽しい雰囲気をつくる，⑦家族や保育者が偏食しない，などがあげられる．

味覚嗜好学習

はじめて見るものや口にするものに警戒心を抱くことを新奇性恐怖といい，特に幼児期は食の経験が未熟なため，これが顕著である．はじめて口にしたときの印象がよいものであれば習慣化しやすく（味覚嗜好学習），逆に不快であれば，次に食べようとしない（味覚嫌悪学習）．味覚嫌悪学習が繰り返されて，偏食に至るともいわれる．

子どもにとって口にしたときの印象は，味や食感以外からの影響も大きく，たとえば他者がおいしそうに食べている姿を見て，食べてみようかなという気持ちになったり，身近な人が楽しそうにしているとよい印象が残ったりもする．味覚嗜好学習を積み重ねて，受容できる食品の種類，食べものの幅を可能なかぎり広げておくことが，食の自立を促す基礎となり，食生活を豊かにする．

3）遊び食べをする，食べものを口から出す

1～2 歳児が手づかみ食べで食べものをいじったり，口に入れた食べものを口から出して確認する行動は，一見遊んでいるようにも見えるが，食べ物の処理方法を探索する自然な行動であり，手指の運動機能の発達につながるのであまり気にかける必要はない．3 歳以降になるとこのような行動は次第に減少し，食具を使って自分で上手に食べられるようになるため，食事以外の他のことに興味がわくこともある．食卓の近くにテレビやおもちゃなど子どもの興味を引きそうなものがあると食事に集中できなくなる．

対策として，「テレビを消す，おもちゃを片付ける」ことや，「十分に活動させ空腹感を与える」ことなどに配慮するなど，子どもが食事に集中できる環境を整えることが大切である．それでも 30 分以上遊んでいるような場合は無理に食べさせず，次のことへ関心を向けさせる切り替えも重要で，次の食事時間までは水分補給だけにとどめる．

263-01695

4) むら食い・小食

食欲が一定でなく，食べたり食べなかったりと日によってむらがある．精神発達が盛んな時期であるため，感情や活動量，周囲の環境に左右される．健康で順調に発育しているかぎり心配はないので，ゆとりをもって子どもを育てたい．食欲不振が長く続く場合は，疾病やアレルギーが原因でないかよく観察して対処する．

対策として，①早寝早起き，昼寝・食事・間食の時間を規則的にする，②遊びと運動を適度に行う，③間食で欲しがるものばかり与えない，④食器や盛り付け方を工夫する，⑤調理法や献立，味付けに変化をもたせる，⑥好きな食品と組み合わせる，⑦主食，主菜，副菜が一品でとれる料理にする，などがあげられる．

5) 早食い・よく噛まない・食べものを口の中にためる

幼児期は，前歯で噛み切り，奥歯（臼歯）でつぶし，舌で唾液と混ぜ飲み込みやすい形にする咀嚼のプロセスを身につける重要な時期である．乳歯が生え揃うまでは咀嚼が十分に発達していないので，無理に硬い食品を与えると噛む力が育たずに，丸飲みや偏食の原因になる．乳歯が生え揃った頃から，適度に噛み応えのある食品を与えるようにする．

子どもが噛めずに口のなかにためこんでいるのか（噛めない），噛まずに丸飲みしたり水で流し込んだりしているのか（早食い，噛まない），どのように咀嚼しているかを見極めて対応することが必要である．噛めない場合は食材や調理形態を見直し，歯の本数に合わせて献立を工夫する．丸飲みしている場合は早食いや肥満の原因になるため，一口ずつ，しっかり咀嚼する練習をする必要がある．

よく噛んでいるかどうかは，子どものこめかみ部分が動いているかを確認するとよい（側頭筋が顎の動きに連動して，こめかみが動く）．野菜やきのこ，海藻類を使った咀嚼力をつける献立や，麺類や丼物はかき込みやすいので，なるべく控えるようにするなど料理を工夫するとよい．

6) むし歯

成長期における歯牙，骨格の形成に重要な栄養素は，カルシウム，たんぱく質，ビタミンC，ビタミンA，ビタミンDなどであり，各食品群よりバランスよく摂取し，身体全体の健康をつくる食生活を心がけることが大切である．

厚生労働省では80歳で20本自分の歯を残そうという「8020運動」を推進している．噛むことが脳に刺激を与え，頭の働きをよくするともいわれている．歯の形成は胎生期から始まっており，幼児期から学童期にかけて丈夫で健康な歯をつくっておくことが重要になる．

むし歯があると，よく噛まなかったり，顎の形成に影響を及ぼす．また永久歯の正常な萌出を阻害する．平成27年度乳幼児栄養調査によると，2~6歳児について「むし歯がある」と回答した保護者は19.2%であった．むし歯がない子どものほうが「間食の与え方について注意している」保護者の割合は高かった（**図Ⅲ-10**）．むし歯菌（ミュータンス）の栄養となる砂糖を含む菓子や飲み物は控え，食後の歯磨き

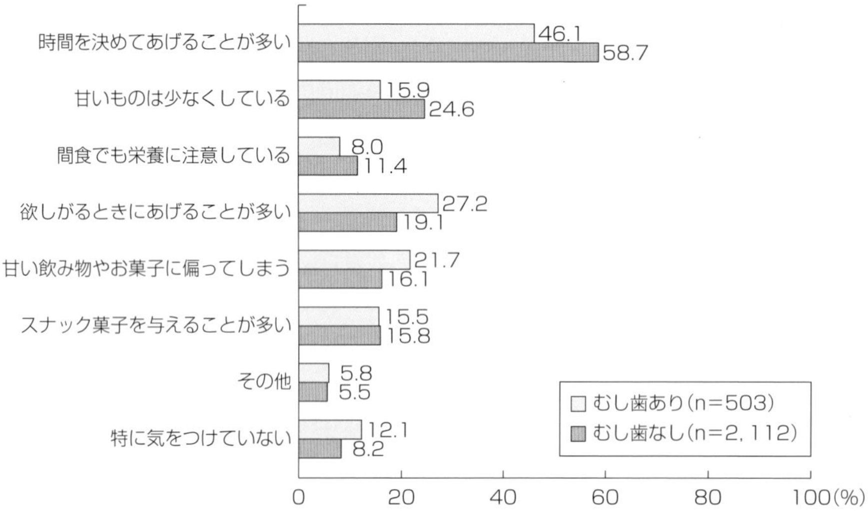

図Ⅲ-10　むし歯の有無別　間食の与え方（回答者：2〜6 歳児の保護者，複数回答）

（厚生労働省．平成 27 年度乳幼児栄養調査より）

を習慣化させることなどが予防対策としてあげられる．

7）肥満

肥満には，おもに過食，運動不足などの生活習慣による単純性肥満と，頻度は少ないが，病気による症候性肥満がある．乳幼児栄養調査によると，身長体重曲線を用いた評価による肥満度が＋15％以上の子ども（1〜6 歳）の割合が 4.9％，－15％以下の子どもの割合が 2.7％であった．肥満は学童期以降，年齢とともに出現率が高くなっている（p9，表Ⅰ-5）．学童肥満の増加の基礎には幼児期の食生活，食習慣が関与していることが多い．

肥満解消には食事量を減らし，活動量を増やすのが基本であるが，小児の場合は体重の現状維持を心がければ，身長の伸びに伴い肥満度は低下する．

対策として，①欠食しない，②夜食はとらない，③間食量はエネルギー必要量の 10〜20％の程度にする，④ゆっくり噛む，⑤野菜や海藻類で見た目を多くする，⑥遊びや運動を推奨する，などがあげられる．

4. 間食

1）間食の必要性

エネルギー，栄養素，水分の補給

幼児期は，体重当たりに換算すると成人の 2 倍以上のエネルギーおよび栄養素を必要とする．しかし幼児の消化吸収機能は未熟で，3 度の食事だけでは 1 日に必要なエネルギーおよび栄養素を満たすことができない．また低年齢児ほど体内に占める

水分の割合が大きく，多量の水分が必要になる．間食は，栄養のバランスにも配慮し，食事の一部として不足するエネルギー，栄養素，水分を補う役割がある．

休息

遊びに夢中になって，時間，疲労，空腹を忘れている幼児に気分を変えさせる．休息を与えることにより情緒の安定を図る．また，間食を通じて親子あるいはきょうだい，友人との楽しみを共有できることで社会性の発達につながる．

2）間食の与え方と注意

間食の量

1 日のエネルギー必要量の 10～20％が適当である．間食の占める割合が高くなると，次の食事にさしさわり，食欲不振になったり，栄養素のバランスを失う．間食の目安は 1～2 歳児でおよそ 100～200 kcal，3～5 歳児では 130～260 kcal 程度である．

間食の時間と回数

間食は，時間，量を決め規則的に与える．平成 27 年の乳幼児栄養調査によると，「欲しがる時にあげることが多い」と回答した保護者が 20.7％であった（**図Ⅲ-11**）．回数をむやみに増やすことは間食の目的に反し意味を失う（**図Ⅲ-12**）．1～2 歳児では午前，午後の 2 回に分けて与え，3 歳以上児は，生活時間からみて午後 1 回が適当である．食事前 2～3 時間程度は空けるようにし，朝起床後や，夕食後には与えない．幼児期は体格や消化能力に個人差があり，また食欲には波があり，日により変化するので細かい配慮と観察が必要である．

間食に利用したい食品

よい間食とは，**表Ⅲ-25** のような条件を満たすものである．

幼児にとって間食は必要なものであるが，与え方を誤ると肥満，偏食，食欲不振，むし歯，生活習慣の乱れなどの原因となるので十分に配慮して与えることが必要である．

間食の組み合わせ例を**表Ⅲ-26** に示す．

263-01695

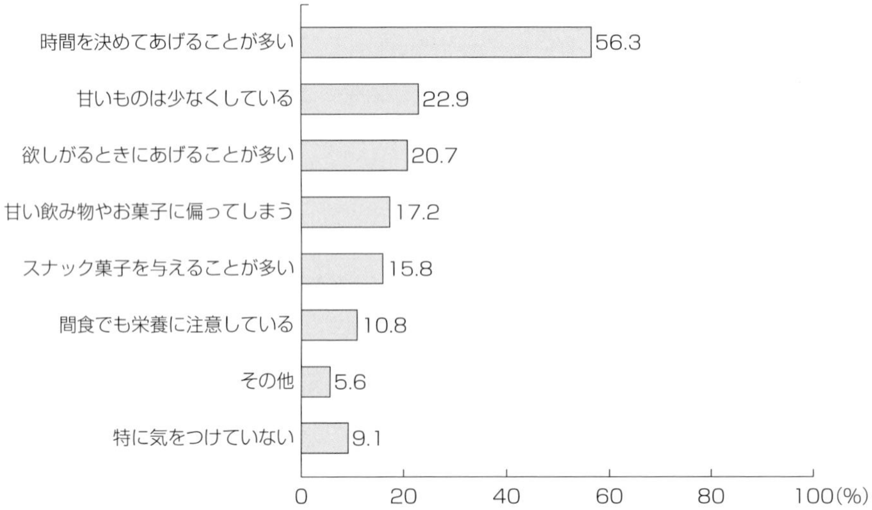

図Ⅲ-11　子どもの間食の与え方（回答者：2〜6 歳児の保護者，n=2,613，複数回答）

（厚生労働省．平成 27 年度乳幼児栄養調査より）

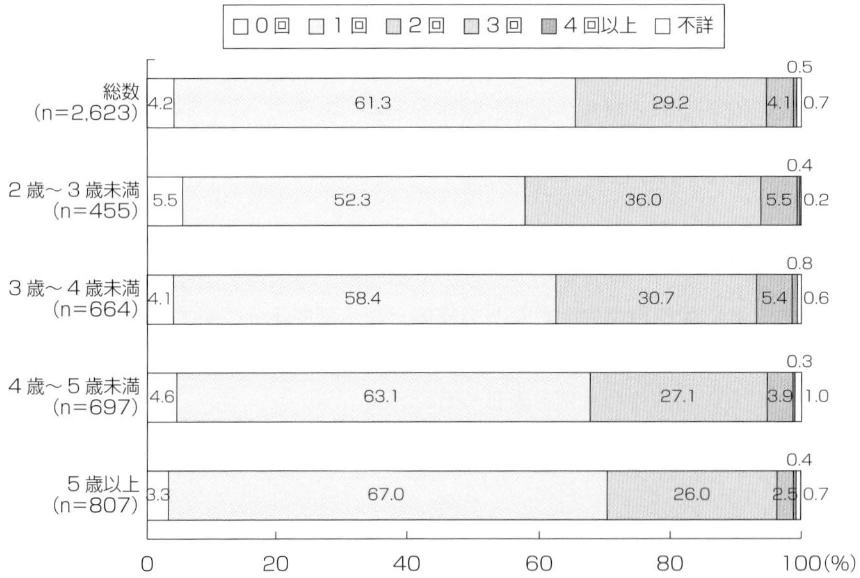

図Ⅲ-12　子どもの間食として甘い飲み物やお菓子を 1 日にとる回数（回答者：2〜6 歳児の保護者）

（厚生労働省．平成 27 年度乳幼児栄養調査より）

263-01695

表Ⅲ-25　間食に適するもの・適さないもの

間食に適するもの	間食に適さないもの
消化がよい（穀類，いも類） 水分が多い（牛乳，果物，茶など） 砂糖，食塩，油分が過剰でない ビタミン・ミネラルが豊富 刺激が強くない 安全で衛生的（新鮮，添加物を含まない） 素材を生かした手づくりおやつ	消化がよくない（高脂質食品） 甘味が強い（チョコレート，甘味飲料） 刺激が強い（コーヒー） 食塩や脂肪を多く含む（スナック菓子） 安全・衛生上問題がある（合成着色料を含むもの，賞味期限切れのもの）

表Ⅲ-26　間食の組み合わせ例

100～150 kcal	150～200 kcal
バナナ　1/2本（60 g） 牛乳　100 ml	みたらしだんご　1串（60 g） みかん　1個（80 g）
煮りんご（りんご　80 g，砂糖　6 g） 牛乳　100 ml	カスタードプリン　1個（100 g） ぶどう　1/2房（80 g）
かりんとう　5本（20 g） オレンジジュース　100 ml	ブラマンジェ　100 g いちご　3粒（45 g）
ボーロ　30粒（15 g） ヨーグルト　100 g	枝豆　20さや（50 g） いちごミルクジュース　200 ml
クラッカー　5枚（20 g） すいか　1切れ（100 g）	レーズンマフィン　1個（60 g） すいか　1切れ（100 g）
りんご　中1/4個（70 g） 瓦せんべい　2枚（18 g） 麦茶	ビスケット　3枚（15 g） ヨーグルト　100 g キウイフルーツ　50 g
マシュマロ　3個（15 g） 牛乳　100 ml	ホットケーキ　1枚（50 g） 牛乳　100 ml
ポップコーン　小1皿（10 g） かき　1/4個（40 g） 牛乳　100 ml	蒸しさつまいも　中1/2個（150 g） りんご　中1/4個（100 g） 麦茶
ワッフル　1個（40 g） いちご　3個（45 g） 麦茶	コーンフレーク　15 g バナナ　40 g レーズン　5 g 牛乳　100 ml
フルーツヨーグルト ヨーグルト　100 g バナナ　20 g いちご　30 g りんご　20 g みかん缶詰　30 g	フルーツ白玉 白玉粉　大さじ2弱（15 g） バナナ　30 g みかん缶詰　30 g 砂糖　3 g ヨーグルト　100 g

気をつけたい清涼飲料，スナック菓子，チョコレート菓子

塩味でぴりっとしたスナック菓子とすかっとさわやかな清涼飲料は好まれる組み合わせであるが，これは糖分，塩分，脂肪分のとりすぎともなる．スナック菓子やチョコレート菓子はソフトな歯ごたえであり，歯や歯ぐき，顎の発達を妨げることとなる．噛む力が弱いと唾液の分泌が悪くなり，消化能力にも問題が出てくる．

263-01695

調理実習

演習 14 間食

実習目的 ①よい間食の条件を理解する．②市販されているものとの組み合わせを考える．③子どもの食べる 1 回分の量を把握する．④季節の素材を与えるようにする．⑤手軽にできる間食を習得する．

1 食分の栄養量

●岩石クッキー	エネルギー **203** kcal　たんぱく質 **3.7** g　脂質 **10.1** g 食物繊維 **1.1** g　カルシウム **50** mg　食塩 **0.2** g
●ヨーグルトゼリー	エネルギー **88** kcal　たんぱく質 **4.6** g　脂質 **2.5** g 食物繊維 **0.3** g　カルシウム **91** mg　食塩 **0.1** g
●豆腐入りみたらし団子	エネルギー **125** kcal　たんぱく質 **3.0** g　脂質 **1.0** g 食物繊維 **0.2** g　カルシウム **16** mg　食塩 **0.3** g

料理名	材料名	分量 (g)	つくり方
岩石クッキー	薄力粉 バター A｛砂糖 A｛卵 A｛牛乳 A｛バニラエッセンス いりごま レーズン ピーナッツ	20 8 10 6 3 少々 3 2 2	① レーズンはさっと洗って，水気を切り適宜刻む．ピーナッツは刻む． ② バターをクリーム状に攪拌する．A を加えて十分に混ぜ合わせ，①といりごま，振るった薄力粉を混ぜ合わせる． ③ 天板にクッキングシートを敷き，②をスプーンで小さくすくいのせ，180℃のオーブンで焼く． (応用) ① きな粉を薄力粉の 15％加え，一緒に振るう． ② くるみ，アーモンドで変化をつける．
ヨーグルトゼリー 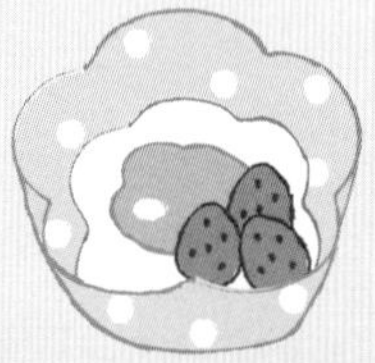	プレーンヨーグルト ｛粉ゼラチン ｛水 砂糖 牛乳 ｛いちご ｛砂糖	50 2 25 10 25 20 2	① 鍋で牛乳を温めた後，砂糖とふやかしたゼラチンを加え，十分溶かし，火を止める． ② ①にヨーグルトを入れ混ぜる． ③ 粗熱が取れたら型に入れ冷やし固める． ④ いちごは粗くつぶした後，砂糖をまぶし火にかけてソースをつくる．
豆腐入りみたらし団子 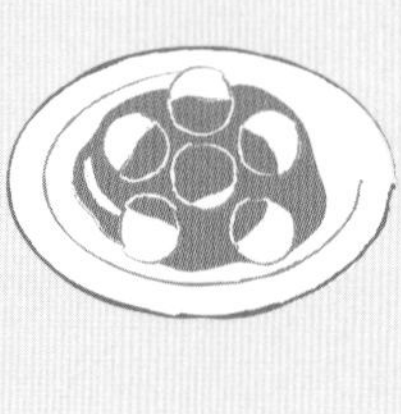	絹ごし豆腐 白玉粉 A｛濃口しょうゆ A｛砂糖 A｛水 ｛かたくり粉 ｛水	25 25 2 4 4 0.5 1	① 白玉粉に絹ごし豆腐を入れて手で混ぜ合わせる（豆腐からの水分だけで団子をつくることができる）． ② 耳たぶくらいの硬さで一つにまとまったら，一口大の団子の形をつくり，熱湯でゆでる． ③ 浮きあがってきたらすくい取り，氷水で冷やす． ④ A の材料を沸騰させ，水溶きかたくり粉でとろみをつける．

263-01695

5. 弁当

1）弁当の特徴

弁当は子どもたちの好きな食事形式であり，家庭と違った雰囲気で食が進む場合も多い．好き嫌いをなくすよい機会でもあるが，あまり押しつけがすぎるとかえって弁当嫌いにもなる．1 食分として栄養のバランスを考え，1 日の食事摂取基準の約 1/3 を目安とするが，無理をせず不足分は朝，夕，間食で補う．弁当は一定の容器に 1 食分を盛り込まなければならないので，調理法に制限がある．調理してから食べるまでの時間が長いことや，限られた時間内に食べ終わらなければならない制約がある．

2）弁当をつくるときの注意

材料の選び方

・新鮮なもので，毎回同じ材料にならないようにする．
・冷凍食品，調理ずみのものについては，適切な管理がされている良質のものを選ぶ．

形，切り方

・食べやすい形，大きさに切る．
・肉はひき肉にしたり，たたいて軟らかくする．魚は骨を取り除く．
・切り方を工夫し，見た目に美しく，楽しいものにする．

衛生面

・弁当箱，箸，スプーン，フォーク，ナプキンなどはよく洗い，完全に乾いた清潔なものを使用する．特に弁当箱のふたなどについているパッキンは毎回取り外して洗い，必要に応じてスペアと取り替える．
・素材のなかまで十分に火を通す．野菜，練り製品なども一度火を通してから用いる．
・熱いものはよく冷ましてから入れる．
・詰めるときは，指先ではなく清潔な器具などを使う．

調理

・汁気のない調理法とする．
・甘味，塩味，酸味の調和を考え変化をつける．
・香りの強いもの，冷めてから味の変わるものは避ける．

263-01695

詰め方の順序とバランス（例）（図Ⅲ-13）

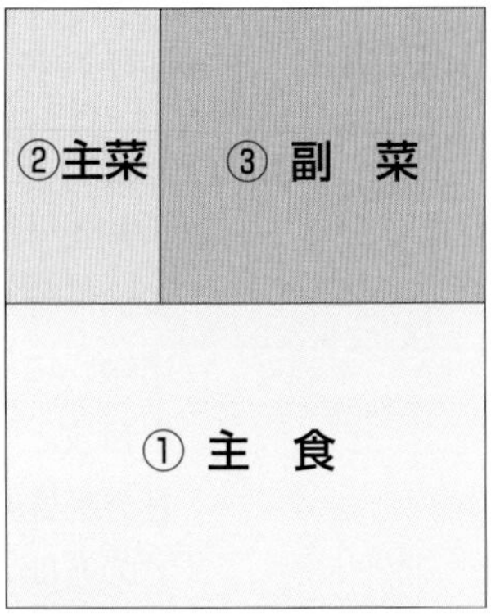

図Ⅲ-13　弁当の詰め方の順序とバランス

① 主食

弁当箱の 1/2 量を目安に主食を詰めて冷ます.

・ご飯　100 g 前後（子ども用茶碗 1 杯分）

・パン　6 枚切食パン 1 枚程度

・パスタ　乾燥パスタ 40～50 g

② 主菜

主食以外のスペースの 1/3 量を目安に主菜を詰める.

・卵　1 個

・肉　40 g 前後

・魚　切り身 1/2 切れ（30～40 g）

③ 副菜

主食以外のスペースの 2/3 量を目安に数種類の副菜を詰める.

・野菜，きのこ，海藻，いも類を 80 g 前後

ふたをしてもつぶれない程度の高さまで料理が動かないようしっかり詰める．見た目だけでなく，それぞれの料理の味が混ざらないでおいしさを保つためにも重要である.

弁当箱と小物

① 弁当箱の容量はおおよそのエネルギー量に相当する．そこで，弁当箱は 3～5 歳児の必要量の約 1/3（350～450 ml）を目安にするとよい.

② 弁当箱は，洗いやすく壊れにくい安全な素材のものを選ぶとよい．密閉性の高い弁当箱は汁もれが少ないなどの利点もあるが，弁当を食べる経験が少ない子どもにとっては開け閉めがしにくく，ふたを開けようとしてこぼしてしまうことがある．そこで，最初はかぶせ型を弁当バンドなどとともに利用し，慣れてきたら止め具つきや密封タイプのものを利用するなど，子どもの発達に合わせて機能性や使いやすさを考える.

③ 箸とスプーン・フォークは使い慣れたものがよい．集団生活のなかで自然に慣れるよう箸も必ず添えるとよい．箸箱はふたを開け閉めしやすいものを選ぶ.

④ 弁当を包むナプキンは机の上に広げるとそのままマットにもなり，何枚か揃えておき毎日取り替える．洗濯のできる厚手の木綿製が最適である.

263-01695

調理実習

演習 15 弁当

実習目的
① 幼児の弁当の特徴を理解する.
② 限られた容器のなかに入る分量を理解する.
③ 手早くつくることを習得する.
④ できあがった弁当の良否を検討する.

1 食分の栄養量		
	●三色にぎり弁当	エネルギー **402** kcal　たんぱく質 **16.4** g　脂質 **9.0** g 食物繊維 **2.4** g　カルシウム **154** mg　食塩 **1.2** g
	●肉の南部やき風弁当	エネルギー **427** kcal　たんぱく質 **16.8** g　脂質 **11.7** g 食物繊維 **3.2** g　カルシウム **57** mg　食塩 **1.1** g

料理名	材料名	分量(g)(ml)	つくり方
三色にぎり弁当 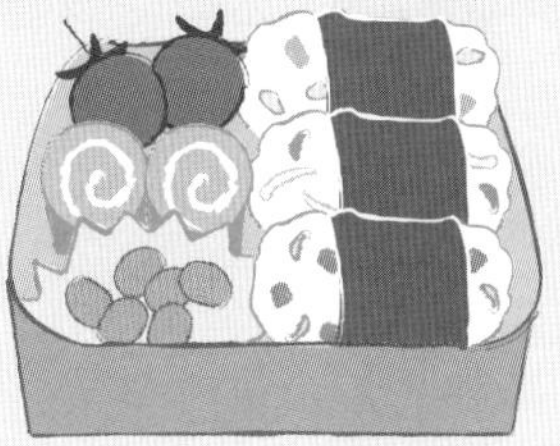	米 甘塩さけ 白ごま こまつな しらす干し 梅干し 花かつお 焼きのり 卵 スライスチーズ 油 プチトマト うずら豆甘煮	60 15 0.5 20 4 3 1 1/4 枚 20 10 1 20 20	① さけは焼いて身をほぐし，すりごまを混ぜる. ② こまつなはゆがいて，細かく刻み，しらす干しと混ぜる. ③ 梅干しは種を抜き刻み，花かつおと混ぜる. ④ ご飯を 1/3 ずつに分け，①，②，③をそれぞれ混ぜ，俵型ににぎり焼きのりを巻く. ⑤ 卵はスライスチーズを入れたオムレツにする. ⑥ プチトマトはへたを取って，きれいに洗う. ⑦ 以上と，うずら豆甘煮をきれいに詰め合わせる.
肉の南部やき風弁当 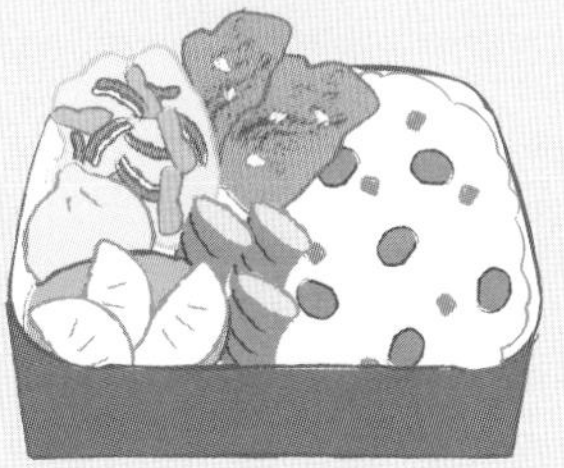	米 えだまめ 梅干し 豚肉 たまねぎ A｛みりん A｛砂糖 A｛しょうゆ サラダ油 白ごま さやえんどう 生しいたけ 卵 サラダ油 塩 さつまいも 砂糖 アスパラガス グレープフルーツ	50 15 5 40 15 2 1 3 2 2 10 5 20 1 0.2 30 2 20 30	① ゆでたえだまめと刻んだ梅干しをご飯に混ぜる. ② 豚肉は一口大に，たまねぎはスライスに切り，油で炒めた後，A を加え調味し，仕上げにごまを振る. ③ さやえんどうは筋を除き，2 つに斜め切り，生しいたけはいしづきをとり，細切りとする．これらを油で炒め，溶き卵を流し入れて手早く混ぜ，塩で味を調える. ④ さつまいもは 1 cm 幅の輪切りにして皮をむき，水にさらす．電子レンジで加熱し，熱いうちにつぶして砂糖を加えラップで包み茶巾にする. ⑤ アスパラガスはゆでて 3 cm 幅に切る. ⑥ グレープフルーツは皮を除く．以上を詰め合わせる.

263-01695

6. 行事食

1）行事食の意義

日本人は古来，稲作を主とした農耕主体の生活を営んできた．農耕主体の生活ではその生活が一年間の季節の移り変わりに従って行われ，年間行事も主としてその折り目となる日に自然の恵みをより多く受けられるよう家々で神を祭る日であった．ただひたすら生産に携わる日常の生活（ケ）とは一転して，神を迎える祭り（ハレ）の日には晴れ着をつけ家族揃って普段の日の食事とは違った食事（ハレの食事）をとり行事を楽しんだ．

しかし，飽食，グルメという言葉に象徴されるような急激な環境の変化で，合理性，簡便性が優先され食生活も多様化しており，食事に対する価値観も変容しつつある．

行事食は生活のリズムとアクセントをつけ，潤いをもたせる情緒的要素を多分にもっており，将来の人間形成にも重要な役割を果たす．家庭においても，各施設でもできるだけ取り入れるようにし，行事の内容に沿って祝い上げる心持ちと愛情をもって表現したいものである．また，年中行事，行事食は次の世代へと受けつがせたい文化である．地方の特色などとともに長年培われてきた行事食に触れさせ，それを受けついでいけるよう生活習慣とともに伝承していきたい．

行事食の献立作成に当たっては，栄養価は柔軟性をもって考えればよい．

2）年中行事，行事食例（表Ⅲ-27）

表Ⅲ-27　年中行事，行事食例

	節句・行事名	行事食
1月1〜3日	正月	おせち料理，雑煮，屠《と》蘇《そ》
1月7日	人日《じんじつ》	七草がゆ（せり，なずな，ごぎょう，はこべら，ほとけのざ，すずな，すずしろ）
1月11日	鏡開き	鏡餅を入れた小豆入り汁粉
2月4日頃	節分	いわし，炒り豆，福茶，
3月3日	上巳《じょうし》	菱餅，はまぐりの吸い物
5月5日	端午	柏餅，ちまき
7月7日	七夕	そうめん
8月13〜15日	お盆	精進料理
9月9日	重《ちょう》陽《よう》	くり飯，菊酒
9月13日	仲秋の名月	月見団子，さといも，くり
12月22日頃	冬至	かぼちゃ
12月31日	大晦日	年越しそば

263-01695

E 学童期の栄養

学校教育法では満 6～12 歳までの小学生を学齢児童と定めている．発育・発達から小学校 1～3 年生までを学童期前半，小学校 4～6 年生を学童期後半と区分することが多い．幼児期は主に知性と感性を，学童期は心身をともに豊かに育てる時期であり，学校教育は知・徳・体の調和のとれた，心身ともに健康な児童および生徒を育てるという理念に基づいて行われる．

体は「體」とも書き，豊かな骨づくりが基本である．子どもの頃から健康保持・増進のための食習慣の大切さに気づき，身につけることで健全な心と体は培われる．

1. 心身の特徴と食生活

1） 身体的特徴

学童期前半は，幼児期までと比べて身体発育のスピードは緩やかになるが，後半に急速に発育する．9 歳頃から男女の差が現れ，女子は 9～10 歳，男子はやや遅れて 10～11 歳頃から 2 回目の成長が盛んな時期となる．身長は男子では 18 歳頃，女子では 17 歳頃に発育がほぼ終わる．この学童期後半から中学生にかけてを第二発育急進期（growth spurt）ともいい，発育量がもっとも大きく，この頃から身長・体重ともに男女間で差がみられる．

身長と体重がバランスよく成長しているかどうかは成長曲線で確認でき，身長・体重の増加率が減少している場合は内分泌の疾患，染色体異常および栄養状態などの原因が疑われるが，個人差が大きい時期でもあるため配慮が必要である．近年では虐待やネグレクトによる場合もあり，日本小児科学会では「成長曲線からみた摂食障害，ネグレクト，肥満の早期発見法について」というパンフレットを作成している．

乳歯から永久歯へは 7 歳頃に前歯から生え変わりはじめ，12～13 歳頃までには第三大臼歯を除いた第二大臼歯までの 28 本が生え揃う．第三大臼歯（親知らずと呼ばれている）が生え永久歯は 32 本となる．平成 30 年度学校保健統計調査では，むし歯保有者はピーク時の昭和 40～50 年代より減少傾向が続き，中学生では過去最低となった．どの年齢でも減少傾向にあるという．内臓器官は学童期後半から急速に発達し，特にリンパ節をはじめとするリンパ系の発育はめざましい．思春期になると男女とも性腺が発達する第二次性徴がみられる．

2） 精神の発達

学童期前半はまだ幼児期の自己中心的な思考が続くが，思春期に近づくにつれて自我意識が強まり，第二次反抗期となって自己をコントロールできなくなる．これは心身のアンバランスな発育によるものとされる．子どもから大人へと大きく変化するなかで情緒が不安定になったり，食欲不振をはじめとする摂食障害（過食傾向および拒食傾向）がみられることもある．次第に周囲の状況を客観的に判断できるようになり，年齢とともに社会に適応する力が養われる．

263-01695

3）学童期に必要な食生活

この時期は乳幼児期のような発育・発達がめざましい時期ではないが，発育旺盛な時期でもあり運動量が増えてくる．日本人の食事摂取基準（2020年版）における推定エネルギー必要量は，男子では15～17歳，女子では12～14歳がもっとも高くなる（**付表1**）．摂取エネルギーの確保とともに，発育に欠かせないたんぱく質や体の機能を整えるミネラルやビタミンの摂取も十分でなければならない．この時期の食事摂取基準は，6～7歳，8～9歳，10～11歳，12～14歳，15～17歳に区分されている．

エネルギー

推定エネルギー必要量は，身体活動レベルⅡの場合，6～7歳で男児1,550 kcal・女児1,450 kcal，8～9歳で男児1,850 kcal・女児1,700 kcal，10～11歳で男児2,250 kcal・女児2,100 kcal，12～14歳で男子2,600 kcal・女子2,400 kcal，15～17歳で男子2,800 kcal・女子2,300 kcalとなっている．

食事から摂取する栄養素のうち，エネルギーを産生するたんぱく質，脂質，炭水化物（アルコールを含む）と，それらの構成成分が総エネルギー摂取量に占める割合を示したものをエネルギー産生栄養素バランスという．各栄養素の摂取不足を回避することや生活習慣病の予防を目的として目標量が示されている．

1～17歳においては，たんぱく質13～20％，脂質20～30％，炭水化物50～65％が目標量であり，発育・発達に必要なたんぱく質には必要量が定められている．

たんぱく質

たんぱく質は，発育・発達に欠かせない栄養素であることから推定平均必要量は，6～7歳で男児25 g・女児25 g，8～9歳で男児30 g・女児30 g，10～11歳で男児40 g・女児40 g，12～14歳で男子50 g・女子45 g，15～17歳で男子50 g・女子45 gとなっている．男子は12～14歳をピークにそれ以降同じ量を必要とし，女子では12～17歳をピークにそれ以降40 gとなる．成長期にはたんぱく質摂取が必須であるが，たんぱく質を多く含む食品は脂質含量と正の相関がみられ，過剰な摂取は肥満も懸念されることから，十分な摂取量とともに良質なたんぱく質の摂取が重要である．

脂質

脂質は栄養効率の高いエネルギー源であるが，近年脂質の総エネルギーに占める割合が高い傾向にあり，食事摂取基準ではすべての年齢において20％以上30％未満を目標としている．30％を超える状況が長く続くと肥満になりやすく，小児メタボリックシンドロームをはじめとする動脈硬化などの危険が高くなる．しかし，極端に摂取量を抑えてしまうとエネルギー不足が懸念されるため，下限も20％と決められている．飽和脂肪酸は，高LDLコレステロール血症のおもな要因であり，生活習慣病の予防をふまえ3～14歳で総エネルギーの10％以下，15～17歳で8％以下の

263-01695

目標量が示されている.

ビタミン・ミネラル

体の機能をスムーズにするために欠かせない栄養素である.水溶性ビタミンおよび脂溶性ビタミンはそれぞれの性質によって推定平均必要量，目安量，推奨量が決められている.

日本人においてもっとも不足気味なのがカルシウムと鉄である.カルシウムは乳幼児期から骨や歯などの骨格の形成に必要とされ，特に閉経を迎える女性に骨粗鬆症が多くみられることからも，この時期に十分摂取することで加齢とともに骨量が減少するのを遅らせ，骨粗鬆症を予防できる.骨粗鬆症は近代の症状ではなく実は先史時代から深刻なものであり，カルシウム摂取は今後も大きな課題である.また，カルシウムには骨の生成のみならず体内でイオン化されて骨や筋肉のシグナル伝達に関係する重要な役割があるため，健全な発達には欠かせない.カルシウムの推定平均必要量は10～11歳男子でほぼ成人と同量の600 mg，12～14歳では850 mgと生涯でもっとも多く必要とする.女子では8～11歳で600 mg，12～14歳で700 mgと成人（550 mg）より多く，十分に摂取できる食品の選択が重要である.

体内の血液は体重の約8％であり，成長期には身長・体重の増加に伴い血液も増える.そのため血液量に見合った鉄を摂取できないと酸素を運ぶ役割のヘモグロビンが不足し貧血となる.男子の推定平均必要量は8～9歳で6.0 mg，10～11歳では7.0 mg，12～17歳では8.0 mgと成人より多い.女子では8～9歳から6.0 mg，10～14歳では7.0 mgと成人より多く必要である.さらに月経の始まっている女子は月経による鉄の損失を考慮し，10～14歳で10.0 mgともっとも推定平均必要量が多くなる.

学校給食

学童期においては，学校給食法（**表Ⅲ-28**）をはじめその他の法令に基づいて学校給食が実施されている.学校給食法は1953（昭和29）年に制定され，義務教育諸学校においてその児童，生徒に給食が実施されることとなった.学校給食には，パンまたは米飯（これらに準ずる小麦粉製品，米加工食品，その他の食品を含む），ミルクおよびおかずである「完全給食」，ミルクおよびおかず等である完全給食以外の「補食給食」，ミルクのみである「ミルク給食」がある.2009（平成21）年の改正法では，食育基本法をふまえた「食に関する正しい理解と適切な判断力を養う」役割が加わっている.学校給食摂取基準（学校給食における摂取基準）は日本人の食事摂取基準を参考に，児童および生徒の健康増進および食育の推進を図るために望ましい栄養量を算出したものである.2013（平成25）年4月には食事摂取基準（2010年版）を参考に改正され，1日の推奨量等の33％を基準値として設定されたが，不足しがちなカルシウムは50％，ビタミンA，B_1，B_2は40％とし，学校給食で摂取できるように配慮された.2018（平成30）年8月，食事摂取基準（2015年版）をふまえて改正された（**表Ⅲ-29, 30**）.主な変更点は8～14歳においてエネルギー

263-01695

量の増加，たんぱく質は年齢層ごとの基準値が廃止され，学校給食による摂取エネルギーの 13～20％，脂質は 20～30％と下限値が引き下げられ，不足しがちなマグネシウムが新たに定められた点である．

国公私立学校のうち 95.2％（30,092 校）が給食を実施し，完全給食は 93.5％である．内訳は小学校 98.5％（19,350 校），中学校 86.6％（8,791 校），特別支援学校 88.8％（1,005 校），夜間定時制 52.6％（297 校）となっている．

学校給食では，学級担任を中心に給食の時間において学校給食を生きた教材とした指導や，家庭科，技術・家庭科においてバランスのよい食事など食に関する指導が行

表Ⅲ-28　学校給食法の概要

定義:　「学校給食」とは，目標（下記）を達成するために，義務教育諸学校においてその児童または生徒に対し実施される給食をいう．

目的:　児童および生徒の心身の健全な発達に資するものであり，かつ，児童および生徒の食に関する正しい理解と適切な判断を養ううえで重要な役割を果たすものであることに鑑み，学校給食法および学校給食を活用した食に関する指導の実施に関し必要な事項を定め，もって学校給食の普及充実および学校における食育の推進を図ること．

目標:
① 適切な栄養の摂取による健康の保持増進を図ること．
② 日常における食事について正しい理解を深め，健全な食生活を営むことができる判断力を培い，および望ましい食習慣を養うこと．
③ 学校生活を豊かにし，明るい社交性および協同の精神を養うこと．
④ 食生活が自然の恩恵のうえに成り立つものであることについての理解を深め，生命および自然を尊重する精神ならびに環境の保全に寄与する態度を養うこと．
⑤ 食生活が食にかかわる人々のさまざまな活動に支えられていることについての理解を深め，勤労を重んずる態度を養うこと．
⑥ わが国や各地域の優れた伝統的な食文化についての理解を深めること．
⑦ 食料の生産，流通および消費について，正しい理解に導くこと．

表Ⅲ-29　学校給食摂取基準の概要

① エネルギー

文部科学省が毎年度実施する学校保健統計調査の平均身長から求めた標準体重と食事摂取基準で用いている身体活動レベルのレベルⅡ（ふつう）により算出した 1 日の必要量の 3 分の 1 を基準値とした．

② たんぱく質

「食事摂取基準」の目標量を用いることとし，学校給食による摂取エネルギー全体の 13～20％を基準値とした．

③ 脂質

「食事摂取基準」の目標量を用いることとし，学校給食による摂取エネルギー全体の 20～30％を基準値とした．

④ ナトリウム（食塩相当量）

「昼食必要摂取量」を算出すると小学生は 0.1 g 未満，中学生は 0.2 g 未満であり，これに基づくと献立作成上，味付けが困難となることから，「食事摂取基準」の目標量の 3 分の 1 未満を基準値とした．

⑤ ミネラル・ビタミン

家庭において不足している実態をふまえ，カルシウムは「食事摂取基準」の推奨量の 50％を基準値とした．マグネシウムは，中学生において不足している現状がみられることから，児童については，「食事摂取基準」の推奨量の 3 分の 1 程度を，生徒については 40％を基準値とした．鉄は，「食事摂取基準」の推奨量の 40％程度とし，生徒は 3 分の 1 程度を基準値とした．ビタミンについては基本的には「食事摂取基準」の推奨量（1 日）の 33％を基準としているが，ビタミン A，B_1，B_2 は 40％，ビタミン C は 3 分の 1 を基準値とした．

⑥ 食物繊維

「食事摂取基準」の目標量の 40％以上を基準値とした．

263-01695

表Ⅲ-30　児童または生徒1人1回当たりの学校給食摂取基準

区　分	基準値			
	児童（6～7歳）	児童（8～9歳）	児童（10～11歳）	生徒（12～14歳）
エネルギー（kcal）	530	650	780	830
たんぱく質（%）	学校給食による摂取エネルギー全体の13～20%			
脂質（%）	学校給食による摂取エネルギー全体の20～30%			
ナトリウム（g）（食塩相当量）	2.0未満	2.0未満	2.5未満	2.5未満
カルシウム（mg）	290	350	360	450
マグネシウム（mg）	40	50	70	120
鉄（mg）	2.5	3	4	4
ビタミンA（μgRAE）	170	200	240	300
ビタミンB_1（mg）	0.3	0.4	0.5	0.5
ビタミンB_2（mg）	0.4	0.4	0.5	0.6
ビタミンC（mg）	20	20	25	30
食物繊維（g）	4以上	5以上	5以上	6.5以上

1）表に掲げるもののほか，次に掲げるものについてもそれぞれ示した摂取について配慮すること．
　亜鉛…児童（6～7歳）：2 mg，児童（8～9歳）：2 mg，児童（10～11歳）：2 mg，生徒（12～14歳）：3 mg

2）この摂取基準は，全国的な平均値を示したものであるから，適用に当たっては，個々の健康および生活活動等の実態ならびに地域の実情等に十分配慮し，弾力的に運用すること．

3）献立の作成にあたっては，多様な食品を適切に組み合わせるよう配慮すること．

（平成30年改正．文部科学省）

われてきたが，食生活を取り巻く社会環境の変化によりさまざまな健康問題に直面している．

2005（平成17）年4月，「学校給食の現状を把握しその改善充実に資すること」を目的とした栄養教諭制度が開始され，学校給食を中心に子どもが将来にわたって健康な生活を営むことができるよう，より充実した指導が進められている．

全国47都道府県の栄養教諭は34人（2005年）から3,379人（2010年），5,023人（2015年），6,324人（2018年）と配置状況は改善されている．栄養教諭は，教育に関する資質と栄養に関する専門性を生かし，①食に関する指導（給食の時間の指導，教科等の指導，個別的な相談指導）と②学校給食の管理（献立作成などの栄養管理，学校給食衛生管理基準に基づく衛生管理）を一体のものとして行っている．食に関する指導は，肥満ややせ，食物アレルギーなどの児童生徒への個別指導，学級担任と連携して学級活動や教科，学校行事などの時間の集団指導，他教員や家庭，地域と連携した食に関する指導の推進がある．給食の管理においては，衛生管理をはじめ家庭で不足しがちな栄養素が充足するよう献立作成などを行う．

4）カルシウムと運動と骨密度

子どもの骨量は学童期後半（小学校高学年）から中学校にかけて著しく増加する．男子は高校2年生頃には成人の平均骨量を上回り，女子は中学校3年生頃に成人と

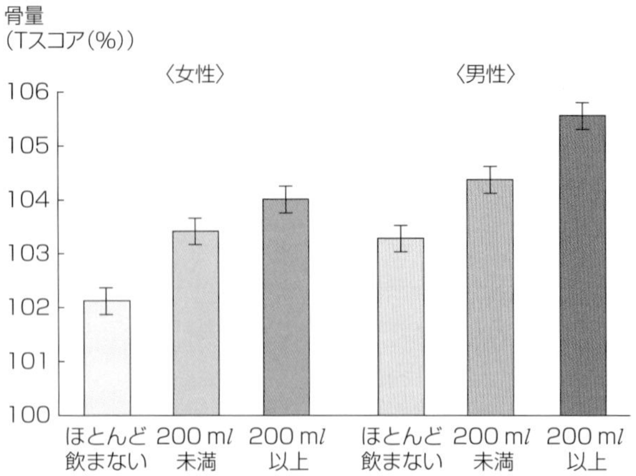

Tスコア：若年齢の平均値との比較
年齢と現在の運動状況で調整

図Ⅲ-14　現在の牛乳摂取状況と骨量

（全国骨密度調査結果の概要（2008 年調査）より）

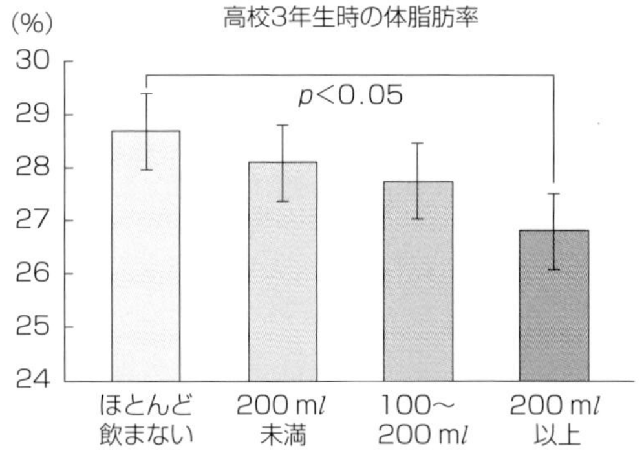

ANCOVA $p<0.040$
運動，エネルギー摂取量で調整ずみ

図Ⅲ-15　牛乳摂取と体脂肪率（女子）

（石田裕美，ほか．中学生・高校生のライフスタイルと身体状況に関する縦断研究より）

同じ骨量に達する．中学生・高校生を対象とした調査では，中学校から高校にかけて1日に牛乳を200 ml以上飲む男子は約55％，女子では約22％と少ないが，牛乳をたくさん飲む生徒のほうが骨量が高い傾向にある（図Ⅲ-14）．

骨密度を高めるには，カルシウムの十分な摂取だけではなく，運動による骨への加重，カルシウムの吸収を助けるビタミンDの摂取，日光に当たることでビタミンDを活性化することが必要であり，同時に摂取する他の食品とのかかわりも大きい．特に子どもたちが好んでいるリン酸を多く含む清涼飲料水は，カルシウムの腸での吸収を妨げるとも考えられており，骨粗鬆症の若年化は清涼飲料水の摂取量増加が一つの要因とされる．

また近年，発育時期から過度なダイエットなどでやせの女子が増加傾向にあるが，牛乳の摂取量が多い女子は飲まないグループに比べて体脂肪率が低いこともわかっている（図Ⅲ-15）．骨量は成長期を過ぎると増えなくなる．全国骨密度調査によると，

1日の食事で欠食のある成人にカルシウム摂取量の不足がみられ，BMI値が低い成人女性ほど骨量が少ない．牛乳や乳製品の摂取量が多く，運動習慣のある人ほど骨量が高いことからも，食習慣が完成する学童期において，積極的にカルシウムを多く含む食品を摂取し体を動かす習慣を身につけることが将来の骨密度維持につながると考えられる．

5）鉄の摂取量と発達

鉄の欠乏は摂取食品の鉄の不足や吸収率が阻害されて起こり，活動や知的能力，体温調整などの機能低下をもたらす．急激な発育・発達時期の子どもにとっては，摂取する食品数に限りがあるため不足しがちな栄養素である．

血清中の鉄が異常に乏しい（少ない）状態を鉄欠乏症といい特に乳幼児期（2～4歳に多い）に発症しやすく，鉄欠乏症は鉄欠乏性貧血を招くおそれがある．鉄は脳の発達および脳内代謝（神経伝達）に深く関与しており，子どもの発育・発達に及ぼす影響については各国でさまざまな研究報告がある．いずれの報告でも，鉄欠乏を示す子どもはそうでない子どもと比べて社会性，精神面および注意力の低下が懸念され，知能や運動面において機能の低下が指摘されている．

学童期～思春期においては女子の鉄欠乏性貧血が増えている．不適切な食事内容や過度なダイエットが原因とされるが，一般的に女性は男性よりも鉄の貯蔵量が少なく月経による損失も要因の一つと考えられる．

鉄の体内への吸収は約5％といわれるが，たんぱく質やビタミンCと同時に摂取することで吸収率が上昇する．一方ではカルシウムを多く含む食品の摂取が鉄吸収を妨げる可能性も指摘されている．鉄の摂取量確保も必要であるが，同時に特定の栄養素の過剰摂取を避けなければならない．鉄欠乏予防には，鉄を多く含む食品のなかでも吸収されやすい動物性食品のヘム鉄摂取が効果的とされる．

2. 学童期の食の現状と課題

この時期の食生活はその後の生活習慣と心身への影響が大きく，体の発達だけではなく心の発達を支える役割があるが，さまざまな課題に直面している．特に近年の子どもを取り巻く食環境は多様化し，マスメディアの情報をはじめ流通する食品の種類や量が豊富な時代となっており，食品の選択を間違うと健康を損ねかねない．そのため十分な知識をもたない子どもたちへ食育が必要とされる．

1）子どもの肥満は胎児期からの栄養で決まる

近年，女子のやせ願望が増え，成長期にもかかわらず不適切な食生活を送る子どもも少なくはない．女子は将来子どもを妊娠し体内で育てる重要な役割を担っており，子どもの健康には妊娠期からの母親の健康状態や子どもを取り巻く環境も大きく影響する．オランダで飢餓を経験した母親のうち，妊娠6か月までに飢餓を経験した母親から生まれた子どもの約80％は成人してから肥満になり，心臓病，糖尿病，精神

263-01695

病なども多発した．一方で妊娠７か月以降に飢餓を経験した母親から生まれた子どもは肥満になりにくかったという．子どもは胎児期からすでにさまざまな機能がプログラミングされている．

日本でも，妊娠前の母親の食生活と子どもとの関連について多くの調査があり，母親のダイエット経験の有無や，外食・中食の利用頻度の多い母親に低出生体重児や幼児肥満が多くみられることも報告されている．自身の健康のみならず将来を担う子どもの健康のために，学童・思春期から体を理解し必要な栄養を摂取できるよう，食教育の充実も求められる．健全な子どもの育成には，特に女子の心身の発育とバランスのとれた食習慣が欠かせない．

2）生体リズムと食生活

第Ⅰ章にもあるように，近年子どもの生活環境が大人中心の生活へと大きく変わりつつある．成長期の十分な睡眠は発育・発達を促すだけではなく栄養代謝にも影響する．体内時計をコントロールしている要因の一つが食事である．食事することで体温が上がり，胃腸が活発に動きだし，排泄のリズムも整う．しかし，生活の夜型化，つまり就寝時刻が遅くなると，就寝前に夜食をとることで肥満の原因となるほか，睡眠不足で起床時刻が遅くなり，朝食の欠食や日中の注意力散漫などが起こりやすくなる．低体温の子どもが増えているのも食事の欠食が要因の一つである．

子どもの食事状況（児童生徒の食事状況等調査より）

平成 19 年度児童生徒の食事状況等調査によると，平成 17 年度調査と比べて小学生および中学生全体では朝食欠食率が減少していること，朝食と登校の時刻が早くなっているなど夜型生活に改善がみられたが，夜食を食べる子どもに変化はなかった．

① 朝食を「必ず毎日食べる」子どもほど早寝早起きの習慣が身についており，食事のマナー，食意識が高い
② 朝食を食べる子どもは学校給食を「いつも全部食べる」習慣がある
③「家族揃って食事を食べる」子どもは，そうでない子どもと比べて就寝時間が早く朝食の欠食が少ない

という結果であり，①～③に当てはまる子どもは心身の不調が少なく，食事を中心としたよい生活習慣が身についている．平成 22 年度の調査においても，朝食を「必ず毎日食べる」児童・生徒には，早寝・早起きの望ましい生活習慣とともに食事時のマナーが身についていること，偏食や菓子類といったおやつについても食意識が高いことが示されている．

また，栄養状態では 75％の子どもが推定エネルギー必要量を充足しておらず，成長に必要なたんぱく質の推奨量を満たしていない子どもは５％であった．食事別の摂取割合では朝食：昼食：夕食：間食が 20：30：35：15 であり，朝食がやや少なく間食の割合が高い傾向を示した．そのほかカルシウムや鉄，ビタミン類などの摂取量は給食のない日に目標量を満たしていない子どもが多く見受けられ，家庭での食事内容が子どもには十分でない現状となった．

朝食の欠食，孤食と栄養バランス（夜食と生体リズム）

子どもの欠食や孤食が問題となっている．子どもの朝食欠食の理由としては，「食欲がわかない」「寝ていたい」「時間がない」などがあり，いずれも遅寝の影響が大きいと考えられる．児童生徒の食事状況等調査報告（平成22年度）によると，食事で一番気をつけていることは「3食必ず食べる」であった．朝食を「家族とそろって食べる」児童生徒は約95％が毎日朝食を食べる習慣があり，食事を「楽しい（84.3％）」と感じている．早寝，早起きの生活習慣が身についていると同時に，食事のマナーや間食の摂取を控えるなど食への意識も高い傾向にある．一方，朝食を「一人で食べる（孤食）」児童生徒のうち，毎日朝食を食べるのは約80％と欠食の割合は高くなり，特に男子に増加傾向がみられる．近年野菜の摂取量が減少しているが，平成19年国民健康・栄養調査では朝食を食べている人のほうが野菜の摂取目標量（1日350g）を満たす割合が高い．朝食を家族と一緒に食べることは食事の質を高めるといえよう．

子どもだけで食事をすることを「子食」，子ども一人で食事をすることを「孤食」という．平成21年度全国学力・学習状況調査によると，朝食を「家族と一緒に食べる」子どもは約44％，「どちかといえばしている」は約18％，「あまりしていない」「まったくしていない」が約38％と孤食化の傾向が進んでいる．その背景には，生活が多様化し家族それぞれの生活時間帯が異なっていることがある．子どもは食を通してコミュニケーション力を身につけ，家庭で一緒に食を楽しむことで社会への適応性を身につける．平成19年度児童生徒の食事状況等調査によると「家族と一緒に朝食を食べる」子どもの77.7％は「楽しい」と答え，「一人で食べる」子どもは「楽しい」が60.0％と少ない．食事は楽しんではじめて心と体の栄養となりうる．子どもは必要な栄養をまだ選ぶことができないことを忘れてはならない．

肥満と脂肪エネルギー比率

摂取エネルギー量はそれほど増えていないにもかかわらず子どもの肥満が増加しているのは，食事内容の変化や消費エネルギーの減少などが考えられ，食をはじめとする生活全般の欧米化の影響は大きい．欧米ではこの50年間で子どもの1日のエネルギー消費量が600～700kcalも減少しているという．日本においても同様の傾向がみられ，エスカレーターやエレベーターの使用，車での移動をはじめ歩くことが減り，コンピュータゲームの普及や塾通いなどで座位時間が増えるなど，活動量の減少が懸念されている．

子どもの運動（活動）不足は肥満だけではなく睡眠の質の低下も招き，睡眠不足は脂質代謝や精神状態へも影響する．諸外国に続き，日本でも活動量を増やすことで質の高い睡眠，お腹の空く規則正しい食生活，そして丈夫な体をつくるための「子どもの身体活動ガイドライン」が考えられている．

摂取エネルギーにおける望ましい脂肪エネルギー比率は成人と同じ20％E≦目標量≦30％Eとされているが，約半分の子どもが上限の30％を超えており，そのう

263-01695

ち10%以上が間食と夜食によるものであった．一回にたくさん食べることのできない子どももいるため，間食は必要である．しかし，間食はあくまで補食であり3度の食事をしっかり食べることが基本となる．

献立作成の留意点と手順

日本人の食事摂取基準（2020年版）では，学童期の子どもの食事はほぼ大人と同じエネルギー・栄養素量を必要とするが，発育・発達には個人差があり体の大きさや活動量を考慮した食事内容が必要となる．また，味覚や食嗜好がかたまる時期でもあるため，なるべく摂取食品に偏りがないように，主食，主菜，副菜，汁物の一汁二菜のパターンをベースとし，副々菜として果物やデザートを加えるなど，油脂を多く含む菓子類などの摂取を控える．

主食はエネルギー源である炭水化物から，主菜には肉類，魚介類，大豆製品などのたんぱく質を動物性，植物性食品からバランスよく摂取する．エネルギーおよび各栄養素は過不足があってはならないが，一方で摂取エネルギーに対する脂質割合が高く肥満傾向の子どもが増えていることから，脂質のとりすぎに留意しなければならない．幼児期の食事と比べると，食べる食品数も食事量も増えるため，摂食機能は獲得しているとはいえ，よく噛んで唾液と混ぜ合わせる習慣を身につけたい．必要に応じて麦茶などの水分も加える．

小学生および中学生は昼食を食事摂取基準に基づき調理された学校給食で食べる場合が多く，家庭での朝食および夕食の食事内容が鍵となる．食品構成などは第Ⅱ章の食品構成，食事バランスガイド，6つの食品群別指標などを活用して献立を立てる．部活動や塾通いなどで特に夕食の食事時間が定まらない時期でもある．主に次の3点に留意する．

① 栄養バランスを考え各食品群から食品を選ぶ

各食品群から幅広く食品を選ぶことは，栄養バランスの質を高めるだけではなく各栄養素間での利用効率の相乗効果が期待でき，摂取する食品の数が多いほど，1つの食品で足りない栄養を補える．味を楽しむだけではなく色とりどりの食品を目で楽しむこともでき，味覚と健全な心の発達につながる．

② 季節感を取り入れる

最近では栽培方法や食品の加工・貯蔵技術が進歩し，季節を問わず食品が入手できるようになった．野菜や果物をはじめ魚介類などは旬があり，その時期の栄養価は高い．四季折々楽しめる日本ならではの食文化を伝承するためにも，旬の食品を取り入れたい．

③ 調理方法を工夫する

摂取エネルギーに対する脂質エネルギー割合が基準をオーバーしていることからも，なるべく油脂類を控えた調理方法を選ぶなど工夫し脂質の過剰摂取に留意する．また熱に弱く水に溶け出てしまう水溶性ビタミンなども調理方法の工夫次第では損失を防ぎ有効に摂取することができる．また，子どもは体がまだ小さい割には大人と同等またはそれ以上の食事量となる．食べやすく，消化吸収されやすい調理方法を考え

263-01695

表Ⅲ-31　献立作成の手順

① **対象者を理解する**
　年齢に応じた食事摂取基準を用いる
② **主食を決める**
　エネルギー源となる米（雑穀）類，パン類，麺類などから選ぶ
③ **主菜を決める**
　主にたんぱく質が豊富な食品を選ぶ（魚，肉，卵類などの動物性食品と豆・大豆製品などの植物性食品）
　…調理法を決める　焼く，煮る，炒める，揚げる，蒸す，炊くなど
④ **副菜を決める**
　主にビタミンやミネラルを豊富に含む食品を選ぶ（野菜類，海藻類，豆・大豆製品類など），食品の特徴を考慮する（水溶性・脂溶性）
　…焼く，煮る，炒める，揚げる，ゆでる，生食，和えるなど
⑤ **汁物・スープ**
　主菜や副菜にない食品を選ぶ
　…みそ汁，吸いもの，ポタージュスープなど
⑥ **（副々菜）**
　食後の口直しなどにフルーツやデザートなど
　上記②～⑤で使用していない食品を加えるとよい

て子ども一人ひとりに合った献立が必要である．献立の作成の手順を**表Ⅲ-31**に示す．

調理

食事づくりは，下準備（材料の準備，食品を量る，洗う，切るなど），調理（生食，加熱調理・電子レンジ調理など），後片づけから成り立ち，和えるだけの生食と調理機器を使用する加熱調理とがある．学童期は食品に親しみ，また手伝うことで協調性が身につく時期でもあるので，子どもが積極的に参加できるよう，使いやすい道具や安全性などの環境設定が必要である．

演習 16 学童期の献立と調理

実習目的 ① 学童期に適した食事の質と量を理解する．
② バランスよく食べられるような献立と調理方法を考えてみる．

1日分の栄養量		
	●小学校低学年	エネルギー **1,500** kcal たんぱく質 **45** g 脂質 **45** g 食物繊維 **15.3** g カルシウム **600** mg 鉄 **6.7** mg
	●小学校高学年	エネルギー **2,100** kcal たんぱく質 **65** g 脂質 **61** g 食物繊維 **20.0** g カルシウム **780** mg 鉄 **7.9** mg

区分	料理名	材料名	分量[1] (g) (ml)	つくり方
朝食	デンバートースト	食パン	8枚切／6枚切	① 食パンの耳を1cm残してくり抜いておく．ピーマンは細切りまたはあらみじん切りにし，卵は溶きほぐしておく． ② フライパンで油を熱し，耳のついた食パンをおき，くり抜いた部分に卵を流し入れ軽くかき混ぜる．卵に七分くらい火が通ったら，ピーマン，チーズを入れ，くり抜いておいたパンで蓋をする．フライ返しで軽く押さえ，裏返してきつね色になるまで焼く． ③ 焼きあがったら食べやすい大きさに（2または4つ）に切り野菜と一緒に盛り付ける． ＊付け合せのレタスやトマトなども小さめに切り，ピーマンと一緒にパンのなかで焼いてもよい．
		鶏卵	1/2個／1個	
		青ピーマン	10	
		プロセスチーズ	10／20	
		オリーブ油	5	
		サニーレタス	10	
		トマト	30／45	
		きゅうり	10	
		和風ドレッシング	5	
	野菜スープ	キャベツ	15	① キャベツ，にんじん，たまねぎを食べやすい大きさ（1cm角）に切る． ② 鍋に水とブイヨンを加え，①の野菜を加えて煮る． ＊時間があれば昆布だしを用い，だしと野菜のうま味を利用して塩やしょうゆなどの調味料を控える． ※野菜の栄養はスープに溶け込んでいるので，栄養を逃がさずとることができる．
		にんじん	10	
		たまねぎ	10	
		固形ブイヨン	0.5	
			5	
	フルーツヨーグルト	フルーツ（りんごまたはバナナ）	60／80	① フルーツは食べやすい大きさに切っておく． ② 器にヨーグルト，フルーツを盛り付け，メープルシロップをかける．
		メープルシロップ	5	
		ヨーグルト（低脂肪無糖）	50／80	

263-01695

学童期の献立と調理　つづき

区分	料理名	材料名	分量[1](g)(ml)	つくり方
昼食（学校給食）	カレーライス	米	60／80	
		ぶた肉	20／40	
		たまねぎ	35	
		にんじん	25	
		じゃがいも	50	
		しょうが	1	
		カレールウ	15	
		グリンピース生	5	
		トマトケチャップ	5	
		ウスターソース	1.5	
		固形ブイヨン	1	
		植物油	2	
	ポパイサラダ	ほうれんそう	20	
		きゅうり	15	
		りんご	15	
		セロリ	10	
		ごまドレッシング	5	
	牛乳	普通牛乳	200	
間食	さつまいものレモン煮	さつまいも	80／120	① さつまいもは5 mm幅に切り，水にさらしておく．レモンは薄切りにスライスする． ② 鍋にさつまいも，レモン，砂糖を入れ，さつまいもが浸る量の水で煮る． ※カルシウム不足の場合は，水のかわりに牛乳（約100 ml），砂糖で煮る．
		三温糖	5	
		レモン	5	
夕食	野菜とツナのトマト炒めご飯	ご飯	150／200	① たまねぎ，赤ピーマン，なすは食べやすい大きさに切っておく． ② ミニトマトを半分に切り，油で押しつぶしながら炒める． ③ ②のトマトの水分が出てきたらたまねぎ，赤ピーマン，なす，ツナを加えて焦げないように炒める． ④ たまねぎに火が通ったら，ごはん，ブイヨンを加えて炒める．
		ツナ缶詰	25／40	
		たまねぎ	10／20	
		赤ピーマン	10／20	
		なす	15／30	
		ミニトマト	30／45	
		固形ブイヨン	1／2	
		オリーブ油	5／10	
	しゃきしゃきみそ汁	レタス	10	① レタス，しめじ，ねぎは食べやすい大きさに切っておく． ② 煮干しだしが一煮立ちしたら，しめじ，ねぎ，レタスの半分を加えて静かに煮る． ③ ②に火が通ったら火を止めてみそを溶き入れる． ④ 器に盛り，残りのレタスを飾る． ※豆乳を少し加えるとまろやかになる．
		ぶなしめじ	15	
		根深ねぎ	10	
		米みそ（甘みそ）	8／10	
		煮干しだし汁	120／150	
	かぼちゃとこまつなのそぼろあんかけ	かぼちゃ	60	① かぼちゃは食べやすい大きさ（まだらむき）に切り，だし汁で茹でる． ② こまつなはさっと茹でて水にさらし，2 cmくらいに切っておく． ③ すりおろしたしょうがと鶏ひき肉をサラダ油で炒め，ひき肉に火が通ったら，①②と混ぜ合わせ，砂糖，しょうゆで味をととのえる． ④ 水溶き片栗粉を加えてとろみをつける．
		こまつな	30	
		鶏ひき肉	10	
		しょうが	3	
		砂糖	2	
		サラダ油	少々	
		だし汁	40	
		片栗粉	2	
		こいくちしょうゆ	3	
	果物	みかん　など	50	

1　左は小学校低学年，右は小学校高学年．

263-01695

演習17 子どもがつくる弁当

目的 昼食は1日の食事のなかでも重要な位置を占めるため，質・量ともにしっかりとりたい．栄養バランスはもちろん，弁当はその場ですぐに食べる食事ではなく，調理してから時間が経過している．そこで，①腐りにくい食品，②調理方法，③保管方法などの配慮を理解する．屋外での食事も考慮し，子どもがあまり手を汚さずに食べられること，調理時間があまりかからないことなどを工夫する．

(1) 配慮点

・食べやすい大きさに
・水気を切る
・冷ましてから詰める
・保管はなるべく涼しい場所で

(2) 主食，主菜，副菜から食材を選び，子どもと一緒に献立を立てよう

・食品群に偏りはないだろうか
・使う食材の彩りはどうだろうか

一主食一	一主菜一	一副菜・副々菜一
ご飯 パン 麺類（スパゲッティ）	肉類（牛・豚・鶏など） 魚類（赤身魚・白身魚） 豆・豆製品	緑黄色野菜 淡色野菜 海藻類，果物など

(3) 子どもが食べやすいような調理方法を考えてみよう

・食材の大きさは一口サイズになっているか
・水気は多くないだろうか
・調味料の防腐作用を活用した，ちょうどよい味つけだろうか（味が濃すぎるのもよくない）

263-01695

(4) 子どもと一緒に調理し，弁当箱に詰めてみよう

・彩りはどうだろうか

・子どもが食べられる分量だろうか

和風弁当

（例）

主食 しらすごはん

食べやすいように，俵型のしらすのり巻きもよい

主菜 鶏のから揚げ／鶏肉のチーズソテー／ピーマンの肉詰めなど

副菜 卵焼き，いんげんのソテー，ブロッコリー，プチトマトなど

デザート 季節のフルーツ，ヨーグルトなど

洋風弁当

（例）

ロールサンドイッチ弁当

・ハム，きゅうり，スライスチーズ

・卵，パセリ（マヨネーズ）

・クリームチーズ，フルーツ（バナナ，キウイフルーツなど）

副菜 付け合わせとして，いんげんのソテー，ブロッコリー，プチトマトなど

デザート 季節のフルーツ，ヨーグルトなど

調味料の役割

調味料（塩，砂糖，酢，みそ，しょうゆなど）は食べやすいように味を調えるだけではなく，素材の味を引き立てる，素材同士の旨味を調和する，新しい味をつくるなどの役割がある．子どもの食事は大人と一緒の味つけでは味覚が育たないため，使いすぎは禁物である．自然な味つけで調理するためには，日本の伝統であるだし（昆布，かつおぶし，煮干しなど）を活用したい．加えて，塩には防腐作用・褐変防止など，砂糖には防腐作用・つやだしなど，酢には褐変防止・たんぱく質の変性（凝固など）など，味つけ以外の働きがある．弁当は調理してから口に入るまで時間が経過するため，これらの調味料を上手に利用するとよい．

263-01695

F　生涯発達と食生活

1. 食育基本法

近年，生活習慣病の増加，朝食欠食，子どものこ食（個食，孤食など），野菜不足，食物アレルギー有症率の増加など，食に関するさまざまな問題が指摘されている．このようななか，2005年7月に「食育基本法」が施行され，翌年には「食育推進基本計画」が提示された．現在は，第3次食育推進基本計画（平成28～32年度）が遂行されている．**表Ⅲ-32**に示す食育基本法の前文からもわかるように，「食育」は生きるうえでの基本であり「知育・体育・徳育」の基礎であると位置づけ，豊かな人間性や心身の成長に影響を及ぼすことが述べられている．食育の対象は子どもから高齢者までのすべての人であり，生涯を通じて健全な食生活を送ることが求められている（**表Ⅲ-33**）．

表Ⅲ-32　食育基本法　前文（一部抜粋）

二十一世紀における我が国の発展のためには，子どもたちが健全な心と身体を培い，未来や国際社会に向かって羽ばたくことができるようにするとともに，すべての国民が心身の健康を確保し，生涯にわたって生き生きと暮らすことができるようにすることが大切である．

子どもたちが豊かな人間性をはぐくみ，生きる力を身に付けていくためには，何よりも「食」が重要である．

今，改めて，食育を，生きる上での基本であって，知育，徳育及び体育の基礎となるべきものと位置付けるとともに，様々な経験を通じて「食」に関する知識と「食」を選択する力を習得し，健全な食生活を実践することができる人間を育てる食育を推進することが求められている．

もとより，食育はあらゆる世代の国民に必要なものであるが，子どもたちに対する食育は，心身の成長及び人格の形成に大きな影響を及ぼし，生涯にわたって健全な心と身体を培い豊かな人間性をはぐくんでいく基礎となるものである．……

表Ⅲ-33　第3次食育推進基本計画における食育の推進に当たっての目標値

具体的な目標値	現状値(27年度)	目標値
①食育に関心を持っている国民の割合	75.0%	90%以上
②朝食又は夕食を家族と一緒に食べる「共食」の回数	週9.7回	週11回以上
③地域等で共食したいと思う人が共食する割合	64.6%	70%以上
④朝食を欠食する子供の割合	4.4%	0%
⑤朝食を欠食する若い世代の割合	24.7%	15%以下
⑥中学校における学校給食実施率	87.5%※	90%以上
⑦学校給食における地場産物を使用する割合	26.9%※	30%以上
⑧学校給食における国産の食材を使用する割合	77.3%※	80%以上
⑨主食・主菜・副菜を組み合わせた食事を1日2回以上ほぼ毎日食べている国民の割合	57.7%※	70%以上
⑩主食・主菜・副菜を組み合わせた食事を1日2回以上ほぼ毎日食べている若い世代の割合	43.2%	55%以上
⑪生活習慣病の予防や改善のために，ふだんから適正体重の維持や減塩等に気をつけた食生活を実践する国民の割合	69.4%	75%以上
⑫食品中の食塩や脂肪の低減に取り組む食品企業の登録数	67社※	100社以上
⑬ゆっくりよく噛んで食べる国民の割合	49.2%	55%以上
⑭食育の推進に関わるボランティア団体等において活動している国民の数	34.4万人※	37万人以上
⑮農林漁業体験を経験した国民（世帯）の割合	36.2%	40%以上
⑯食品ロス削減のために何らかの行動をしている国民の割合	67.4%※	80%以上
⑰地域や家庭で受け継がれてきた伝統的な料理や作法等を継承し，伝えている国民の割合	41.6%	50%以上
⑱地域や家庭で受け継がれてきた伝統的な料理や作法等を継承している若い世代の割合	49.3%	60%以上
⑲食品の安全性について基礎的な知識を持ち，自ら判断する国民の割合	72.0%	80%以上
⑳食品の安全性について基礎的な知識を持ち，自ら判断する若い世代の割合	56.8%	65%以上
㉑推進計画を作成・実施している市町村の割合の増加	76.7%	100%

※は26年度のデータ．

263-01695

2. 若年女性の食生活

1）若年女性の食をめぐる現状

国民健康・栄養調査の結果から性別，年齢階級別の BMI による体格の推移をみると，男性は成人全般で肥満者が増加する一方で，女性の 20 歳代，30 歳代においては，低体重（やせ）の割合が増加する傾向がみられる（**図Ⅲ-16**）．しかしながら，この年代の女性の約半数が自分を「太っている」「少し太っている」と認識し，体格が「普通」の者の約半数，さらには「低体重」の者であっても 12.6％の者が体重を減らそうと思っており（平成 20 年国民健康・栄養調査），若年女性のやせ願望，ダイエット志向がますます加速する傾向にある．

食生活の問題として，20～30 歳代女性は，朝食欠食率が他の年代と比較して高いことがあげられる（**図Ⅲ-17**）．

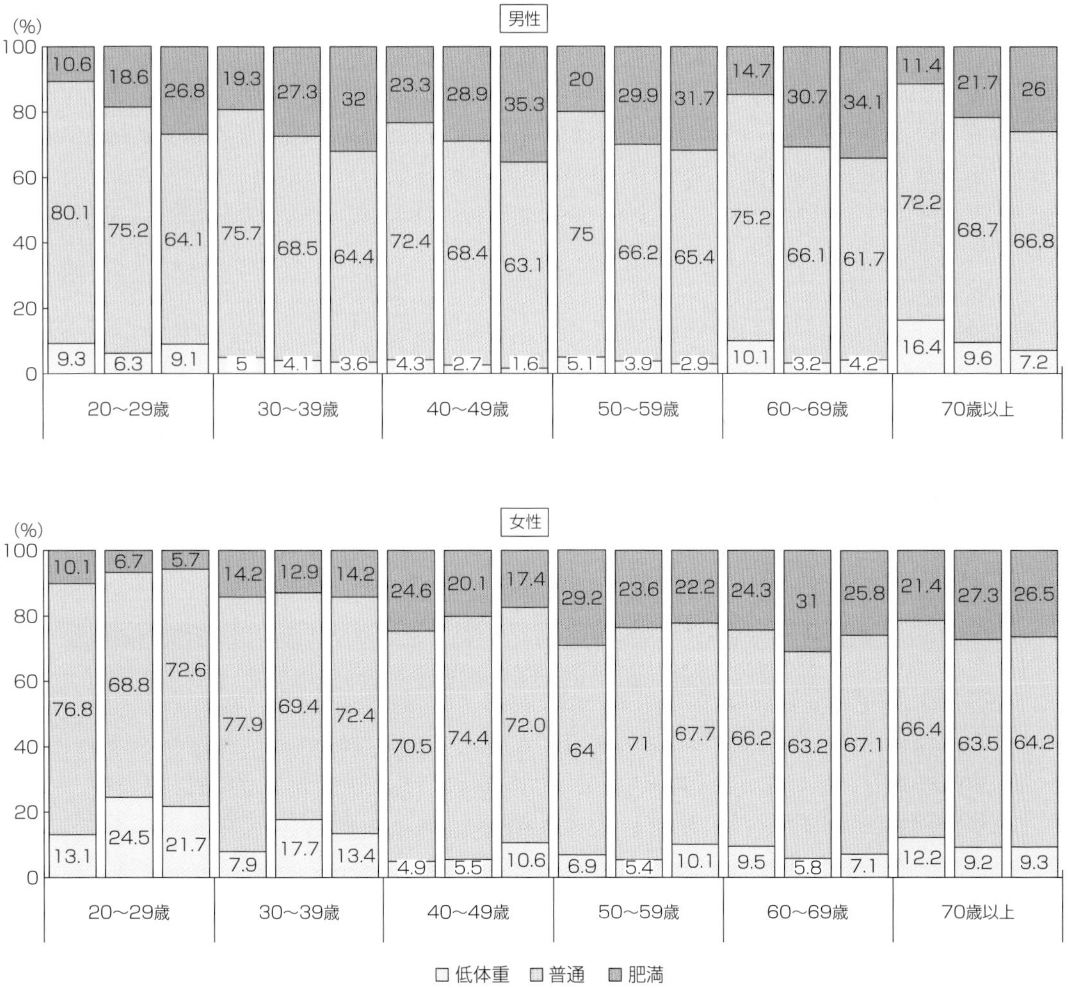

図Ⅲ-16　年齢別，体格（BMI の範囲別人数の割合）の変化（厚生労働省．国民健康・栄養調査より）
各年齢の左は 1980 年，中央は 2000 年，右は 2017 年．

263-01695

また，20 歳代女性の栄養素等摂取量は，50～60 歳代女性よりもエネルギーおよびたんぱく質の摂取量が少なく，脂肪エネルギー比率が高い傾向があり，妊娠・授乳期に特に必要とされるカルシウム，鉄，葉酸等の摂取量がきわめて少ない（**表Ⅲ-34**）．これらの摂取量を食事摂取基準と比較しても，不足のリスクを抱える者が多いことが推測できる．

本来，“ダイエット（diet）”とは“食事”を意味する．治療や体重コントロールのために決められた食事を意味する場合もあるが，いずれにせよ“適切に食べる”という意味合いがある．しかし，いまでは“ダイエット＝食べない”といった意味合いで認識され使われることが多い．摂食障害*が原因で死亡したトップモデルが話題になり，若年女性のやせすぎ問題が注目された．

*　摂食障害－拒食症と過食症

摂食障害は拒食症（神経性無食欲症）と過食症（神経性大食症）の総称である．心理的要因による病気であり，思春期の若年期の女子に多い．拒食症は肥満や体重増加に強い恐怖感をもったり，体重や体型の捉え方に障害があったりする．過食症は，暴飲暴食後の嘔吐や，下剤の服用による下痢を繰り返す．

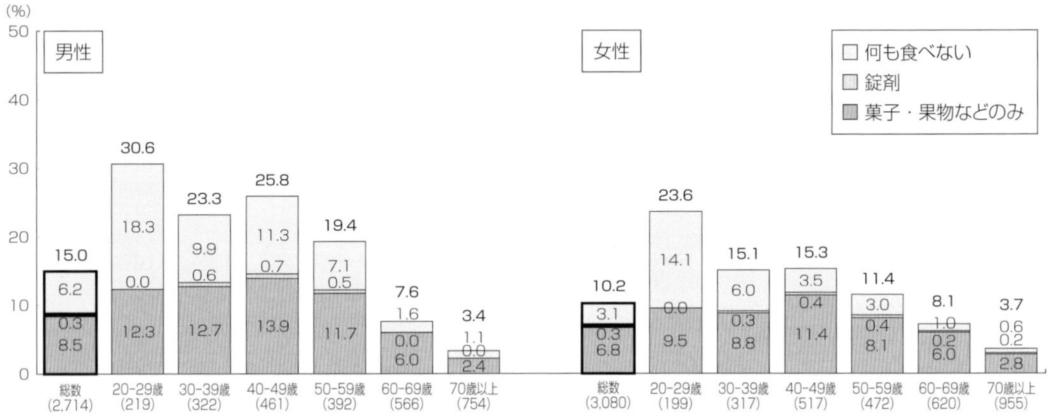

図Ⅲ-17　朝食欠食率の移動平均値

（厚生労働省．平成 29 年国民健康・栄養調査より）

表Ⅲ-34　栄養素等摂取量（女性，年齢階級別，平均値）

	エネルギー (kcal)	たんぱく質 (g)	脂肪エネルギー比率 (%)	カルシウム (mg)	鉄 (mg)	葉酸 (μg)
15～19 歳	1,885	67.6	31.2	462	6.7	235
20～29 歳	1,694	62.2	30.5	420	6.4	227
30～39 歳	1,685	59.7	29.2	421	6.4	226
40～49 歳	1,704	61.5	29.6	445	6.8	250
50～59 歳	1,724	65.4	29.7	511	7.3	281
60～69 歳	1,794	69.3	28.7	552	8.2	322
70～79 歳	1,750	68.6	26.3	582	8.5	345
80 歳～	1,588	60.7	24.8	518	7.3	300

（厚生労働省．平成 29 年国民健康・栄養調査より）

263-01695

2）生まれてくる子どもの健康をめぐる現状

若年女性の低体重の割合が増加しているのは前述したとおりである．低体重の女性が妊娠し子どもを出産した場合，または妊娠中に適切な体重増加が認められないまま出産に至った場合，その子どもは低出生体重児（2,500 g 未満）となるリスクが高く，その割合は増加傾向にある（1975 年 5.1％，2014 年 9.5％）．

問題なのは，これらの低出生体重児が成人になったときに，正常出生体重児に比べてメタボリックシンドロームを発症するリスクが高いということが近年明らかになってきたことである（成人病胎児期発症説）．このように，やせは本人の一生を左右するだけではなく，将来産む子どもの健康にまで影響を及ぼすことがわかってきた．

3. 食を選択する力

子どもが自分自身で「どんな食べものをどのように食べればよいのか」を考えることができ，食に興味をもつように導くこと（食の自立をめざす）が食育における保育士の役割である．まずは，自分の体について知り，健康であるためにどうしたらよいかを考える必要がある．

近年，インターネットなどメディア利用の多様化によって，さまざまな情報が簡単に入手できるようになり，フードファディズム*などの問題も浮き彫りにされた．情報が氾濫しているなかで，自分で取捨選択して食についての正しい知識と実践方法を身につけることが重要である．

*　フードファディズム

食べものや栄養が健康や病気に与える影響を過大に信じること．科学的根拠に基づいていないにもかかわらず，テレビなどで放送されると翌日にはその対象商品だけが売り切れてしまうような現象もそうである．

263-01695

演習18 自分の食生活を振り返ろう

目的 食事バランスガイドを用いてあなたの食生活を振り返ってみよう．下記の記入表に 1 日の食事内容を記入し，その合計でコマを塗りつぶしたら，摂取の目安と比較し，自己評価をしよう．

男性	エネルギー（kcal）	主食	副菜	主菜	牛乳乳製品	果物	女性
6〜9歳（活動量） 70歳以上（低い）	1,400 〜2,000	4〜5	5〜6	3〜4	2	2	6〜11歳（活動量） 70歳以上 12〜17歳・18〜69歳（低い）
70歳以上（ふつう以上） 10〜11歳 12〜17歳・18〜69歳（低い）	2,200 ±200 基本形	5〜7	5〜6	3〜5	2	2	12〜17歳・18〜69歳（ふつう以上）
12〜17歳・18〜69歳（ふつう以上）	2,400 〜3,000	6〜8	6〜7	4〜6	2〜3	2〜3	

単位：つ（SV）

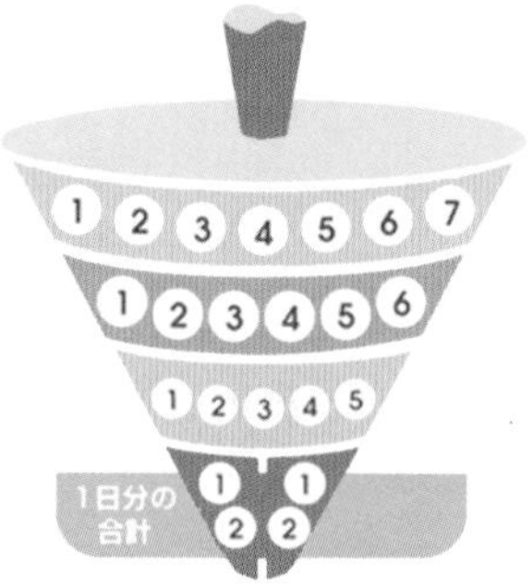

	献立名	主食	主菜	副菜	牛乳・乳製品	果物
朝食						
昼食						
夕食						
計						

263-01695

G 妊娠・授乳期の食生活

妊娠中の食生活は，胎児の健全な発育と母体の健康を満足させるものでなければならない．妊娠により胎児は出生体重約 3 kg に発育するが，その他に胎盤・臍帯・卵膜・羊水などの組織が増殖する．また母体は乳房組織の完成，分娩時の出血や体力消耗に備え，さらには分娩後の授乳に備えるためにも，食事摂取基準については非妊娠時に比べて全般的に増やす必要がある．

授乳期に質のよい母乳をつくるためには，母体の栄養が土台になる．母乳の分泌をよくするために，また産後の母体の回復のためにも，バランスのとれた適正な栄養を摂取する必要がある

1. 妊娠のメカニズム

1）妊娠経過

卵巣から排出された卵子は，卵管内で精子と受精し，約 1 週間で子宮内膜に着床する．この着床の時点を妊娠の成立という．最終月経初日を 0 日として数え，約 280 日で分娩する．妊娠期は大きく 3 期に分けられ，妊娠初期（0～14 週未満）には臓器・器官の原型が形成される．妊娠中期（14～28 週未満）には胎盤が完成され，20 週を過ぎたころから胎動を感じるようになる．妊娠後期（28 週～）には身体の各器官が胎外で適応するために準備をはじめ，40 週で体重約 3 kg，身長約 50 cm にまで成長し誕生する．

2）母体の変化

妊娠すると胎児，胎盤，羊水の新生，子宮や乳房の増大分，さらに出産，育児に備える母体の貯蔵脂肪などが増え，それが体重増加となって現れる．妊娠中の体重増加量は非妊娠時の体格ごとに個別化した指導が必要である．過度の体重増加は妊娠高血圧症候群や妊娠糖尿病につながるリスクが高くなる．また，体重増加が 5 kg 未満と少なすぎる場合は，切迫流産，悪阻，低出生体重児のリスクが高くなる．

体格区分別の妊娠全期間の推奨体重増加量を**表Ⅲ-35** に，妊娠中期から後期における 1 週間当たりの推奨体重増加量を**表Ⅲ-36** に示す．

2. 妊娠・授乳期の食生活

1）食事摂取基準

推定平均必要量および推奨量の設定が可能な栄養素については非妊娠時，非授乳期の値に対する付加量で示されている．目安量の設定に留まる栄養素については，原則として胎児の発育に問題がないと想定される日本人妊婦・授乳婦の摂取量の中央値を用いている（日本人の食事摂取基準（2020 年版）参照：**表Ⅲ-37**）．

263-01695

表Ⅲ-35　体格区分別　妊娠全期間の推奨体重増加量

体格区分（BMI）	推奨体重増加量
低体重（やせ）：18.5 未満	9～12 kg
ふつう：18.5 以上 25 未満	7～12 kg※1
肥満：25 以上	個別対応※2

体格区分は非妊娠時の体格による.
※1 体格区分が「ふつう」の場合，BMI が「低体重（やせ）」に近い場合には推奨体重増加量の上限側に近い範囲を，「肥満」に近い場合には推奨体重増加量の下限側に近い範囲を推奨することが望ましい.
※2 BMI が 25.0 をやや超える程度の場合は，おおよそ 5 kg を目安とし，著しく超える場合には，他のリスク等を考慮しながら，臨床的な状況を踏まえ，個別に対応していく.

表Ⅲ-36　体重区分別　妊娠中期から後期における 1 週間当たりの推奨体重増加量

体格区分（BMI）	推奨体重増加量
低体重（やせ）：18.5 未満 ふつう：18.5 以上 25 未満	0.3～0.5 kg
肥満：25 以上	個別対応※

体格区分は非妊娠時の体格による.
※妊娠初期については体重増加に関する利用可能なデータが乏しいことなどから 1 週間当たりの推奨体重増加量の目安を示していないため，つわりなどの臨床的な状況を踏まえ，個別に対応していく.

（厚生労働省．健やか親子 21．2006 より）

表Ⅲ-37　妊娠期，授乳期の食事摂取基準

（1 日当たり）

年齢			エネルギー (kcal)	たんぱく質 推奨量 (g)	たんぱく質 目標量 (%エネルギー)	脂肪エネルギー比率 (%エネルギー)（目標量）	カルシウム (mg)（推奨量）	鉄 (mg)（推奨量）	ビタミンA (μgRAE)（推奨量）	ビタミンD (μg)（目安量）	ビタミンB_1 (mg)（推奨量）	ビタミンB_2 (mg)（推奨量）	葉酸 (μg)（推奨量）	ビタミンC (mg)（推奨量）
18～29 歳(女)※			2,000	50	13～20	20～30	650	6.5	650	8.5	1.1	1.2	240	100
30～49 歳(女)※			2,050	50	13～20	20～30	650	6.5	700	8.5	1.1	1.2	240	100
付加量	妊婦	初期	+50	+0	13～20	20～30	—	+2.5	+0	—	+0.2	+0.3	+240	+10
		中期	+250	+5	13～20			+9.5	+0					
		後期	+450	+25	15～20			+9.5	+80					
	授乳婦		+350	+20	15～20	20～30	—	+2.5	+450	—	+0.2	+0.6	+100	+45

※身体活動レベルⅡの食事摂取基準を示す.

（日本人の食事摂取基準 2020 年版より）

エネルギー

母体の基礎代謝量の増加，胎児，胎盤などの増加成分を考慮すると，エネルギーは，非妊娠時の推定エネルギー必要量に対して，初期 50 kcal，中期 250 kcal，後期 450 kcal が付加されている．授乳期は総エネルギー消費量，1 日の泌乳量 780 m*l* と母体の体重減少分などを考慮して，350 kcal が付加されている.

たんぱく質

妊娠時の胎児の身体を構成する主要成分であり，母体も乳房や子宮の発育，血液の増加などを考慮して良質のたんぱく質を多くとる必要があるため，たんぱく質の蓄積

263-01695

量が考慮される．妊娠期の付加量（推奨量）は，中期 5 g，後期 25 g とされている．授乳期は泌乳のために付加量（推奨量）は 20 g とされている．

脂質

脂肪エネルギー比率は，非妊娠時と同様とされている．多価不飽和脂肪酸であるドコサヘキサエン酸（DHA）やアラキドン酸は，胎児の神経組織の構成に必要であり，積極的な摂取が望ましい．

ミネラル

カルシウム

妊娠・授乳中はカルシウムの吸収率が増加することなどから，この時期の付加量は必要としない．しかしながら，これは非妊娠時から十分摂取していることが前提であり，非妊娠時の摂取量が十分でない場合は，推奨量の 650 mg をめざして積極的に摂取することが望ましい．

鉄

妊娠中は基本的損失のほか，胎児，胎盤，臍帯への鉄貯蔵が必要になる．また，胎盤を経由して母体から胎児に栄養や酸素を供給するため，母体の循環血液量が 30～50％増加する．食事摂取基準では，年齢区分の「月経なし」の値に初期 2.5 mg，中期および後期に 9.5 mg を付加する．授乳期には，1 日の泌乳量 780 m*l* と母乳中の鉄濃度から考慮して，2.5 mg を付加する．

鉄の吸収率は個人の必要状態や鉄の化学形態などからも影響を受ける．ヘム鉄は肉の赤身や魚の血合い，レバーなど動物性食品に多く含まれ吸収率も比較的よいのに対し，植物性食品に多く含まれる非ヘム鉄は吸収率があまりよくない．しかし，非ヘム鉄はビタミン C と一緒に摂取すると，還元されて吸収がよくなる．また，コーヒーや紅茶に含まれるタンニンや，玄米に含まれるフィチン酸も鉄の吸収を妨げるため，食べ方を工夫することも重要である．

ビタミン

ビタミン A

ビタミン A 活性を示す物質には数十種類あり，動物性食品からは主にレチノールとして，植物性食品から主にカロテノイドとして摂取される．

胎児に必要とされるビタミン A のほとんどが妊娠後期に蓄積されるため，妊娠後期にビタミン A が 80 μgRAE 付加されている．一方，妊娠初期に過剰摂取すると胎児奇形のリスクがあることから，適正量を摂取することに気をつけなければならない．耐容上限量は 2,700 μgRAE とされているため，妊娠初期にはレチノールの多いレバーやうなぎ，サプリメントの多量摂取は避けることが重要である．なお，胎児奇形のリスクはレチノールとしての摂取の場合であり，緑黄色野菜に含まれるカロテノイドの多量摂取によるリスクは考えなくてよい．

263-01695

授乳中は乳汁中の分泌量を加味し，450 μgRAE が付加されている．

葉酸

葉酸はビタミン B 群の一つであり，通常の食生活では欠乏することはあまりない．しかし，受胎前後に十分に摂取されないと，無脳症や二分脊椎症などの神経管閉鎖障害のリスクが高くなる．胎児の神経管閉鎖障害は受胎後約 28 日で閉鎖する神経管の形成異常であり，妊娠を計画している女性，妊娠の可能性がある女性は 1 日 400 μg の葉酸を摂取することが発症予防に有効である．

妊娠中期および後期は葉酸の分解および排泄が促進されるため，非妊娠時に 240 μg を付加し，1 日 480 μg の葉酸摂取が望まれる．葉酸を多く含む緑黄色野菜などの摂取を心がけ，場合によってはサプリメントも上手に利用するのもよい．しかし，サプリメントは簡便性などから過剰摂取につながりやすいため，1 日の摂取量が 1 mg を超えないように注意しなければならない．

鉄，葉酸を多く含む食品を**表Ⅲ-38・39** に示す．

表Ⅲ-38　食品 100 g 当たりの鉄含有量（mg）

植物性食品（非ヘム鉄給源）		
ほしひじき	鉄釜，乾	58.2
	鉄釜，ゆで	2.7
	ステンレス釜，乾	6.2
	ステンレス釜，ゆで	0.3
きくらげ（乾）		35.2
ピュアココア		14.0
焼きのり		11.4
きざみこんぶ		8.6
パセリ		7.5
だいず（乾）		6.8
そらまめ（乾）		5.7
あずき（乾）		5.4
納豆		3.3
だいこん（葉）		3.1
切干しだいこん（乾）		3.1
こまつな		2.8
えだまめ		2.7
ひよこまめ（乾）		2.6
乾燥わかめ（素干し）		2.6
サラダな		2.4
からしな		2.2
玄米		2.1
ほうれんそう		2.0
ライ麦パン		1.4

動物性食品（ヘム鉄給源）	
あさり（缶）	29.7
煮干し	18.0
豚レバー	13.0
鶏レバー	9.0
牛レバー	4.0
あさり	3.8
さくらえび(干)	3.2
牛もも肉	2.7
めざし	2.6
ほたてがい	2.2
はまぐり	2.1
鶏もも肉	2.1
いわし	2.1
かつお	1.9
鶏卵	1.8
さんま	1.3
まぐろ（赤身）	1.1

263-01695

表Ⅲ-39　食品 100 g 当たりの葉酸含有量（μg）

牛レバー	1,000	ほうれんそう	210
鶏レバー	1,300	ブロッコリー	210
豚レバー	810	ぜんまい	210
生うに	360	アスパラガス	190
ひよこまめ	350	だいこん（葉）	140
なばな	340	あずき（乾）	130
えだまめ	320	納豆	120
からしな	310	そらまめ（乾）	260
モロヘイヤ	250	いちご	90
しいたけ（乾）	240	アボカド	84
だいず	260	マンゴー	84
パセリ	220	鶏卵	43

（日本食品標準成分表 2015 年版（七訂）より）

表Ⅲ-40　妊婦が注意すべき魚介類の種類とその摂取量（筋肉）の目安

摂取量（筋肉）の目安	魚介類
1 回約 80 g として妊婦は 2 か月に 1 回まで（1 週間当たり 10 g 程度）	ばんどういるか
1 回約 80 g として妊婦は 2 週間に 1 回まで（1 週間当たり 40 g 程度）	こびれごんどう
1 回約 80 g として妊婦は週に 1 回まで（1 週間当たり 80 g 程度）	きんめだい めかじき くろまぐろ めばち（めばちまぐろ） えっちゅうばいがい つちくじら まっこうくじら
1 回約 80 g として妊婦は週に 2 回まで（1 週間当たり 160 g 程度）	きだい まかじき ゆめかさご みなみまぐろ よしきりざめ いしいるか くろむつ

参考 1）まぐろのなかでも，きはだ，びんなが，めじまぐろ（くろまぐろの幼魚），ツナ缶は通常の摂食で差し支えありませんので，バランスよく摂食してください．
参考 2）魚介類の消費形態ごとの一般的な重量は以下のとおりです．

寿司，刺身	一貫または一切れ当たり	15 g 程度
刺身	一人前当たり	80 g 程度
切り身	一切れ当たり	80 g 程度

（厚生労働省）

2）妊娠期の魚介類の摂取について

魚介類は妊産婦にとって不可欠な栄養素を摂取するのに欠かせない食材である．しかし自然界の食物連鎖により，一部の魚介類にはメチル水銀が含まれており，それらを偏って摂取すると，胎児に神経系の障害を与える可能性がある．厚生労働省では水銀濃度が高い魚介類を大量に摂取しないよう注意喚起している（**表Ⅲ-40**）．また，この対象となるのは胎児と妊婦のみで乳幼児などは摂取しても排出することができるので摂取を控える必要はない．

3) 妊娠中の食中毒予防について

一般に食品を冷蔵庫で保存したり，塩漬けにしていると食中毒菌が増えないと思いがちであるが，リステリアはこのような条件下でも増殖し食中毒の原因になることがある．健康な成人では，賞味期限や保存方法を守っていれば食中毒が発生するほどの菌数にはならないが，妊婦や高齢者や免疫機能が低下している人は，少量のリステリアでも発症し，敗血症や髄膜炎などの重篤な状態になる恐れがある．特に妊婦は胎盤や胎児に感染し，流産，早産の誘因になったり，新生児の髄膜脳炎・敗血症あるいは死産を引き起こすことがある．加熱殺菌していない牛乳やナチュラルチーズなどの乳製品，肉や魚のパテ・生ハム・スモークサーモンなどの食肉・魚介類加工品は避けた方がよい．冷蔵庫を過信せず，十分加熱してから食べるように心がける．

トキソプラズマは家畜の肉や感染したばかりのネコの糞や土の中などにいる原虫である．感染しても健康な人にはまったく問題ないが，妊婦がはじめて感染した場合は，胎児の流産，死産，脳や眼の障害などの「先天性トキソプラズマ症」を発症することがある．肉は十分加熱して食べる，野菜や果物はきれいに洗うなど感染予防を心がける．

4) 妊産婦のための食生活指針

妊婦・授乳婦が望ましい食生活を実践できるよう，なにをどれだけ食べたらよいかをわかりやすく示した食生活指針（付表 4）と食事バランスガイド（図Ⅲ-18）がつくられた．

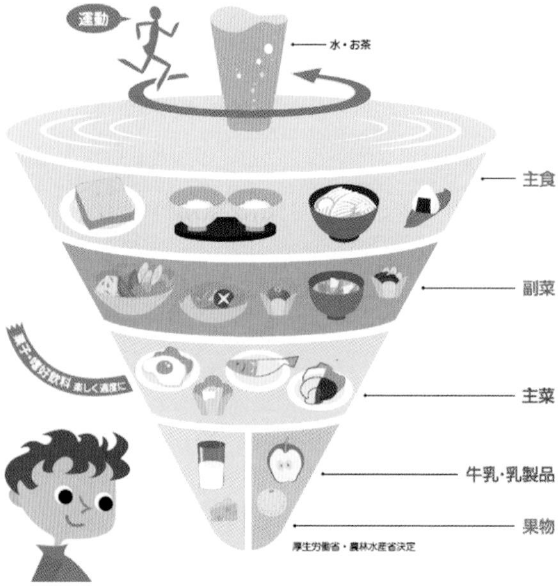

	非妊娠時	1日分付加量 妊娠初期	妊娠中期	妊娠末期 授乳期
主食	5～7 つ(SV)	―	―	+1
副菜	5～6 つ(SV)	―	+1	+1
主菜	3～5 つ(SV)	―	+1	+1
牛乳・乳製品	2 つ(SV)	―	―	+1
果物	2 つ(SV)	―	+1	+1

図Ⅲ-18　妊産婦のための食事バランスガイド

263-01695

3. 妊娠・授乳期の疾病とその予防

1）つわり・悪阻

妊娠6週頃から，主に早朝や空腹時に吐き気や嘔吐などが起こる現象をつわりという．食欲不振，悪心，嘔吐，味覚・嗜好の変化，唾液がたくさん出る，においに敏感になるなど，症状，程度などはきわめて個人差が大きい．ほとんどが妊娠4か月頃には自然に治るが，ときには嘔吐を繰り返し脱水症状がみられたり，持続的に体重が減り栄養障害を起こすなど重症化する場合がある．このような症状のものを妊娠悪阻という．

対策としては，心身の安静と休養，少量頻回の食事と水分摂取を心がける．妊娠悪阻の場合，輸液等の治療を行う．ウェルニッケ脳症（眼球運動障害，運動失調，意識障害）をきたす恐れがある場合はビタミン B_1 を投与して予防する．

2）妊娠高血圧症候群

妊娠20週以降分娩後12週までにはじめて高血圧（収縮期140 mmHgもしくは拡張期90 mmHg）がみられる場合をいう．高血圧にたんぱく尿，肝機能障害，腎機能障害，神経障害，血液凝固障害，胎児発育不全などの合併症をともなう場合を妊娠高血圧腎症という．妊娠後期に発症しやすく，母体側では肺水腫，子癇，脳出血，胎児側では，発育不全，常位胎盤早期剥離，胎児死亡などの異常をきたす場合もある．全妊婦の7～12％の頻度で発症する．

対策としては，医師の指示に従い，安静にすることが原則である．妊娠高血圧腎症は，入院管理を要する．定期検診をきちんと受け，早期発見，早期治療を心がけることも大切である．

3）妊娠糖尿病

妊娠中に発症した，あるいははじめて認識された耐糖能異常のことをいう．インスリンの必要量が非妊娠時よりも多くなるために高血糖に陥る場合がある．血糖コントロールがうまくいかないと，巨大児や難産，流産になりやすく，黄疸，多血症などの合併症もみられる場合がある．早期発見，医師の指示のもと適切管理が望まれる．

4）貧血

妊娠期の貧血の多くは鉄欠乏性貧血であるが，葉酸やビタミン B_{12} 欠乏によってもまれにみられる．母体の循環血液量の増加により，鉄の要求量が多くなり息切れ・めまいなどの症状がみられる．鉄含有量の高いもの，吸収率を高めるものを選択する．

4. 妊娠期の献立

妊娠中期の献立例を**表Ⅲ-41**に示す．

263-01695

表Ⅲ-41　妊娠中期　献立例

区分	料理名	材料名	分量 (g)	エネルギー (kcal)	たんぱく質 (g)	脂質 (g)	食物繊維 (g)	カルシウム (mg)	鉄 (mg)	食塩 (g)	つくり方
朝	ご飯	はいが米	80	286	5.2	1.6	1.0	6	0.7	0	
	みそ汁	だいこん	20	4	0.1	Tr	0.3	5	Tr	0	
		えのきたけ	10	2	0.3	Tr	0.4	0	0.1	0	
		カットわかめ	1	1	0.2	Tr	0.4	8	0.1	0.2	
		葉ねぎ	3	1	0.1	0	0.1	2	Tr	0	
		かつおだし	150	5	0.8	0.2	0	3	0	0.2	
		みそ	9	17	1.1	0.5	0.4	9	0.4	1.1	
	納豆のモロヘイヤ和え	納豆	45	90	7.4	4.5	3.0	41	1.5	0	
		モロヘイヤ	20	8	1.0	0.1	1.2	52	0.2	0	
		しょうゆ	2	1	0.2	0	0	1	Tr	0.3	
		みりん	2	5	0	0	0	Tr	0	0	
		練りがらし	1	3	0.1	0.1	0	1	Tr	0.1	
	ひじきと油揚げの煮物	ひじき（ゆで）*	20	2	0.1	0.1	0.7	19	0.1	0.1	*ステンレス釜で蒸し煮後乾燥した干しひじき
		油揚げ	30	53	3.7	4.1	0.2	42	0.5	0	
		にんじん	10	4	0.1	Tr	0.3	3	Tr	0.0	
		油	2	18	0	2.0	0	0	0	0	
		しょうゆ	2	1	0.2	0	0	1	Tr	0.3	
		砂糖	1	4	0	0	0	Tr	0	0	
	フルーツヨーグルト	ヨーグルト	80	50	2.9	2.4	0	96	0	0.1	
		バナナ	20	17	0.2	Tr	0.2	1	0.1	0	
		キウイフルーツ	20	1	0.2	Tr	0.5	7	0.1	0	
		みかん（缶）	20	13	0.1	Tr	0.1	2	0.1	0	
		小　計		586	24.0	15.6	8.8	299	3.9	2.4	
昼	牛もも肉のカレーライス	米	90	322	5.5	0.8	0.5	5	0.7	0	●牛もも肉のカレーライス ① たまねぎ，しょうが，にんにく，セロリーはみじん切りにし，にんじんはすりおろす． ② 牛肉は一口大に切る． ③ 厚手の鍋にオリーブ油をいれ，にんにく，しょうがを炒め香りをだし，牛肉を炒める． ④ たまねぎ，セロリー，にんじんを加えてよく炒め，小麦粉，カレー粉を入れてよく炒める． ⑤ A を入れて約 20 分煮込んだ後，えび，ほたて貝，いかを入れて味をなじませる．グリンピースを彩りに入れる．
		牛もも肉	60	116	12.8	6.4	0	2	1.7	0.1	
		にんにく	2	3	0.1	Tr	0.1	Tr	Tr	0	
		しょうが	2	1	Tr	0	Tr	Tr	Tr	0	
		セロリー	10	2	Tr	Tr	0.2	4	Tr	0.0	
		たまねぎ	70	26	0.7	0.1	1.1	15	0.1	0	
		にんじん	20	8	0.1	Tr	0.6	6	Tr	0.0	
		マッシュルーム	5	1	0.1	Tr	0.1	Tr	Tr	0	
		オリーブ油	4	37	0	4.0	0	0	0	0	
		小麦粉	8	29	0.7	0.1	0.2	2	Tr	0	
		カレー粉	2	8	0.3	0.2	0.7	11	0.6	0.0	
		A ローリエ	1 枚								
		A 水	80								
		A ウスターソース	3	4	Tr	0	Tr	2	Tr	0.3	
		A トマト水煮	50	10	0.5	0.1	0.7	5	0.2	0	
		A こしょう	少量								
		A 固形ブイヨン	3	7	0.2	0.1	0	1	Tr	1.3	
		A 砂糖	2	8	0	0	0	0	0	0	
		グリンピース	5	5	0.3	Tr	0.3	1	0.1	0.0	
	ブロッコリーのサラダ	ブロッコリー	50	14	1.8	0.2	1.9	17	0.4	0	●ブロッコリーのサラダ ① ブロッコリーはゆで，小房にわける． ② トマトは細切りにする． ③ ベーコンは細切りにし，炒める． ④ B を合わせてドレッシングをつくり，①～③，スイートコーンを和え，盛り付ける．
		トマト	50	10	0.4	0.1	0.5	4	0.1	0	
		スイートコーン	10	8	0.2	0.1	0.3	Tr	Tr	0.1	
		ベーコン	10	41	1.3	3.9	0	1	0.1	0.2	
		B しょうゆ	2	1	0.2	0	0	1	Tr	0.3	
		B 酢	2	1	0	0	0	0	0	0	
		B ごま油	2	18	0	2.0	0	0	0	0	
		B しょうが汁	少量								
		小　計		680	25.2	18.1	7.2	77	4.2	2.2	
15 時	ずんだ白玉	白玉粉	30	110	1.9	0.3	0.2	2	0.3	0	●ずんだ白玉 ① 白玉粉に水を加え，混ぜる． ② 耳たぶくらいの硬さでひとつにまとまったら，熱湯でゆで，氷水で冷やす． ③ えだまめを軟らかくなるまでゆで，薄皮を取り除く． ④ ③をすりつぶし，はちみつを混ぜ，ずんだあんとして白玉団子にそえる．
		水	30								
		えだまめ（ゆで）	20	27	2.3	1.2	0.9	15	0.5	0	
		はちみつ	5	15	0.0	0	0	0	0.1	0	
	ミルクココア	ココア	4	11	0.7	0.9	1.0	6	0.6	0	
		普通牛乳	80	54	2.6	3.0	0	88	Tr	0.1	
		熱湯	60								
		グラニュー糖	3	12	0	0	0	0	0	0	
		小　計		229	7.5	5.4	2.1	111	1.5	0.1	
夕	あさりご飯	米	80	286	4.9	0.7	0.4	4.0	0.6		●あさりごはん ① 洗った米にあさり水煮，千切りにしたしょうが，酒，しょうゆを加えて炊く． ② 炊き上がったらすぐに，刻んだみつばを入れて混ぜしばらく蒸らした後，器に盛り付ける．
		水	110								
		あさり水煮缶	20	23	4.1	0.4	0	22	5.9	0.2	
		しょうが	2	1	Tr	0	Tr	Tr	Tr	0	
		酒	3	3	0	0	0	0	0	0	
		しょうゆ（うすくち）	1	1	0.1	0	0	Tr	Tr	0.2	
		みつば	5	1	Tr	0	0.1	2	Tr	0	
	さば煮	さば	80	198	16.5	13.4	0	5	1.0	0.2	
		しょうゆ	5	4	0.4	0	0	1	0.1	0.7	
		酒	3	3	0	0	0	0	0	0	
		砂糖	3	12		0	0	0	0	0	
		しょうが	2	1	Tr	0	Tr	Tr	Tr	0	
	ごま酢和え	ほうれんそう	50	10	1.1	0.2	1.4	25	1.0	0	●ごま酢和え ① ほうれんそうはゆでた後，水気をしぼり，3～4 cm 幅に切る． ② 戻した切り干し大根はさっとゆがいて，3～4 cm 幅に切る． ③ にんじんは千切りにしてゆで，油揚げは油抜きをした後短冊切りにする． ④ すり鉢でごまをすり，しょうゆ，みりん，酢を加えたあと①～③をいれ和える．
		切り干し大根	5	15	0.5	Tr	1.1	25	0.2	Tr	
		にんじん	10	4	0.1	Tr	0.3	3	Tr	Tr	
		油揚げ	10	41	2.3	3.4	0.1	31	0.3	0	
		いりごま	4	24	0.8	2.2	0.5	48	0.4	0	
		しょうゆ	3	2	0.2	0	0	1	0.1	0.4	
		みりん	3	7	0	0	0	0	0	0	
		酢	5	2	Tr	0	0	0	0	0	
	なめこのかき玉汁	かつおだし	150	5	0.8	0.2	0	3	0	0.2	
		食塩	0.5	0	0	0	0	Tr	0	0.5	
		しょうゆ（うすくち）	1	1	0.1	0	0	Tr	Tr	0.2	
		卵	20	30	2.5	2.1	0	10	0.4	0.1	
		なめこ	20	3	0.3	Tr	0.7	1	0.1	0	
		葉ねぎ	3	1	0.1	0	0.1	2	Tr	0	
	果物	りんご	70	40	0.1	0.1	1.0	2	0.1	0	
		小　計		718	34.8	22.7	4.7	184	10.2	2.7	
合　計				2,213	91.6	61.8	22.9	671	19.9	7.4	

Tr：微量

263-01695

Chapter IV

食育の基本と内容

A　食育における養護と教育の一体化

保育における食育は，子どもの発育や発達，健康増進にかかわることはもちろんのこと，給食や生活を通しての食の学びは，人間教育そのものである．１日の大半を過ごす集団保育の環境を通して，養護と教育が一体となり，豊かな人間性を備えた子どもを育成することは，保育の特性ともいえる．

日々の生活と遊びのなかで培われる心身の健康づくり保育は，「生きる力」の源になるが，まずは，保育者が自らの食を振り返ることが，健康な子どもの「生きる力」を保障することに通じる．

1. 子どもの食と栄養についての養護や教育のあり方

食育は，人としての自立と自尊のための生涯教育として位置付けられる．乳幼児期の食育のねらいは，望ましい生活習慣の確立と「食を営む力」の基礎を培うことにある．保育者は子どもの食行動の発達や生活を把握し，活動においては子どもと共感的に理解し合い，学び合う姿勢が求められる．なぜならば，毎日繰り返される食を通した体験的な学習により，子どもの生涯を支える心情や意欲，態度（行動）の基礎が培われるからである．

1）食育の推進への理解

食育基本法　前文（抜粋）

生きる上での基本であって，知育，徳育及び体育の基礎となるべきものと位置付けるとともに，様々な経験を通じて「食」に関する知識と「食」を選択する力を習得し，健全な食生活を実践することができる人間を育てる食育を推進することが求められている．もとより，食育はあらゆる世代の国民に必要なものであるが，子どもたちに対する食育は，心身の成長及び人格の形成に大きな影響を及ぼし，生涯にわたって健全な心と身体を培い豊かな人間性をはぐくんでいく基礎となるものである．（中略）今こそ，家庭，学校，保育所，地域等を中心に，国民運動として，食育の推進に取り組んでいくことが，我々に課せられている課題である．

（食育基本法，内閣府，2005 年）

263-01695

2）子どもへの食育の目標

子どもの生活や遊びは，養護と教育が一体的に展開されている．養護が保障され，そのうえで人として生活する力を体験的に身につけていく学びが食育である．

食育を保育内容の一環として位置付ける……食育の継続性

食育は「生命」に直接かかわる営みである．それだけに活動の源である食べ物，食べ方の援助や教育は全職員の連携のもと，家庭とともに子どもの健全な育ちを確認し合い進めていかなければならない重要な保育内容である．常に保育全体を見通して，保育目標の達成項目に食育を位置付け，保育の計画に基づいた食育の計画を作成し進めていく．

子どもの発達に沿って進める……食育の連続性

食事は子どもが自立を獲得していくプロセスである．結果を急ぐあまり，発達の捉え方が曖昧になることは避けたい．保育者の子どもの発達に対する見極めと援助するうえでの根気が必要で，活動にあたっては，①子どもの育ちを観察する，②背景を知る，③対応する，④記録に残す，といった基本姿勢が求められる．基本方針を立て，保育の年間計画に食育を含めて作成すると，活動後の子どもの心身の育ちに気づくことが多い．

職員間の共通理解をもって進める……食育の共通性

幼い頃の食との出会いや人とのかかわりは，子どもの食に対する感覚や感性を育て，生涯の食行動や食習慣に大きな影響を与えることは，多くの事例研究でも立証されている．食育は，イベント的な活動や単発的な活動を繰り返すことではない．普段からの職員間の共通理解や連携は必至である．

家庭と共通の学びとして進める……食育の協働性

食育を，自分で「食を営む力」を育む練習期として捉えるなら，離乳期からの発達段階に合わせた進め方やその内容の検証は常に必要である．子ども自らが食行動や食習慣を獲得していくには，6年間の育ちにそった食学習の進め方が重要で，家庭と連携した共同学習として進めていくことが望まれる．

2. 食生活や栄養についての指導や教育の内容

保育所保育指針，幼保連携型認定こども園教育・保育要領，幼稚園教育要領では，子どもの教育的な側面から，「健康」「人間関係」「環境」「言葉」「表現」の5領域を設定している．食育に5領域を絡ませることは，子どもの発達を確認する一つの手立てとなる．食育の内容は，子どもたちがさまざまな体験を通し，相互に関連し合いながら次第に達成していくものであり，一つの側面（領域）からだけでなく，複数の領域が絡み合いその有効性が増す．しかし，3歳未満の子どもは，個人差や月齢にお

養護	生命の保障，情緒の安定		
＋			
教育	5領域	5つの子ども像	食育の5項目*
	・社会の一員として生きていくために養うべき能力 ・子どもの発達を評価する視点	・人とかかわりながら健康的に生きていくための基盤 ・「食を営む力」の基礎を培う視点	
	健康：心身ともに健康で安全な生活を送る力を培う	お腹がすくリズムのもてる子ども	食と健康
	人間関係：自立心を育て人とかかわる力を培う	食べたいもの，好きなものが増える子ども	食と人間関係
	環境：好奇心や探求心をかき立てる力を育てる	一緒に食べたい人がいる子ども	食と文化
	言葉：言葉で表現し交わし合い会話する力を培う	食事づくり，準備にかかわる子ども	いのちの育ちと食
	表現：豊かな感性や表現する力を培う	食べものを話題にする子ども	料理と食

＊：3歳以上児を対象．

図Ⅳ-1　保育内容5領域と保育における食育の関連性

（厚生労働省．楽しく食べる子どもに─保育所における食育に関する指針，2004より）

ける発達の差が大きく，その特性から5領域を明確に区別することは困難であり，総合的に展開していく必要がある．

「5つの子ども像」「食育の5項目」と「5領域」の関連性を，**図Ⅳ-1**に示す．ねらいを明確にして活動すると，教育的な効果が期待できる．

3. 子どもの食育をめぐる動向

子どもを取り巻く環境が激変し，食をめぐっては，栄養の偏り，朝食欠食，小児肥満の増加など，問題は多様化・深刻化して，生涯にわたる健康への影響が懸念されている．また，食卓においても孤食化が進み，家族のコミュニケーションの場としての食卓が，その機能を十分果たせていない状況にある．

そこで国は，21世紀における日本の発展のためには，子どもたちが健全な心と身体を培い，未来や国際社会に向かって羽ばたくことができるように，また，すべての国民が心身の健康を確保し，生涯にわたってイキイキと暮らすことができるようにとの見解に立ち，2005年7月に「食育基本法」を施行し（前述1-1），国民運動の一環として食育の推進に力を注いでいる．現在「第3次食育推進基本計画」に基づいて，保育所，認定子ども園における食育は推進されている．

2017年3月には，保育所保育指針，幼保連携型認定こども園教育・保育要領，幼稚園教育要領，小学校学習指導要領が同時に改訂となり，食育推進のさらなる充実が強調された．保育所保育指針における食育（取り組み）の推進は，さらなる充実のほかに，「保育所の特性を生かした食育」「食育の環境の整備等」（後述B-1-2）があげられている．

食生活は食事だけでなく，子どもを取り巻く環境も大いに影響する．飽食の時代にこそ，食事や生活習慣の形成だけでなく，生活と遊びのなかで，食育を総合的に展開していく必要がある．

263-01695

B　食育の内容と計画および評価

食育は,「食」を介して「生活する力」を体験的に理解し，共感的理解やスキルを身につけていく学習である．その内容は単に知識の習得ばかりでなく，活動や実践にあたっては，理解することで関心をもち，一つのことを理解すると次のことが知りたくなり，やると面白い，楽しい，と子ども自らが興味や関心を抱き，自分でするようになっていく過程が大切である．

食育を保育内容の一環として位置付け，食事の援助や教育と５領域との関連性を明らかにして活動すると，学習としての教育的効果が高まる．

1. ねらいと内容

食育の「ねらい」とは，どんな子どもに育ってほしいか，子どもに「食を営む力」をどう身につけさせるかといった活動の目標であり,「内容」とは，ねらいを達成するための具体的な内容や方法のことである．

「ねらい」と「内容」を，子どもの発達の視点で領域にまとめて示された事項は，子どもの育ちを確認する指標の一つであり，評価の目安となる．子どもはさまざまな食体験を通して，心情や態度（行動）を獲得していく．したがって，領域ごとに指導できるものでもなく，総合的に関連し合い統合され，子どもは成長していくのである．

食育のねらいと内容を発達３区分別に，保育所保育指針（厚生労働省，2017）「第２章　保育の内容」から「食」の関連事項を抜粋した（**表Ⅳ-1**）．

表Ⅳ-1　平成29年改定保育所保育指針　第２章　保育の内容

1.「**乳児保育**にかかわるねらいおよび内容」
～健康な心と体を育てるためには～
- **望ましい食習慣の形成**が重要である
- 離乳食が完了期へと徐々に移行するなかで，さまざまな食品に慣れるようにする
- 和やかな雰囲気のなかで食べる喜びや楽しさを味わう
- 進んで食べようとする気持ちが育つようにする
- 食物アレルギーのある子どもへの対応については，嘱託医等の指示や協力のもとに適切に対応する

2.「**1歳以上３歳未満児の保育**にかかわるねらいおよび内容」
～健康な心と体を育てるためには～
- 望ましい食習慣の形成が重要である
- ゆったりした雰囲気のなかで食べる喜びや楽しさを味わう
- 進んで食べようとする気持ちが育つようにする
- 食物アレルギーのある子どもへの対応については，嘱託医等の指示や協力のもとに適切に対応する

3.「**3歳以上児の保育**に関するねらいおよび内容」
～健康な心と体を育てるためには～
- 望ましい食習慣の形成が重要である
- 子どもの食生活の実情に配慮する
- 和やかな雰囲気のなかで保育士等や他の子どもと食べる喜びや楽しさを味わう
- さまざまな食べ物への興味や関心をもつ
- 食の大切さに気づき，進んで食べようとする気持ちが育つようにする

（厚生労働省．保育所保育指針．2017より）

263-01695

2. 食育計画の作成

食育計画を作成するにあたっては，食をめぐる子どもの育ちの問題を蒐集し，その結果を検証して課題を抽出する．そのうえで，保育目標に食育の視点を組み込み基本方針を立て，具体的な子ども像を設定する．それをもとに，6 年間の発達過程を見通して活動内容の系統化をはかり，計画を作成する．

1)「保育所保育指針」を活用した食育計画の作成と展開

計画の作成：保育所保育指針　第 1 章「総則」 3「保育の計画及び評価」参照

～全体的な計画の作成～

・保育所は，保育の目標を達成するために，各保育所の保育の方針や目標に基づき，子どもの発達過程を踏まえて，保育の内容が組織的・計画的に構成され，保育所の生活の全体を通して，総合的に展開されるよう，全体的な計画を**作成しなければならない**.

・全体的な計画は，子どもや家庭の状況，地域の実態，保育時間などを考慮し，子どもの育ちに関する長期的見通しをもって適切に**作成されなければならない**.

・全体的な計画は，保育所保育の全体像を包括的に示すものとし，これに基づく指導計画，保健計画，食育計画等を通じて，各保育所が創意工夫して保育できるよう，**作成されなければならない**.

～指導計画の展開～

・全職員による適切な役割分担と協力体制を整えること．

・子どもが行う具体的な活動は，生活のなかでさまざまに変化することに留意して，子どもが望ましい方向に向かって自ら活動を展開できるよう必要な援助を行うこと．

・子どもの主体的な活動を促すためには，保育士等が多様なかかわりをもつことが重要であることを踏まえ，子どもの情緒の安定や発達に必要な豊かな体験が得られるよう援助すること．

・保育士等は，子どもの実態や子どもを取り巻く状況の変化などに即して保育の過程を記録するとともに，これらを踏まえ，指導計画に基づく保育の内容の見直しを行い，改善を図ること．

2)「保育所における食事の提供ガイドライン」を活用した食育計画の作成と展開

保育所における食事の提供は，食育の一環として，子どもの健全な成長・発達に寄与，貢献するという視点をもち，取り組むことが大切である．

「保育所における食事の提供ガイドライン」（厚生労働省，2012）第 2，3 章に，保育所における食事の提供の 3 つの役割とその具体的なあり方，留意事項が述べられている．

計画の作成：第 3 章　保育所における食事の提供の具体的なあり方

2「食事の提供の留意事項」(4)「保育との連携について」，⑤「食育の計画の作成と位置づけ」参照．

263-01695

～食育年間計画の作成と展開～

・食事の提供を含む食育の計画を，保育の計画に位置付け，作成する.

・食事の提供を含む食育の計画のうち，食育の目標や方針等は，保育所における基本的な計画である保育課程に含めて編成する．また，各年齢やクラス別に食育を実践する際のねらいや内容などは，具体的な計画である指導計画に含めて作成することが基本となる.

・保育の計画として食育の計画を編成・作成する作業は，食事の提供を担う調理員や栄養士のみで行うのではなく，保育士等，保育所の全員が参画し，進めていくことが大切である.

・食事の提供に関する計画は献立作成も含まれるため，保育の計画とは別に作成することも想定される．献立作成にあたっては，保育士や調理員等の意見も踏まえつつ，栄養管理の専門職である栄養士を中心に立案することが求められる.

・子どもの発育，発達状態，健康状態，栄養状態，生活状況などを把握し，それぞれの状況に応じた必要なエネルギーや栄養素が確保できるよう留意することが必要となる.

・「日本人の食事摂取基準」を活用することも大切である.

・食事は子どもが食べることを楽しむものであることが重要である点にも配慮し，献立作成を進める必要がある.

・子どもの食事状況も変化する．保育の場において変化をていねいに把握し，それに応じて摂取方法や摂取量などを考慮することも大切である.

・授乳期・離乳期については，「授乳・離乳の支援ガイド」（平成 19 年 3 月厚生労働省）を参考に，食べる意欲の基礎をつくることを目標とし，家庭生活および保育での様子を踏まえて，一人ひとりの子どもの発育・発達の状況に応じた食事内容を設定していくことが必要となる.

評価：保育所保育指針　第 1 章「総則」 3「保育の計画及び評価」

～保育内容等の評価～　保育士等の自己評価

・保育士等は，保育の計画や保育の記録を通して，自らの保育実践を振り返り，自己評価することを通して，その専門性の向上や保育実践の改善に努めなければならない.

・保育士等による自己評価にあたっては，子どもの活動内容やその結果だけでなく，子どもの心の育ちや意欲，取り組む過程などにも十分配慮するよう留意すること.

・保育士等は，自己評価における自らの保育実践の振り返りや職員相互の話し合い等を通じて，専門性の向上及び保育の質の向上のための過程を明確にするとともに，保育所全体の保育の内容に関する認識を深めること.

～評価を踏まえた計画の改善～

・保育所は，評価の結果を踏まえ，当該保育所の保育の内容等の改善を図ること.

・保育の計画に基づく保育，保育の内容の評価及びこれに基づく改善という一連の取り組みにより，保育の質の向上が得られるよう，全職員が共通理解をもって取り組むことに留意すること.

263-01695

3. 食育の評価

食育活動の実態や達成度を把握するためには，評価は欠かせない．評価は子どもの学習状況が具体的に把握でき，一人ひとりに対応した指導の進め方や内容，方法などの課題が抽出され，今後の指導に生かされることが多い．

1）評価の方法

子どもについては，身長や体重，行動などを数値化した「量的評価」と，意欲や関心，心情など数値化できない「質的評価」がある．保育者については，活動の妥当性や連携で評価する．

① 成育歴による評価は，測定や聞き取りで得た結果から判定する

「児童福祉施設における『食事摂取基準』を活用した食事計画」をもとにした評価は，「成長期の子どもは健全な発育，発達を促すために，必要なエネルギー摂取を基本に，定期的に身長，体重を計測し，成長曲線を用いて，発育評価をするように指導している」（2015 年 3 月，厚生労働省）とある．

②「保育所における食事の提供ガイドライン」の食育評価項目を活用する

5 段階評価を行い，原因や課題を明確にし，保育所・行政・関係者で検討し，改善方法を見出し共有化を図る．その後，実践できたか定期的に確認し振り返る（**表Ⅳ-2**）．

③ 観察による評価は，観察ポイントを定め，観察者がとらえた結果をもとに判定する

「成長期のための食生活指針」（「対象特性別食生活指針」厚生省（当時），1990 年）の食生活目標をもとに評価項目を作成（表Ⅳ-4，表Ⅳ-5 を参考に）（**表Ⅳ-3**）すると評価しやすい．

④ 質問紙による評価は，アンケートやチェック票で得た結果から判定する

表Ⅳ-2　食の提供における質の向上のための評価

評価項目	評価
① 保育所の理念，目指す子どもの姿に基づいた「食育の計画」を作成しているか	1　2　3　4　5
② 調理員や栄養士の役割が明確になっているか	1　2　3　4　5
③ 乳幼児期の発育・発達に応じた食事の提供になっているか	1　2　3　4　5
④ 子どもの生活や心身の状況に合わせて食事が提供されているか	1　2　3　4　5
⑤ 子どもの食事環境や食事の提供の方法が適切か	1　2　3　4　5
⑥ 保育所の日常生活において，「食」を感じる環境が整っているか	1　2　3　4　5
⑦ 食育の活動や行事について，配慮がされているか	1　2　3　4　5
⑧ 食を通した保護者への支援がされているか	1　2　3　4　5
⑨ 地域の保護者に対して，食育に関する支援ができているか	1　2　3　4　5
⑩ 保育所と関係機関との連携がとれているか	1　2　3　4　5

（厚生労働省．保育所における食事の提供ガイドライン．2012 より）

表Ⅳ-3 「成長期のための食生活指針」の食生活目標

乳児期（4 項目）	幼児期（8 項目）	学童期（9 項目）	思春期（8 項目）
子どもと親を結ぶ絆としての食事	食習慣の基礎づくりとしての食事	食習慣の完成期としての食事	食習慣としての食事

2) 評価の進め方

活動についての評価

① 乳児（15か月未満）への評価

個人差が大きく，発達の特性から個別計画を作成する．同時に発育や発達状況のチェック票（表Ⅳ-4）を作成し，常に家庭と連携して子どもの育ちを確認し合う．

表Ⅳ-4　乳児の口腔機能の発達チェック票

<table>
<tr><th colspan="2"></th><th colspan="3">3～4か月頃</th><th colspan="5">5～6か月頃（初期）</th><th colspan="5">7～8か月頃（中期）</th><th colspan="6">9～11か月頃（後期）</th><th colspan="3">12～15か月頃</th></tr>
<tr><td rowspan="2">食事計画</td><td>形態</td><td colspan="3"></td><td colspan="5">とろとろ～なめらかにすりつぶし（ヨーグルト状）</td><td colspan="5">舌と上顎でつぶせる硬さ（バナナ状）</td><td colspan="6">歯茎でつぶせる硬さ（耳たぶ状）</td><td colspan="3">歯茎で噛める硬さ</td></tr>
<tr><td>食材</td><td colspan="3">乳汁</td><td colspan="5"></td><td colspan="5"></td><td colspan="6"></td><td colspan="3"></td></tr>
<tr><td colspan="2">生歯</td><td colspan="3"></td><td colspan="5"></td><td colspan="5">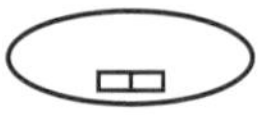</td><td colspan="6">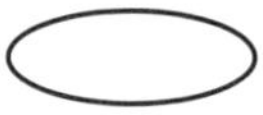</td><td colspan="3">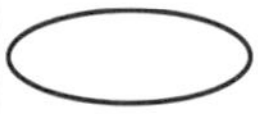</td></tr>
<tr><td colspan="2">食行動</td><td colspan="3"></td><td colspan="5"></td><td colspan="5">食べたい気持ちを表現する</td><td colspan="6">食べ物に興味を示し，手を出す．わしづかみで食べる．スプーンを上手で握る</td><td colspan="3">指先でつまむ</td></tr>
<tr><td colspan="2">口腔機能の発達の目安</td><td>スプーンに慣れる</td><td>スプーンで取り込み、唇を閉じて嚥下する</td><td>舌の押し出し反応が少なくなる。指しゃぶりが多くなる</td><td>下唇にスプーンで刺激すると、口が開く</td><td>口を開けアグアグしながら取り込む、舌で押し出す</td><td>唇を閉じて嚥下する</td><td>よだれがでる。おもちゃなどをしゃぶり、なめる</td><td>触感や適温などへの意思表示がみられる</td><td>下の歯が生え始める</td><td>取り込んだ食べものを舌と上顎で押しつぶし嚥下する</td><td>口角が左右にグッと伸び縮みする</td><td>下顎が動き、口唇が薄くなる</td><td>咀嚼と呼吸が同調し、休みながら食べる</td><td>食べ物を、前歯で一口大に調整し、取り込む</td><td>舌で左右どちらかの奥の歯茎に運ぶ</td><td>奥の歯茎で固定し、頬をふくらませてつぶして食べる</td><td>つぶすたびに口角がねじれ、左右どちらかによじれる</td><td>下顎が複雑に動き、口角のよじれと同じ動きをする</td><td>手でつかみ口に運び、押し込んで食べる、引きちぎる</td><td>噛んだものを処理できず、口から吐き出す</td><td>前歯を使って噛みとり、食べるようになる</td><td>自分でコップを持ち、飲むようになる</td></tr>
<tr><td rowspan="3">評価</td><td>A</td><td></td><td></td><td></td><td></td><td></td><td></td><td></td><td></td><td></td><td></td><td></td><td></td><td></td><td></td><td></td><td></td><td></td><td></td><td></td><td></td><td></td><td></td></tr>
<tr><td>B</td><td></td><td></td><td></td><td></td><td></td><td></td><td></td><td></td><td></td><td></td><td></td><td></td><td></td><td></td><td></td><td></td><td></td><td></td><td></td><td></td><td></td><td></td></tr>
<tr><td>C</td><td></td><td></td><td></td><td></td><td></td><td></td><td></td><td></td><td></td><td></td><td></td><td></td><td></td><td></td><td></td><td></td><td></td><td></td><td></td><td></td><td></td><td></td></tr>
<tr><td colspan="2">判定</td><td colspan="3"></td><td colspan="5"></td><td colspan="5"></td><td colspan="6"></td><td colspan="3"></td></tr>
</table>

② 幼児への評価

評価の基準はできるかぎり焦点化し，年齢別に，評価の場面「食への関心・意欲・心情」「健康についての知識・理解・行動」「社会性」と，具体的な項目を作成しておくと，子どもの育ちが把握しやすく，活動内容の評価がしやすい（表Ⅳ-5）．

263-01695

表Ⅳ-5　幼児の評価（一部）食と健康

評価の区分	評価を判断する子どもの姿	評価の記録		
		A	B	C
食への興味・関心・意欲	朝ごはんの大切さを，話題にする			
	自分の身体のことを，話題にする			
	食べ物や食べ方を，話題にする			
健康についての知識・理解・行動	朝ごはんの大切さを知り，実行しようとしている			
	チェックリストで自分の健康を常に評価し，ふり返っている			
	自分の体に必要な食べ物と，その働きを話題にする			
社会性	早寝，早起き，自律起床ができる			
	自分に必要な食べ物は，自分で選んで食べている			
	家族や友達と，みんなで楽しく食べている			

評価のまとめ

① 評価の記録

3または5段階評価とする．A（十分満足），B（満足），C（まだまだ）で記述する．

② 評価の判定

評価記述に沿い，A（3点），B（2点），C（1点）とする．合計して総合評価を算出する．A評価は85％，B評価は70％以上として，達成度を数値化し評価の判定をする．平均点を項目ごとに評点化しておくと，子どもの育ちの状況が把握できる．

年間計画を立て，1年間を見通した食の評価（振り返り）カードを作成し，年間を通した記録として残していくと，「食」を通した子どもの心身の育ちが把握でき，一人ひとりに応じた指導のポイントがつかめてくる．さらに，得られた結果を考察し検討していくと，食育を展開していくうえでの評価に対するよりどころが把握でき，科学的な根拠の裏付けをもとにした保育者自身の食育論が展開できる．

表Ⅳ-5は「食と健康」のみを記載した．

「食と人間関係」「食と文化」「いのちの育ちと食」「料理と食」の4項目についても，評価票を作ろう！

評価の観点	評価を判断する子どもの姿	評価		
		A	B	C
食への興味・関心・意欲				
○○についての知識・技術・理解				
社会性				

263-01695

演習 19

食育計画および評価の作成

目的

① 子どもの発達に沿い，集団生活の中で習慣化していく計画であること．
② 子どもの活動を一面でとらえず，全体的なバランスがとれ発達を促す計画であること．
③ 園と家庭の協力のもと，共同学習として進める計画であること．

(1) 計画の作成

「保育所保育指針」を参考に，地域や園の特徴，ニーズを把握した計画であること．

1. 作成の手順
全体的な「保育計画」および具体的な「指導計画」に，食育の視点を盛り込む．

2. 「指導計画」作成の手順
食をめぐる子どもの問題を把握し整理する．
① 子どもの実態を把握する（アンケート，聞き取り，実踏調査などから）．
② 子どもの活動を予測する（興味，関心に対する援助のあり方などから）．

3. 保育目標に食育の視点を組み込み，基本方針を立てる
③ ねらいと内容を設定し，何を育てたいのか，具体的な子ども像を明確にする．
（食育における５つの子ども像を組み込む）
（各園の保育目標を中心に，心情，意欲，態度（行動）を組み込む）

4. ６年間の発達過程を見通し，ねらいと内容の系統化を図る
④ 子どもの具体的な活動やその活動の展開を考える（強制はダメ！）．
⑤ 保育者の具体的な動きを考える（○援助のポイント，●留意点）．
⑥ 環境構成を考える（物的環境として，生活の場，素材，道具など）
（人的環境として，職員間の連携のとり方など）．
⑦ 子どもが実際に体験する活動の計画（日案）を作成する．

263-01695

(2) 演習シートⅠ（日案）の作成

○月○日（　　） 天候	保育者名		担当者 印
組（　歳児）	男児　人／女児　人／計　人		
前日までの子どもの様子	ねらい		
	内容		
	準備		

時間（ : ）	環境構成・準備	子どもの活動	保育者の動き（○援助　●留意点）	
			保育士	調理担当者
導入 : 展開 : まとめ :				
反省：				

(3) 演習シートⅡ（記録）

⑧ 記録に残す（方法：文字（メモ），写真，スケッチ，ビデオ（動画），録音など）

	メ　モ	写真・スケッチ・動画
導　入	・ ・ ・	
展　開	・ ・ ・	
まとめ	・ ・ ・	

(4) 評価の作成

残した記録をもとに検証評価し，改善に向け検討するまでを全職員で行う．

1. 保育計画の見直し，点検のタイミングをはかる

⑨ 活動を評価し判定する．

（子どもの量的評価：身長や体重，発育曲線，カウプ指数など）

（子どもの質的評価：心情，意欲，行動，エピソードなど）

（活動の妥当性の評価：指導や援助のあり方）

2. 全職員間の連携・チームワーク

⑩ 達成できたか？　さらなる前進へ！

263-01695

演習 20

食育の具体的な実践内容

目的 子どもへの食育は「食」を介して「生活する力」を体験的に理解し，共感的理解やスキルを身につけていく内容が大切で，やると面白い，楽しいと自らが興味や関心を抱き，自分で実践するようになっていく過程が重要である．

～子どもへの食育実践に求められる視点～

（1）健康教育

食事に対する意識の啓発

① 主食，主菜，副菜がそろった朝ごはんを毎日食べる → 食事バランスガイドの活用．

② 生活リズムの確立 →「早寝早起き朝ごはん」（文部科学省）などのキャッチフレーズを活用．

③ 空腹の体験 → 運動や遊びを取り入れる．

食事のとり方

① 3色食品群からの選食力を育成 → 栄養の偏りから起こる病気（肥満の対策など）．

② 一汁三菜の食事体験 → ご飯やパン，麺中心の食事（菓子，ジュースの食事の是非）．

③ 味に親しむ体験 → 偏った食嗜好（糖分や塩分の過剰摂取，野菜嫌いなど）．

（2）食生活の指導や援助

① 食べ物の名前を覚える → ビンゴ，カルタ，絵合わせ，クイズ，などで遊ぶ．

② 望ましい食事態度を身につける → 食事のマナー，正しい箸の使い方などについて遊びを通して身につける．

（3）食・栄養教育

① 教材を用いて → 身体をつくる食べ物の働き（絵本，エプロンシアターなど）．
→ 食事や食品の選び方（食事バランスガイド，食材カード，3色ボードなど）．

② クッキング保育 → 盛りつけの調整や会食の楽しさ（弁当箱クッキング，お招きクッキングなど）．

（4）環境教育

・食農の体験 → 栽培・収穫，エコなどを通して，食糧資源の大切さを学ぶ．

263-01695

C　食育のための環境

子どもの五感を刺激する体験は，まさに「保育所の特性を生かした食育」といえる．「保育所保育指針」第3章-2「食育の推進」でも，「子どもが自らの感覚や体験を通して，自然の恵みとしての食材や（中略）調理する人への感謝の気持ちが育つように，子どもと調理員等とのかかわりや，調理室など食にかかわる保育環境に配慮すること」と，さらなる充実をめざす食育の環境の整備等が強調されている．

子どもが生活と遊びのなかで，意欲をもって食にかかわる体験を積み，食べることを楽しみ，食事を楽しみ合う，健康的な生活や食を営む力の育成に向け食の環境整備が求められる．

1. 乳児保育にかかわる食育の環境

生涯のうちでもっとも発育・発達が顕著な時期で，乳汁栄養から食べ物で栄養を摂取するようになる時期である．哺乳は原始的な反射運動であるが，咀嚼は，順を追った体験的な学習により徐々に獲得されていく機能である．画一的な進め方にならないように，子ども一人ひとりの発達段階をとらえ，「授乳・離乳の支援ガイド（2019年改定版）」（厚生労働省，2019年）に沿って進めていく．

発育・発達の特徴

食行動の発達と援助：吸うことから，噛みくだし飲み込むことへと変化する時期

① 離乳支援のポイント⇒離乳開始や完了のとらえ方・離乳の進め方，食物アレルギーへの対応を行う．

② 離乳の進め方の目安⇒乳児の口腔内機能発達チェック票（表Ⅳ-4）を作成する．

2. 1歳以上3歳未満児の保育にかかわる食育の環境

歩行の完成に従って探索活動も活発になり，一時もじっとしていない．興味や関心も旺盛になり，食べ方も変化する時期で，介助から手づかみ，食具を持って食べる行動を繰り返し，2歳頃にはスプーンを片手で持ち，すくって食べるようになる．朝，昼，夕の三食と10時と15時の間食の食事時間を定点に，生活リズムを確立する．

発育・発達の特徴

食行動の発達と援助

① 生活（食事）リズムの確立期⇒生活の支援⇒健康教育のあり方を考える．

② 自食（一人）食べの獲得期⇒事故が起きやすい⇒安全教育のあり方を考える．

③ 好き嫌いの発現期⇒味覚学習の本格的スタート⇒健康教育のあり方を考える．

263-01695

評価ポイント

① 手づかみ食べから食具食べへの移行を検証する．
② 箸への移行を見極める時期の検討を始める．

3. 3歳以上児の保育にかかわる食育の環境

1）幼児期前半

食べ物の選り好みや食行動も多彩になり，食具を片手で持ち食べられる子どもも増える．時期をみて箸へと移行していくが，焦らず，楽しく，根気よく進めたい．身近な事物への興味や関心が高まる時期でもあり，手伝いに参加させ，思考力や行動力，社会性の発達を促すなど，「食事を楽しむ」感覚を育てたい．

発育・発達の特徴

食習慣の確立と援助

① 味覚のレッスン期⇒食嗜好の幅を広げ味覚の発達を促す．
② 好き嫌いの発現期⇒五感の発達と食嗜好，食環境の改善と工夫が必要．
③ 生活力を培う⇒生活操作を身につける，飼育栽培や当番活動など．

評価ポイント

① 食べ物の名前を覚える⇒栄養教育（表Ⅳ-6）．
② 咀嚼状況と子どもの嗜好との関連性⇒健康教育．
③ 望ましい食事の態度を身につける⇒マナー教育（表Ⅳ-7）．
④ 共食の楽しさ⇒会話の内容・仲間関係（共食・共感は社会性発達の目安）．

表Ⅳ-6　私は誰，誕生日はいつでしょう？

ねらい		旬の食材の名前や季節と食べものの関係を，ゲーム遊びを通して楽しく学ぶ
遊びのヒント	導入	「八百屋のお店」でリズム遊びをし，知っている食材の名前を出していく
	展開	野菜，魚，果物の特徴や働き，同じ仲間など，ヒントを３つ出す
	まとめ	さて「私は誰でしょう」，みんなで答える
対象児	年少組	好き嫌いが盛んな頃である．言葉の発達が著しく語彙が増えるこの時期に，五感を育てるといった視点で，旬の食べものの名前や特徴を楽しく学び覚える
	年中組	嫌いなものでも乗り越えられる頃である．おいしく食べられるためには，田畑で育つために関わっている人の手や，流通経路も合わせて学び理解する
	年長組	体と食べものに関心をもつ頃である．健康教育の視点で時季に食べるメリットや，用いる調理法，身体への働きなどを学び理解する
家庭へのアドバイス		保存技術や科学の進歩により旬が忘れられ，スーパーにはパック詰め食材が並び，年中，いつでも，どこでも，なんでも手に入るようになった．こういった状況は，季節感をなくし，味わう感覚をなくすもとであることをおたよりなどで伝える

3枚重ねて使う	表紙： 私は誰でしょう	２枚目：　正解 食材の絵	２枚目の裏： ①②③　３つのヒント

263-01695

表Ⅳ-7　気をつけよう！　箸の持ち方いろいろ

ねらい		就学までには正しい姿勢で食べ，正しい箸の使い方を身につける
遊びのヒント	導入	握り箸，X 箸など間違った持ち方（右写真）をしていないか，自分の箸使いを振り返る
	展開	1）箸は軽く持つ　① 親指は他の指と向き合っているか？ ② 人さし指と中指で箸をはさみ，上の箸を動かす ③ 薬指は下の箸をのせるだけで，動かさない 2）箸先を揃える 3）箸を持っていない手　① 親指の先は食器のふちを支える ② 中指と人さし指の先でいと底を支える 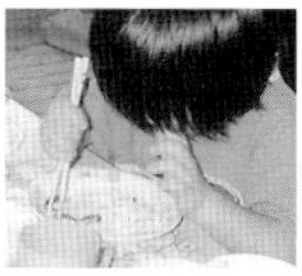
	まとめ	箸さばきは，食材や献立によってもその使い方，動かし方は異なる．生活や遊びを通して指の運動を高めるなど，繰り返し楽しく練習する
対象児	年少組	食事時は，スプーンやフォークを鉛筆持ちで使い続けられるか，遊びでは，グー・チョキ・パーがスムーズにできるか，など見極めて箸へ移行する
	年中組	食材の違いによる使い方，動かし方の練習をする
	年長組	マナー教育として，やってはいけない使い方，食べ方などを振り返る
家庭へのアドバイス		箸や食具をうまく使える子どもは，食べ方や量，体格のよさに違いがみられる．食事中はテレビを消し，子どもと一緒に，楽しくマナーを習得したい

2）幼児期後半

他者とリズムに合わせ共食を楽しむ．共食・共感は社会性の発達の目安ともいわれ，楽しく食べられる「心の育ち」がみられる．微細な手や指の動きは一段と進み，危なげなく箸や食器を使い，食事量を自分で調整する．思考力や認知力，判断力も高まり，身体・心・知能・社会性のいずれもが発達するこの時期に，「自覚」や「自尊感情」を育てる視点で知的欲求を満たす活動内容や環境構成の工夫が求められる．

発育・発達の特徴

社会食べ（共食）の獲得期

① 命の育ちと食など教育的な活動内容を検討する⇒栄養教育，環境教育．

② 食と文化や食と人間関係に関する活動内容を検討する⇒当番活動，マナー教育．

共食を通したねらい

① 食前の手洗い，食後のうがい，歯磨きなど⇒衛生面．

② 食卓の準備，片づけ，あいさつ，会食の楽しさ，満足感など⇒マナー面．

③ 食事の内容，食文化（行事食や伝統料理），地産池消の食材など⇒文化面．

味覚や健康教育を通した保育のねらい

① 身体をつくる食べ物の働きと病気⇒３食食品群（赤，黄，緑）．

② １日の食事量とバランスのとれた組み合わせの目安⇒食事バランスガイド（図Ⅳ-2）．

③ 食農の体験（栽培・収穫・エコ）．

評価ポイント

① 健康面：１日の生活リズムとの適正⇒健康教育．
食べ物を選ぶ（質），食べ方（嚙む・味わう・楽しむ），病気と食べ物の関係など．

② 栄養面：献立の評価，食育の基本⇒栄養教育．

263-01695

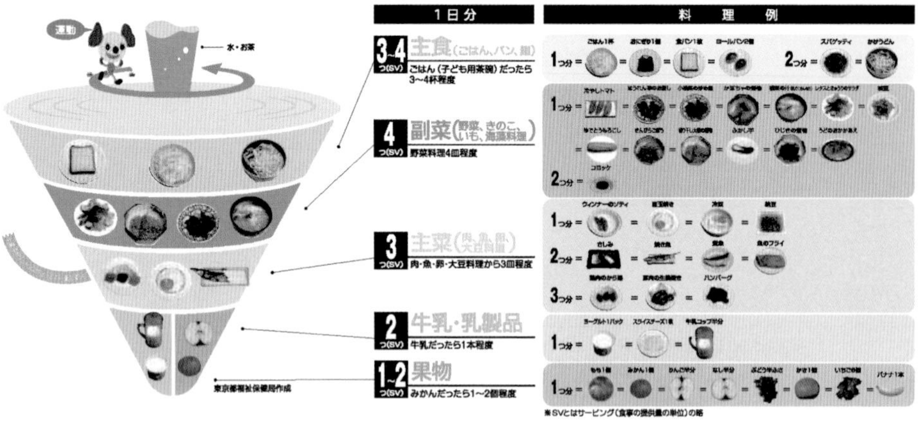

図Ⅳ-2　幼児向け食事バランスガイド(東京都)

身体をつくる食べ物の働きが理解できたか.

バランスのとれた食べ方を身につけたか(図Ⅳ-2).

③ 環境面:身体に安全な食べ物, 地球の環境⇒環境教育, エコ活動(図Ⅳ-3).

④ 文化面:行事や地域(郷土)と食事⇒食文化の伝承.

食育目標を「生活のリズムを整え, 活発に遊び, 空腹を感じる子ども」として, 活動を進めた. 内容は, 野菜栽培と稲作を中心に, 家庭や地域との連携が図れるように取り組んだが, 進めていくうちに「食育」と「環境問題」は切り離せないということに保育者が気づいた. クッキング保育時に野菜くずや生ごみの処理方法, 缶の分別方法を徹底していなかった. また, 旬を味わうために野菜や果物を栽培しているが, 園庭の小さな畑では, 季節外れの急激な気温の変化や豪雨が, 栽培した作物の成長に大きく影響し, 収穫できないこともあった.

そこで, 子ども主体でできる環境活動として, リサイクル活動を取り入れた. 始めるに当たり, 業者の方を招き, 限りある地球資源保護と環境の大切さ, 分別の仕方を学び合った. 家庭にも呼びかけ, 毎朝の登園時に, 片手にアルミ缶を入れたビニール袋を持つ子どもや保護者の姿が多くなった. この活動は地域にも広がり, 多くのアルミ缶が保育園に届けられるようになった. そこでリサイクル以外にも, これまでの食育に「エコ」を加えた取り組みを設定した. その結果は以下のとおりである.

① 畑の野菜への水やり時は, 水を大切に使う

② クッキング保育をするときは, 火加減をこまめに調節する

③ 資源ごみを分別し, ごみの減量に心がける

④ 親子クッキングやお祭り時には, 皿, 箸, コップを持参する

など, エコを意識することで, 食育への知識や実践力が身についてきた. 毎日の保育生活で繰り返し, 身につく力の獲得に向け, さらなる活動内容を模索して住みよい環境を守る「生きる力」につなげたい.

(主任保育士:H先生　談)

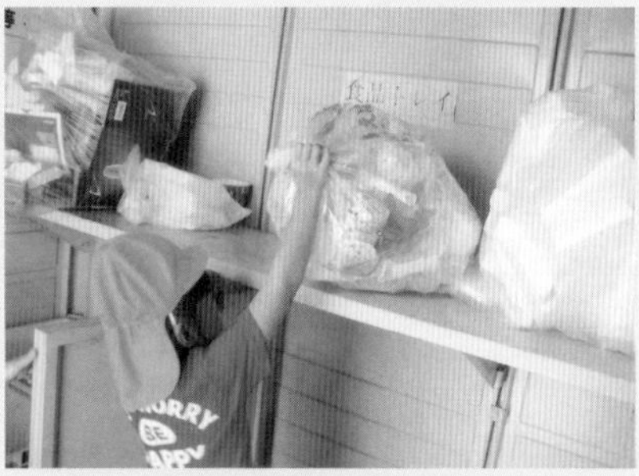

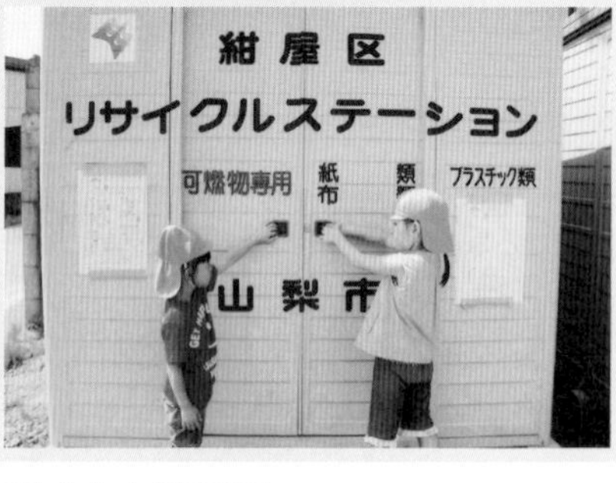

図Ⅳ-3　保育園が取り組むエコ活動(山梨市立Ⅰ保育園)

演習21 幼児への食育：学んだ知識を生かし，食育の媒体をつくってみよう

目的

① 子どもが興味をもち，「食」のイメージが豊かに広がる媒体であること．
② 数量や図形，標識や文字などへの関心，感覚をもつ媒体であること．
③ 言葉による伝え合いや楽しみ合う媒体であること．
④ 地域の産物や，旬，行事食や郷土食を知り，食文化を伝承する媒体であること．

(1) 作業の手順

計画①対象児の発達に合った媒体を選び，活動のねらいや内容を明確にする．

計画②子どもが描いた「食べ物」の絵を用い，活動時間は15～20分とする．

実践①子どもに「食べ物」の絵を描かせる．クラスの人数が媒体の総枚数とする．読み札は，描いた絵に合わせ子どもと保育者が相談し，文字を書き作成する．

実践②作成した絵札を用いて，カルタ遊びをする．保育者が読み手となる．

方法：導入：「食」の役割，大切さについて，歌や言葉で伝える．

展開：食（栄養，調理，食材）の知識を遊びを通して楽しく学ぶ．

まとめ：食事は人の心身の基盤であることを理解する．

(2) 演習シートの作成

食育の媒体をつくってみよう		
対象児	年長児クラス　（男児○名，女児○名）	
媒体名	食育カルタ	
ねらい		
制作の方法	①絵札 ②読み札 ③	記録に残す　写真添付 絵札　読み札
内容	制作した媒体を使って，カルタで遊ぶ ① ② ③	実践（遊び）の様子
評価	目的の達成度 子どもの反応	自己評価・他者評価 今後の課題

(3) 評価の作成

媒体の教育的効果を検証する（目的の達成度，子どもの反応など）．カルタの代用として，ビンゴ，絵合わせ，すごろく，食育バスケットなども用いられる．

263-01695

演習 22 食農保育（栽培，収穫，エコ）の計画を作成してみよう

目的
① 栽培を通して，身近な植物に興味をもち，生命の不思議さや尊さに気づく．
② 世話を通して，自然への愛情や畏敬の念を抱き，命の育ちに気づく．
③ 収穫を通して，食材の特徴や色や形，数量や重さ，長さに関心をもつ．
④ 食べられる感謝の念を通して，食糧や資源を大切にし，むだや廃棄に気づく．

(1) 作業の手順

計画①対象児の発達に合わせ，活動のねらいや内容を決定する．
計画②栽培や収穫時の指導案（日案）を作成する．
実践①毎日世話をする（水やり，草むしりなど）．
実践②活動を記録する（絵日記，写真撮影などを用いて記録に残す）．

(2) 演習シートⅠの作成

<table>
<tr><th colspan="2">○○○○を育てよう</th></tr>
<tr><td>対象児</td><td>○組（○○児）　男児○名，女児○名　計○○名</td></tr>
<tr><td>栽培するもの</td><td></td></tr>
<tr><td>期間</td><td>○年○月○日　～　○年○月○日　頃</td></tr>
<tr><td>ねらい</td><td></td></tr>
<tr><td>方法</td><td>①栽培（種まき or 苗植え）
②世話
③収穫</td></tr>
<tr><td>活動記録の方法</td><td></td></tr>
</table>

(3) 演習シートⅡの作成　部分活動（日案）

<table>
<tr><td>活動名</td><td colspan="2">①，②，③</td><td colspan="2">○月○○日（　　）　天候：</td><td rowspan="2">リーダー
印</td></tr>
<tr><td>対象児</td><td colspan="2">組（　　歳児）</td><td colspan="2">男児○名　女児○名　出席者計○○名</td></tr>
<tr><td colspan="3" rowspan="3">前日までの子どもの様子</td><td>ねらい</td><td colspan="2"></td></tr>
<tr><td>内　容</td><td colspan="2"></td></tr>
<tr><td>準　備</td><td colspan="2"></td></tr>
<tr><td>時　間</td><td>環境構成・準備</td><td>子どもの活動</td><td colspan="2">保育者の動き（○援助　●留意点）</td><td>記録</td></tr>
<tr><td>：</td><td></td><td></td><td colspan="2"></td><td></td></tr>
<tr><td>反　省</td><td></td><td></td><td colspan="2"></td><td></td></tr>
</table>

(4) 評価の作成

記録したものから活動の効果を検証し，振り返る．

263-01695

D　地域の関係機関や職員間との連携

1. 地域の関係機関との連携

食育は，保育所だけでなく地域の施設や機関の連携により，活動内容は充実する．地域の自然環境・人材・行事や公共施設などを積極的に活用し，子どもに豊かな食体験をさせるとともに，地域の食文化を学ぶ機会となる．

子どもの食の拠点となる地域の施設には，小学校などの教育機関，保健所や保健センターなどの医療・保健機関，食育を進めるボランティア団体などがある．また，レストランやコンビニエンスストア，スーパーマーケットなどの食糧生産や流通関係などの企業は，食事の環境づくりにかかわっている（図Ⅳ-4）．

なかでも小学校との連携や相互理解は，子どもの発達の連続性からも重要である．幼児期から学童期を通して，「食を営む力」の育成や連携が求められている．

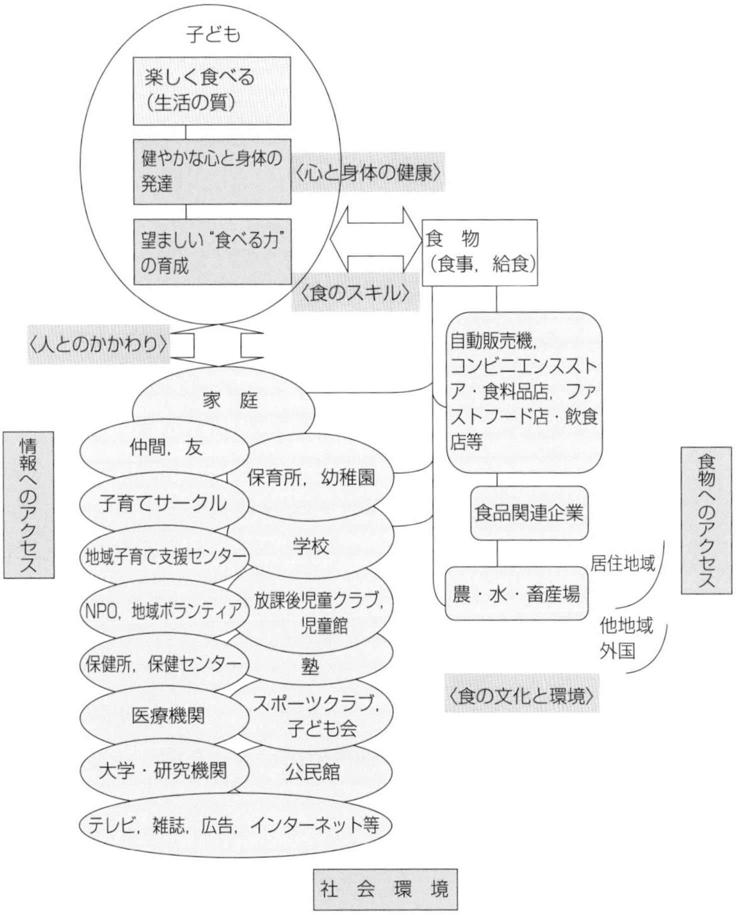

図Ⅳ-4　食を通じた子どもの健全育成のための環境づくりの推進
（厚生労働省．楽しく食べる子どもに－食からはじまる健やかガイド．2004 より）

263-01695

保育所はこれらの機関と連携を取りながら，食育の目標を共有し，地域における食育のニーズを把握し，それに基づいて実践することが大切である．そのためには，日頃から全職員が地域の食の情報を収集するように努める必要がある．食育という視点からの保育の方針や取り組み内容を保護者や地域住民・関係機関に伝えるとともに，得られた意見を食育の計画に取り入れていくことは，保育所での食育の評価や改善，および保育所が地域に向けた食育の拠点としての役割を果たすことにつながる．

地域で，食育推進のネットワークづくりが始まっている．その目的は，個々の組織や人的資源が結束し，発展的に活動することにある．地域と食を通して，子どもたちが健やかに育つ「食育の拠点としての保育」が期待されている．

2. 職員間の連携

食育は，「生命」そのものに直接かかわる活動である．それだけに，活動の基本である食べ物や食べ方は，全職員が一丸となり家庭とともに，子どもの健全な育ちを確認し合い，推進していかなければならない，きわめて重要な保育内容である．活動にあたっての進め方を示す．

① 保育内容の一環として，全職員で食育計画を作成し，進め方を考える

・組織をつくる

【ステップ①】子どもや家庭，地域の実態を把握する（聞き取り，アンケート調査など）．

【ステップ②】職員会議で意見や情報を交換し合い，年間のテーマを設定する．

【ステップ③】抽出した問題や課題を整理し，活動のねらいと内容を明確にする．

・食育計画の基本方針を立てる

【ステップ④】保育目標に食育の視点を組み込み，目標を立てる．

【ステップ⑤】全体の保育計画に食育の視点を組み込み，基本方針を立てる．

ねらい：a. どんな「食を営む力」を育てたいか，その子ども像を明確化する．
b. 保育目標に育てたい心情，意欲，態度（行動）を組み込む．
c. 子育ての支援体制をつくる．

位置付け：a. 生命の維持や情緒の安定など，乳児保育における養護の充実を図る．
b. 「幼児期の終わりまでに育ってほしい姿」をもとに，「食」を通した教育の充実化を図る．
c. 発達の連続性と食育の継続性の視点で，小学校との接続を図る．

② 地域や保育所，幼保連携型認定こども園，幼稚園の特徴，地域住民のニーズを把握し，活動する

【ステップ⑥】活動の記録は，記録紙や写真，ビデオや録音などを用いる．

③ 計画や活動結果の記録を分析し，評価，判定して，次年度の活動につなげていく

【ステップ⑦】計画や活動の内容，方法を振り返る．

評　価：a. 子どもに関すること．

263-01695

（量的な評価）身体の発育，言葉の発達など．

（質的な評価）興味や関心，意欲や態度（行動）の変化など．

b．保育者に関すること．

（活動の妥当性）援助や指導のあり方など．

（連携の評価）家庭，地域，小学校，関係諸機関など．

c．職員間の連携やチームワークに関すること．

会議のもち方，進め方，生かし方などを工夫する．

【ステップ⑧】次年度に向けた問題点や課題を出し合う．

【ステップ⑨】家庭と連携して，子どもの発達状況（心情，意欲，態度（行動））を確認し報告し合う．

E　食・生活指導および食を通した保護者への支援

2017 年 3 月改定「保育所保育指針」では，保育所を利用している保護者や地域の保護者等に対して，保育所の特性を生かした「子育て支援」（第 4 章）が，大きな柱の一つとなった．

若い親世代は，健康や食事に対する知識や技術が十分でなく，それが子育て不安や子どもの「食」にも影響しているとの指摘もある．次世代を担う子どもたちが心身ともに健全に育つには，保護者への食指導を含む対応や支援，子育ての不安解消を含む「食」を通した支援が重要な課題となる．子どもの「食を営む力」の育成に向けた，家庭や保護者への支援に対するあり方の検討が急がれる．

1. 保護者への食・生活指導

1）おたよりでの指導やアドバイス

通信の配布は，園と家庭を結ぶパイプ役として有効な手立てとなる．連携の取り方にはいろいろあるが，そのなかでも「おたより」は，健康教育の視点を踏まえた家庭への食生活改善に寄与するもので，「食」への意欲や関心，態度（行動）を育てる手段となる．

子どもの生活リズムや食事状況を共有し，保護者の「食」への関心を高めるツールとして，園から発信する「おたより」を生かしたい．

「おたより」の内容

園側の一方的な情報や話題提供ではなく，トピックス的な話題や家庭からの意見，感想，質問なども織り交ぜると読みやすく，親しめる内容になる．具現化された内容は，家庭の食生活改善に寄与し，健康づくりの関心を高める手立てとなる．

常に家庭や子どもの実態を把握し，保護者や子どもの声に耳を傾け，それに応えた専門的な知識や技術を伝える内容が求められる．

263-01695

つくり方

「おたより」は，読まれなければ意味がない．身近な情報をシリーズ化する，インタビューや家庭からのコメントなど，読み手の気持ちに寄り添った内容が必要である．「おたより」の内容やつくり方には，アイデアとセンスが必要で，文字は大きく，文章は簡潔化し，イラストや写真，カットを活用して楽しく仕上げる．

伝え方

食育の目標や指導の考え方，子どもの育ちの状況を伝え，活動後のアンケート結果や声なども報告する．また，献立や食事づくりのアドバイス，地域の食材や郷土料理，行事食などを紹介し，子どもに人気のある給食献立や簡単レシピも掲載する．家庭での手伝いを推奨し「親子でクッキング」を奨励するなど，子どもの望ましい食習慣の形成や定着に向けた適切な情報の提供に心がけたい．

2）食事相談

個人相談だけでなく，保育参観，懇談会，試食会など，保護者が集う場でも行う．

連絡帳を有効利用し，栄養士が配置されている場合は専門性を生かし，離乳食や栄養指導，食物アレルギーを含む食に関する相談に随時応じ，助言，支援を積極的に行う．

2. 食を通した保護者への支援

食を通した支援のあり方は，栄養や食品，調理の技術などのハード面と，食文化などのソフト面に分けられる．

1）ハード面

子育て広場・談話会「台所を子育ての場に」

幼児期後半頃から，買い物や食事づくり，片づけを手伝うことで，食への興味や関心が高まり，家族とくに親子の絆が深まることは，先行研究でも明らかにされている．また，健康度の高い子どもほど，食事づくりや手伝いをする割合が高いことも小学生を対象にした調査で報告されている．

台所は，五感を働かせて生活技術や動作を体験する場であり，生活の仕方を身につける学びの場でもある．子どもの学びは模倣から始まる．年長児を対象に，著者が調査した「手伝いの内容とその頻度」（図Ⅳ-5）に結果を示した．

食育教室「冷蔵庫・食卓の役割を見直そう」

ライフスタイルが多様化し，家族そろって食事する機会が減少し，孤食化現象が進んでいる．家庭の食卓にも世界の食材が手軽に並び，季節感や地域性，家庭の特性が希薄化している．外食産業が急増し，食事は家庭でするという概念が変容し，手伝い

263-01695

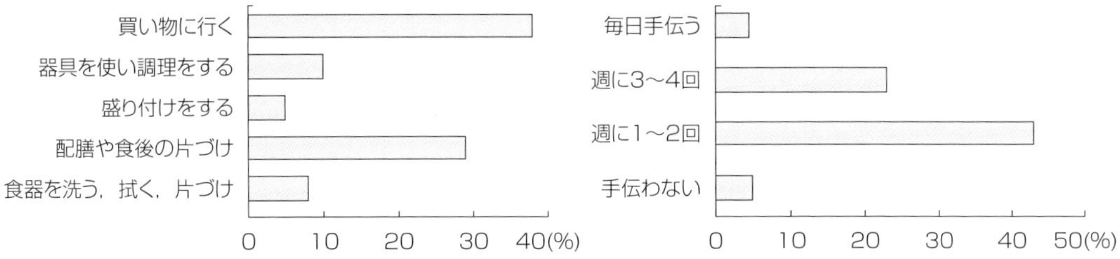

図Ⅳ-5　手伝いの内容とその頻度（著者の調査結果）

の意義さえわからない親世代も増えている．食べたいときに，食べたいものを好きなだけ食べる習慣が固定化することは，生活習慣病予防の観点からも厳重な注意が必要である．

2）ソフト面

料理教室「親子でクッキング」

人は食べ物をつくり共食ができる．つくることは，共食や共感を家族や仲間と分かち合い，生涯へ向けた食事づくりの感性を育てる基盤となる．手伝いや料理をする家庭環境は，子どもの心身の健康度が高いという報告もあり，親との協働体験は，子どもの心を育てるためにも欠かせない．図Ⅳ-6は父と子の料理教室の事例である．

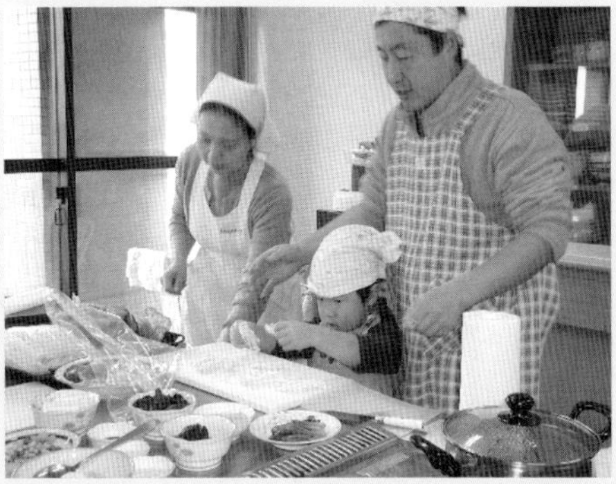

料理教室に，年長児の双子の兄弟が参加してきた．準備のときから質問攻めで，デモンストレーションのときも楽しそうに，先生とやり取りし，調理実習が始まると積極的に動き出した．

「上手だね．お家でお手伝いしているの？」と聞くと，「うん，お父さんとね．餃子とかよくつくるよ」との返答だった．何回目かのお迎えのとき，お父さんに「よくお料理されるんですか？」と声をかけると，「やらざるをえないからね」との言葉が返ってきた．

料理教室での光景を見渡すと，なにか違うと感じた．

子どもに対する対応が，お母さんは子どもに次から次へと指示を出すが，お父さんは，子どもがしていることを見守っている．料理ができあがった時間は同じであったが，どちらの子どもが楽しかったのかなと思った．（栄養士：O先生　談）

図Ⅳ-6　父と子の料理教室（長野市NPO法人子育て支援施設）

離乳食講習会

「授乳・離乳の支援ガイド」は作成から 10 年を経て，2019 年 3 月改定された．その背景には，さまざまな情報の中で，慣れない育児において生じる母親の不安やトラブルに対し，気持ちを受け止めて寄り添い，妊娠中から離乳完了に至るまでの一貫した育児支援を重視しまとめられた．子どもにかかわる機関では，多職種の保健医療従事者が基本的事項を共有し，その任に努めている．

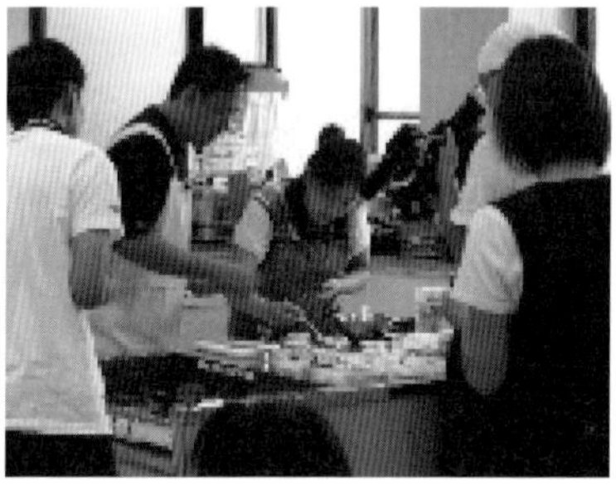

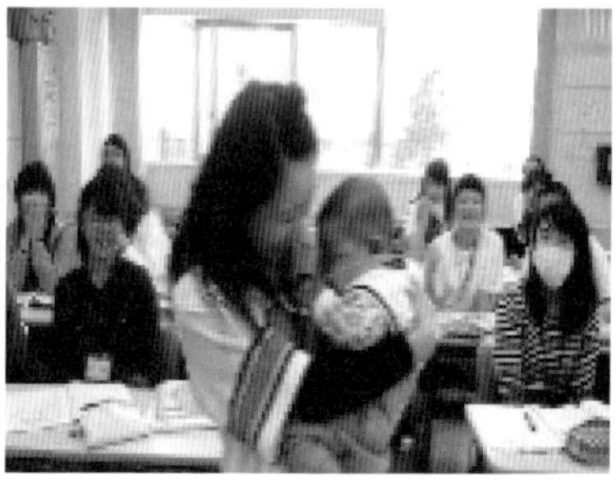

子どもと楽しむ行事と食事

食文化は，人々の食に対する概念や価値の体系として残されるものであり，人の暮らしぶりについての認識を育てる行事（ハレの日）は，普段と違う食事をみんなで味わい，特別な雰囲気を感じるなど，家族や人との絆を深め食事の楽しさを共感し合える特別な日となる．

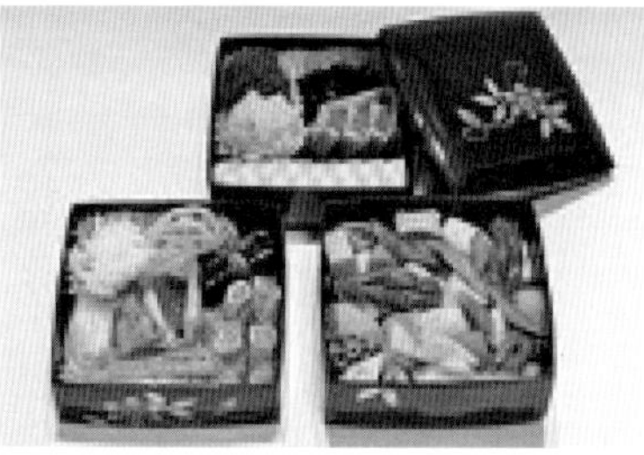

行事食をつくっている人が，子どもの頃に行事食を体験していたかを調査（著者ら）した結果，90％の人が体験していた．子どもの頃の行事食づくり体験の有無が，次世代への食文化継承に影響しており，また，親の行事食づくりを参考に家庭で行事を祝い食事をつくる割合は 80％と，親世代が子どもの頃に体験した食事づくりが，伝承の基盤になっていた．

子どもをめぐる年中行事と行事食は，古来より伝わる行事，新しく制定された行事，外国から伝わって定着した行事，園独自の行事などがある（**表Ⅳ-8**）．日本の食文化や地域の産物を生かし，地域や家庭で受け継がれてきた味を伝えるためにも，集団保育の場での取り組みが期待される．

表Ⅳ-8　年中行事と行事食

1月	お正月	おせち料理	4月	入園式		7月	七夕	そうめん	10月	スポーツの日	
2月	節分	福豆，恵方巻	5月	子どもの日	かしわもち，ちまき	8月	お盆	精進料理	11月	七五三	千歳飴
3月	雛祭り	ちらしずし	6月			9月	十五夜	月見団子	12月	クリスマス	ケーキ

263-01695

演習23 親子クッキングで食文化を味わってみよう

目的

① 行事と食の由来を知り，活動を通して，親子の絆が深まる内容であること．
② 調理工程を通して，調理操作が身につく内容であること．
③ 行事や食事に関心がもて，家庭生活に取り入れやすい内容であること．

(1) 活動の手順

計画①年中行事と行事食についての「おたより・レシピ」を作成する．
計画②親子クッキングのねらいと内容を明確にする．
計画③クッキング活動の指導計画を作成する．
実践①計画に沿って活動を展開し，記録に残す．

(2) 演習シートⅠの作成（おたより）

①「おたより」の果たす役割

「食」を通して，園と家庭をつなぐ役割がある．時を得た内容で，その時期の新しい話題を提供することが重要で，年間発行計画の中に時期に合った内容を盛り込むことが必要である．

② 時を得た「おたより」の作成

そのためには，年間発行計画の中に，時節に合った内容（以下に示す）を盛り込んでおく必要がある．

・旬の食べ物を取り上げる．
・季節にあわせた食生活に関連した情報を提供する．
・わが国の行事や園行事に関連した情報を提供する．
・郷土料理や行事食など，食文化を伝承する．
・時の話題や流行しているものを掲載する．

食べ物だより	食育だより	給食だより

263-01695

(3) 演習シートⅡの作成（レシピ）

活動名	7月の「食」を知って・味わおう					
行　事	七夕	行事由来：				
行事食	そうめん					
料理名	材料名	分量 （1 人分）	赤	黄	緑	つくり方
主食	乾麺	30 g				➡ 乾麺を使わず，うどんを打ち，用いてもよい
汁物	だし汁	150 cc				
	みりん	0.5 g				① 乾麺を茹でる
	しょうゆ	6 g				② だし汁に調味料を加えてかけ汁をつくり，冷やしておく
	塩	0.5 g				③ 卵は薄焼きにして，少し残し，千切りにし錦糸卵をつくる
副菜	いんげん	15 g				④ いんげんは一摘みの塩で茹で，斜め切りにする
主菜	卵	15 g				⑤ えびは色よく塩ゆでにする
	えび	20 g				⑥ 油揚げは油抜きし調味料で煮る，少し残し，細切りにする
	油揚げ	10 g				⑦ ③と⑥の少し残したものを，星型にぬく
	三温糖	1 g				⑧ ①の上に，③④⑥を天の川に，⑦を織姫と彦星に見立て飾る
	しょうゆ	0.5 g				⑨ ②を⑧の上からかける ➡ つけ汁にしてもよい
飲み物	麦茶					
反　省 感　想						
記　録	できあがり　配膳					行事を祝い，会食している様子

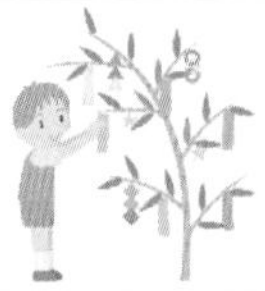

(4) 演習シートⅢ　活動計画（日案）の作成

主活動名　　○○○	○月○○日（　　）　天候：	リーダー 印
○○　組（○歳児）	男児○名　女児○名　計（出席）○○名	

前日までの子どもの様子	ねらい	
	内　容	
	準　備	

時　間	環境構成・準備	親子の活動	保育者の動き（○援助　●留意）
導　入 ： 展　開 ： まとめ ：			
反　省			
記　録			
評　価 ポイント			

(5) 評価の作成

①ねらいや作業手順が，計画どおりに進んだか，記録をもとに評価する．

②終了後，親に簡単アンケートを依頼し，得た結果をもとに活動を振り返る．

Chapter V

家庭や児童福祉施設における食事と栄養

A　家庭における食事と栄養の課題

子どもにとって食べることは，生きるための栄養を摂取するだけでなく，運動機能の発達，心の発達を促すものであり，生活のなかで食の占める役割は大きい．朝食の欠食や偏った食事内容など家庭における食生活が問題となっている．家族の生活が多様化し，家族一緒に食べる機会が少なくなっているなど，子どもにとって家庭での食事の役割について考える必要がある．

近年では，家庭の経済的な課題が食生活に影響を与えていることも指摘されている．平成27年度乳幼児栄養調査によると，生活にゆとりのない家庭は，ゆとりのある家庭と比べ，「魚・大豆・野菜・果物」の摂取が少なく，「菓子やカップ麺」の摂取頻度が多いとの結果であった．子どもの食事内容の差は，経済的な課題のみでなく，親の栄養や健康に関する知識，調理にかける時間，食への関心の差も反映している．幼児期の食生活を考える場合には，親子を一体に考えて食育を進めていくことが重要である．

1. 生活リズムと朝食

子どもたちが健やかに成長していくためには，適切な運動，バランスのとれた食事，十分な休養・睡眠が大切である．しかし，最近の子どもたちは，「よく体を動かし，よく食べ，よく眠る」という基本的な生活習慣が大きく乱れつつある．

朝食は，一日の生活リズムをつくるきっかけとなる．食べることで体にエネルギーが補給され，体温が上がり脳が活性化され，身体が動きはじめるのである．しかし，近年では朝食を食べない子どもが話題になっている．平成27年度乳幼児栄養調査によると，朝食の欠食がみられる乳幼児は6.4％であり，そのうち「ほとんど食べない」子どもは0.9％であった．学童期においても小学生が11.4％，中学生が14.3％であり，子どもの頃から朝食の欠食傾向がみられている（図V-1）．また，保護者の朝食習慣に欠食がある場合，子どもも欠食傾向が高くなっている（図V-2）．このように大人である親（家庭）の生活習慣の乱れが，子どもたちの生活習慣の確立に大きな影響を与えている．

また，就寝時刻が遅くなるほど，欠食の割合は高くなっている．「朝起きる時間が遅く朝食を食べる時間がない」「食欲がない」などの不規則な生活リズムが欠食の原因となっているのである（図V-3）．

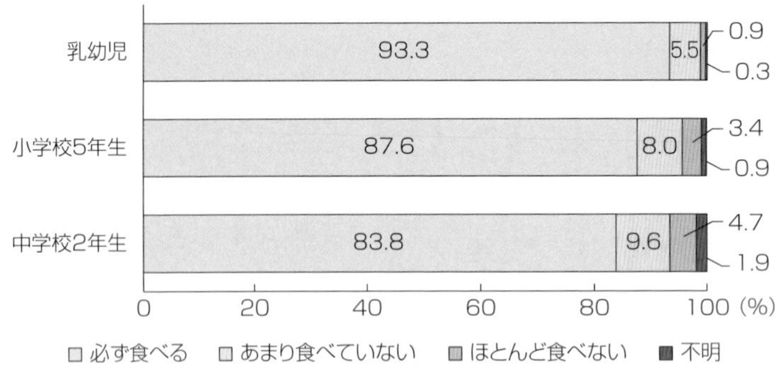

図Ⅴ-1　朝食の摂取状況

（厚生労働省．平成 27 年度乳幼児栄養調査，
文部科学省．平成 27 年度全国学力・学習状況調査より）

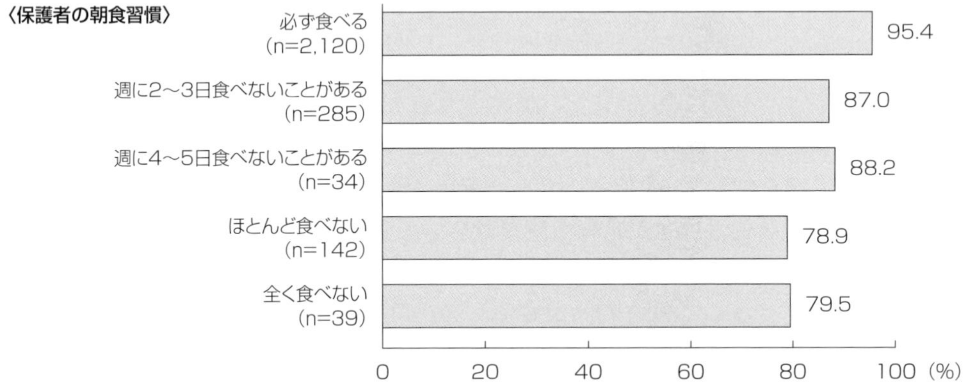

図Ⅴ-2　保護者の朝食習慣別　朝食を必ず食べる子どもの割合（回答者：2～6 歳児の保護者）

（厚生労働省．平成 27 年度乳幼児栄養調査より）

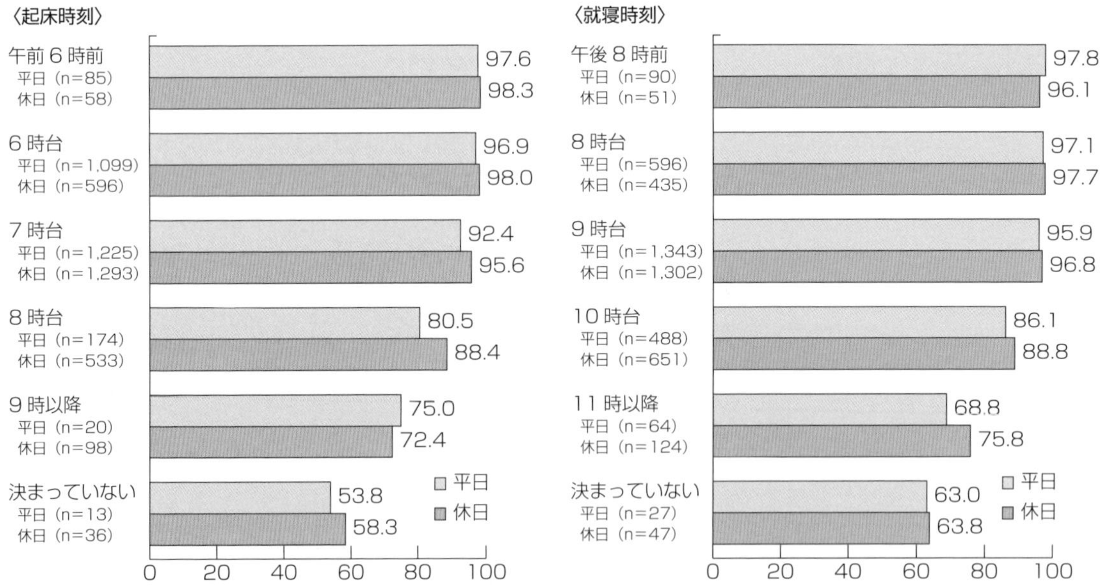

※起床時刻「9 時以降」は「9 時台」と「10 時以降」の合計．就寝時刻「11 時以降」は，「11 時台」と「深夜 12 時以降」の合計．

図Ⅴ-3　子どもの起床時刻・就寝時刻別　朝食を必ず食べる子どもの割合（回答者：2～6 歳児の保護者）

（厚生労働省．平成 27 年度乳幼児栄養調査より）

263-01695

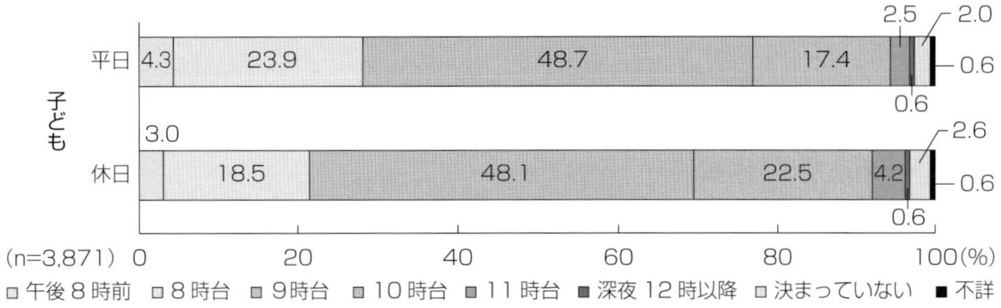

図Ⅴ-4　子どもの就寝時刻

（厚生労働省．平成27年度乳幼児栄養調査より）

子どもの就寝時間の状況をみると，平日でも4人に1人が午後10時以降に就寝している．子どもの成長を左右する成長ホルモンは寝ている間に分泌される．成長期の子どもは，朝早く起き，昼間十分に活動し，夜は早く寝て十分に睡眠をとる生活リズムを定着させたい．（図Ⅴ-4）

子どもの食事・睡眠・遊びなど基本的な生活リズムの定着は，家庭の生活が基本である．子どもは朝早く起き，朝食をきちんととることが，一日を健康に過ごすための基本となることをしっかりと認識しておきたい．

2. 家庭の食生活と栄養

乳幼児期は，生涯のなかで著しい身体発達をとげる時期であり，成長するために必要な栄養素をバランスよく摂取することが重要である．しかし，子どもの食卓にのぼる食事は，ハンバーグやスパゲッティなどの洋風のものが多く，ハンバーガーやフライドポテトなどファストフードも好まれている．これらの食事は動物性脂肪が多く，エネルギー量が過剰となりがちである．近年の国民健康・栄養調査によると，栄養のバランス指標であるＰＦＣ比も，炭水化物から得るエネルギー比率が下がり，脂肪からのエネルギー比率が増加している．平成27年度乳幼児栄養調査では，野菜や果物をほとんど食べない子どももみられているなど，ビタミン・ミネラル・食物繊維が不足していることが報告されている．

幼児期は食習慣の形成期である．毎日繰り返す家庭の食事が，子どもの身体をつくり，生涯の健康づくりの基本となる食習慣を形成していく．家庭の食生活を整えていくことが，子どもの健全な心身をつくる基本である．

家庭でバランスよい食事をするポイントとして，食生活指針（**付表2**）では，「主食・主菜・副菜」を組み合わせることが示されている．

主食…ご飯・パン・麺などの主食（エネルギー源）

主菜…魚・肉・卵・大豆・大豆製品など（たんぱく質源）

野菜…野菜・海草・果物など（ビタミン・ミネラル・食物繊維の供給源）

このような「主食・主菜・副菜」を組み合わせた食事に，カルシウム源である乳製品を取り入れることでバランスよく栄養素をとることができる（日本型食生活）．ま

263-01695

た，食品の組み合わせや食器の置き方などがわかりやすく，子どもたちの食習慣の習得にも有効である．

3. 家庭でつくる食事の役割

核家族化，共働き世帯の増加といったライフスタイルの変化は，食生活の外部化，簡便化など食の個別化を可能とし，家庭での食生活の在り方をも変化させている．外食や調理ずみ食品に頼りすぎてしまうと単調な献立になるばかりでなく，脂肪や塩分のとりすぎといった栄養の偏りにもつながる．

買ってきた料理を食卓に並べるだけの食事は，「食事づくり」について大人の行動を見て学ぶといった機会を失うことになる．「家庭で料理をする」ことで，自然と会話のなかに食べものに関することや料理のこと，季節の行事のことが話題となる．「食事づくり」をしている親の姿を見ながら，子どもは傍らで遊び，または会話をし，食事づくりを手伝う．この自然の営みのなかで，子どもは食事づくりの大切さ，食べることの大切さを自然に身につけていく．親が自分のためにつくる食事のおいしさと満足感が子どもの心を育てていく．日々の食の営みを通し，家庭の味，日本の食文化を親から子へ伝承していきたい．

4. 一緒に食べることを通して

生活条件が変化し，家族と一緒に食事をする機会が減り，子どもだけで食事をとる割合が増えていることが問題となっている．「食事は家族一緒にするもの」という今まで当たり前のようにあった家族の団欒が消えていく中，家族のコミュニケーション不足も報じられている．平成 27 年度乳幼児栄養調査では，家族そろって食べる家庭のほうが子どもの朝食の喫食率が高いことが報告されている．また別の調査では誰かと食事を共にする頻度が高い人は，「ファストフードの利用が少ない」，「野菜や果物など健康的な食品の摂取頻度が高い」傾向があったことも報告されている．「家族と一緒に食べる機会の減少」は，子どもの栄養の問題や心の育ちに影響を及ぼしている．

食卓を囲む食事の場は，コミュニケーションの場である．子どもたちが食事の楽しさを実感する場である．家族（大人）が楽しく食べている姿を見て「自分も同じように食べてみたい」という気持ちが育つ．子どもは，毎日繰り返す食事の時間に，大人の食行動を観察し，箸の持ち方や食事のマナー，食べ方を学んでいく．楽しい雰囲気の中で話をすることで，自分の心を表現し，相手に伝えていく行動を発達させていく．親や家族はその日の出来事などを子どもに話しかけ，子どもの言葉に耳を傾けることで，子どもの様子を知る．食べものを共有する，食事を共にするという行為が子どもの体と心を育てていく．乳幼児期の子どもにとって家族で一緒に食べることの意義を認識しておきたい．

263-01695

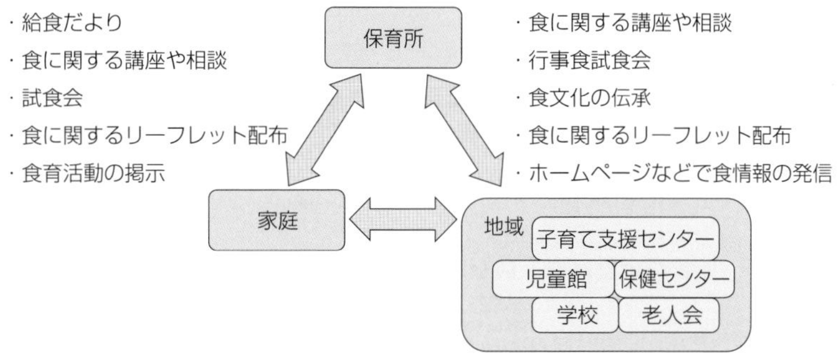

図Ⅴ-5　食育における保育所・家庭・地域の連携体制

5. 家庭や地域に向けての食育活動

子どもたちが望ましい食習慣を形成するためには，家庭の食事が基本となる．しかし，保護者の就労形態の変化にともない，子どもが保育所や幼稚園で過ごす時間が増加している．また，食に関する子育ての不安・心配を抱える保護者は少なくない．このように，家庭がそのモデルとしての機能を果たせなくなっている現在，社会全体の問題として地域ぐるみで取り組みを推進することが必要である（図Ⅴ-5）．

保育所保育指針では，「保育所はその特性をいかし，保育所に入所する子どもの保護者に対する支援及び地域の子育て家庭への支援について取り組むこと」が記されている．具体的な活動として，次のような活動が展開されている．

①食に関する講習の実施や情報の提供，体験保育など

②食に関する相談や援助の実施

③食を通した子育て家庭の交流の場の提供および交流の促進

④地域の子どもの食育活動に関する情報の提供

毎月の給食献立表や給食だより（図Ⅴ-6），個人の連絡帳を通して，食事の内容や食育活動を知らせることは，正しい食の情報を提供し，食に対する意識を高めていく取り組みである．育児相談や育児講座などは，保護者の育児不安を軽減することにもつながっている．保護者会や試食会などを実施することは，保護者や地域の人と情報共有の場であり，家庭・地域の食育発信の拠点としての役割を担っている．

近年では，地域住民などによる民間発の取り組みとして無料または安価で栄養のある食事を提供するこども食堂などが開設され，共食の機会を提供する取り組みも増えている．このように，子どもの食を考えるとき，社会全体の問題として保育所，家庭や地域が連携・協力して食育を進めていくことが必要である．

263-01695

給食紹介（4月）

給食だより　4月

みんなも、ひとつずづ大きくなって、花いっぱい新年度のスタートです。
保育園の給食も　季節の食、昔から伝わる食、そして子供たちの心と体をつくる食べ物を大切に、おいしい給食にしたいと思っています。

給食の献立パワーのひみつ

☆栄養がいっぱい！
大きくなるのに必要なたんぱく質・カルシウム・鉄・ビタミンがいっぱいです。
残さず食べたいね！

☆いろいろな食べ物。
旬の野菜・鹿沼でとれた野菜など（地場産物）を使うようにしています。
食べ物の名前をおぼえていきましょう。

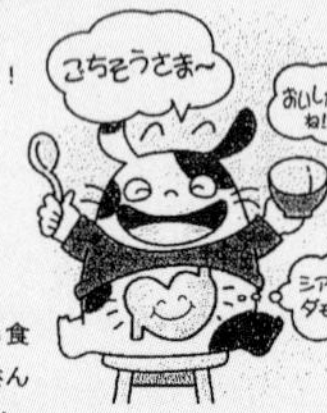

☆ かむことの練習
豆や野菜などよくかんで食べる食材が出ます。たくさんかんで食べようね！

☆食文化を知る。
日本食・行事食・郷土食。
その国・その土地の食べ方を知ることは、その土地の文化を知ること。
心豊かに育つためにね!

食べておいしい　その名は旬

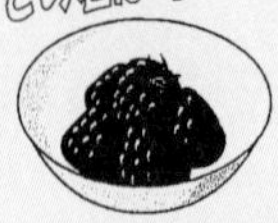

鹿沼といえば「いちご」！大きくて甘い「とちおとめ」は日本一の味です。中でも、春先がいちばんあまくておいしい時期です。
おいしいだけでなくビタミンCがたっぷり。
ビタミンCには、　・疲れをとる。
・肌をきれいにする。
・病気にかかりにくくする。
などの働きがあります。7粒で１日分のビタミンＣがとれます。たくさん食べて元気いっぱい！

ところで
みんなで朝ごはん　食べましたか？

朝ごはんを食べると、体が元気になります。
朝　30分早く起きることからはじめましょう。
みんなで朝ごはんを食べて「**体に元気パワー**」
そして家族の笑顔で「**心も元気**」いっぱいです。

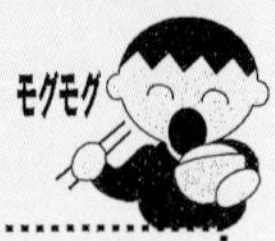

献立表に目を通してください。そして子供たちに保育園で何を食べたのか聞いてみてください。
給食で何を食べているのか聞くことは、家庭の食事と重ならないようにするためだけでなく、子供と家族の会話のきっかけとなります。
また、子供の心は食べ方にもあらわれます。家族との会話の中で子供たちは食べもののことを学び、心豊かになっていくことでしょう。

朝食のすすめ（9月）

給食だより　9月

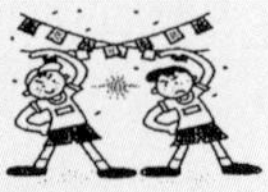

朝夕、少しすずしくなってきました。すずしくなってくると『夏に食べなかった分も食べるのかな』と思うくらいモグモグ・ムシャムシャ‥。
おいしく食べている時って、見ているこちらまでおいしさが伝わってきて、うれしくなってしまいます。９月も元気いっぱいですね。

あさごはん，食べましたか？

朝ごはん抜きでは　夕ごはんを食べてからお昼まで 17時間もおなかが、からっぽ。

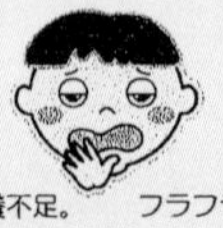

☆脳もエネルギー不足
午前中もボーッ。
けがのもと！

☆からだもエネルギー不足
おなかがすいてイライラ。

☆からだが栄養不足。　フラフラ貧血。

さつまいも

いもの中で一番、
甘いおいもです。

甘さの正体は、《アミラーゼ》という成分。
ゆっくり、加熱すると、さつまいものでんぷんを甘さにかえてくれるのです。《やきいも》は、ゆっくり火を通すので、甘くておいしくなるのです。
おなかのおそうじマン《食物センイ》
肌をきれいにしてくれる《ビタミンC》
おいしくて、身体にとてもよい
さつまいも　たくさん　召しあがれ！

元気のもとです。朝ごはん

朝は一日のスタート。
寝ていた体も頭も動き始めます。

1、脳にエネルギー。
頭もすっきり目覚めます。
2、体温が上がって体が目覚めます。
3、消化器系が動き出し、
スッキリいいうんち。

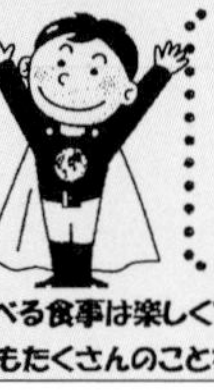

こんな朝ごはんだったらいいな？
・脳の目ざましスイッチ⇒主食（ごはん・パン）
・体の目ざましスイッチ⇒主菜(たんぱく質)・牛乳
・ウンチが出るスイッチ　⇒野菜
この３点セットで栄養バッチリ、元気もりもり！

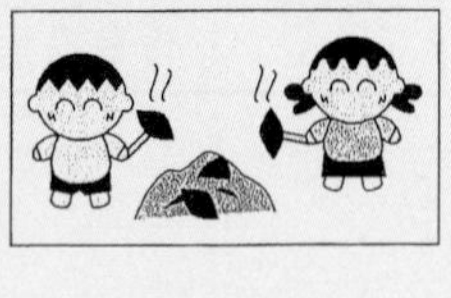

なにより　大好きな家族と食べる食事は楽しくておいしいもの。一日の始まりに、子供たちは体も気持ちも元気いっぱいになります。
そして、今日もたくさんのことを経験し、いっぱい思い出を作ってくることでしょうね。

図Ⅴ-6　家庭への食情報の発信～給食だより

263-01695

演習
24

バランスのよい朝ご飯の献立を立てる

目的

① 朝ご飯の必要性について理解する.
② 子どもに必要な栄養量を理解したうえで，バランスのよい献立を立てる.
③ 作成した献立を評価する（量・バランス）.

献立を立てる

① 主菜を考える：肉・魚・卵・大豆・大豆製品
② 副菜を考える：野菜・果物
③ 主食を考える：穀類
そのほか，一日のなかで乳製品を入れる.

盛り付けのイメージ

料理名		（1人分）食材	分量	赤 血や肉になる	黄 熱や力になる	緑 体の調子を整える
主食						
主菜						
副菜						
その他						

263-01695

演習 25

調理実習

朝ご飯をつくってみよう

実習目的
① 朝ご飯の必要性について理解する.
② 簡単にできる朝ご飯の献立を知る.
③ 朝ご飯を調理する.
④ 子どもに必要な 1 食の量を知る.

1 食分の栄養価	エネルギー **392** kcal　たんぱく質 **17.3** g　脂質 **17.0** g 食物繊維 **1.8** g　カルシウム **254** mg　食塩 **2.6** g

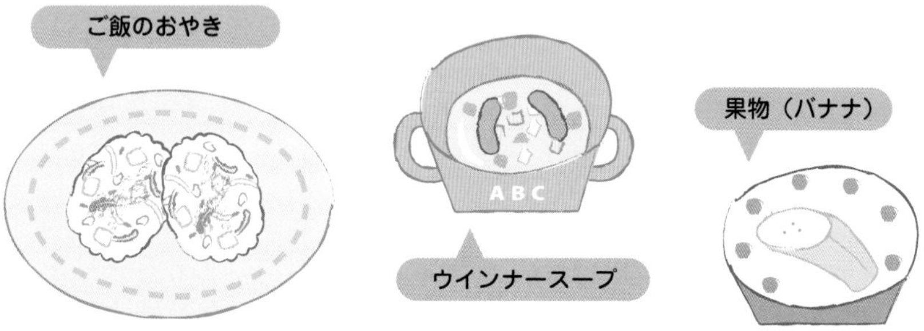

料理名	材料名	分量(g)(ml)	つくり方
ご飯のおやき	米 さくらえび しらす干し あおのり 白ごま プロセスチーズ 食塩 しょうゆ 油 かつおぶし	40 4 6 1 1 20 0.4 0.5 1 1	① ご飯を炊く. ② チーズを 1 cm 角に切っておく. ③ ボールに温かいご飯，さくらえび，しらす干し，あおのり，白ごま，塩，しょうゆ，チーズを入れ混ぜる. ④ 小判型に形をつくる. ⑤ フライパンに油を引き，③を入れ両面に焼き色をつける. ⑥ 器に盛り，かつおぶしをかける.
ウインナースープ	ウインナー たまねぎ にんじん じゃがいも キャベツ 油 コンソメ 食塩 こしょう 水	30 15 5 30 20 1 0.5 0.4 0.2 120	① 材料を切る. キャベツ・にんじん・たまねぎ…1 cm 色紙切り じゃがいも…1 cm 角切り ② 鍋を熱し油を入れ，たまねぎ・にんじん・じゃがいもを炒める. ③ 野菜に油が回ったらキャベツを炒め合わせる. ④ 水，コンソメを入れ，15 分煮込む. ⑤ ウインナーを加え 5 分煮込む. ⑥ 塩・こしょうで味を調える.
果物	バナナ	50	

263-01695

演習 26　給食だよりを作成しよう

目的　子どもの食生活の課題，家庭における食生活の課題を知る．

(1) 給食だよりの考え方

① ねらいを明確にする

年間計画に基づき，課題を整理する．

② 伝える内容・伝え方を考える

子どもの姿を生かした内容とすると興味を引き，話題となりやすい．

③ 読みたい紙面づくりを心がける（レイアウトを考える）

文字は大きく，伝えたい内容を強調する．見やすく興味を引くためにイラストや身近な話題を入れる．

(2) 給食だよりをつくってみよう

給食だよりの発行計画

1　ねらい

2　内容　①

②

3　季節の食物

伝えたい行事

給食だより　　月号

リード文

内容①　（メイン）

内容②　（サブ）

季節の食・行事

263-01695

B　児童福祉施設における食事と栄養

1. 施設の定義と食事の意義

児童福祉施設は，児童福祉法によって規定され，保育を必要とする児童や，身体的，精神的，社会的にハンディキャップをもっている児童を養護，療育するとともに，自立を支援することを目的とした施設である．「入所施設」と「通所施設」に分けられる．

児童福祉施設における食事の提供および栄養管理は，児童の健全な成長，発達を支えるとともに，豊かな食体験を通して，望ましい生活習慣を身につける等，子どもの食生活の自立を支援していくことを目的としている．

食事の提供にあたっては，「日本人の食事摂取基準」を活用し，食育や衛生管理について配慮しながら進めていくことが重要である．児童福祉施設の設備及び運営に関する基準では，「児童福祉施設において，入所している者に食事を提供するときは，その献立は，できる限り変化に富み，入所している者の健全な発育に必要な栄養量を含有するものでなければならない」，また，「食品の種類及び調理方法について，栄養並びに入所している者の身体的状況及び嗜好を考慮したものでなければならない」，「調理は，あらかじめ作成された献立に従って行わなければならない」（第 11 条）と定めている．

施設の種類，入所・通所形態などにより食事の状況が異なるが，子どもの状態を把握し，それぞれの施設の特性に合わせて実施することが必要となる．

2. 保育所における給食

1）保育所給食の意義

保育所は，成長期の乳幼児が一日の大半を過ごす場であり，保育所での生活の質，友だちや保育者のかかわりが子どもの成長・発達に大きな影響を及ぼしている．近年，就労形態の多様化により，低年齢児の入所が増加するとともに，延長保育，一時保育，病児・病後児保育，障害児保育など保育ニーズも多様化し，保育所が担う役割も大きくなってきている．そのなかで給食は，保育所保育指針において保育の一環として位置づけられており，乳幼児の成長・発達に重要な意味をもつ．

保育所給食の役割

① バランスのよい適正な栄養給与により，子どもの成長発達を支え健康を増進する．
② 給食を通して食への関心を高め，食べ方，マナーなど望ましい食習慣を確立する．
③ 一緒に食べるなかで人を思いやる心，感謝の心を育てるなど豊かな人間関係が形成され情緒が発達する．

263-01695

2）保育所給食の実際

給食の分類

保育所における給食は，子どもの発達段階に合ったものであることが望ましい．入所児童は，0 歳児，1～2 歳児，3～5 歳児に区分され，それぞれ身体的，栄養的特性が異なるので，食事は，調乳，離乳食，3 歳未満児食（1～2 歳児食），3 歳以上児食（3～5 歳児食）に分類される．

3 歳未満児は主食を含む完全給食と 2 回のおやつ（午前，午後），3 歳以上児は，副菜と午後のおやつを提供している．その区分別食事時間の例を**表V-1** に示す．

給与栄養目標量

「日本人の食事摂取基準」を参考に，保育所における園児の性別，年齢，栄養状態，生活状況を把握・評価し，適当なエネルギーおよび栄養素の量の目標（以下，給与栄養目標量）を設定する．子どもの食生活状況や発育状況（カウプ指数，肥満度，成長曲線など成長指標）を観察・評価し，定期的に見直しを行うことが必要である．日本人の食事摂取基準（2020 年版）をもとに算出した保育所における給与栄養目標量の算出例（**表V-2**）を示す．

*　0 歳児…月齢や発育状況，健康状況を考慮しながら乳児の実態に沿って定め，授乳・離乳の支援ガイドを参考に個人差や家庭での状況等も考慮する．

食品構成の作成と活用

「食品構成」とは，給与栄養目標量を満たすために，どの食品をどのくらい摂取することが望ましいか，その種類と量を食品群別に示したものである．食品構成は，園児の年齢や地域や施設の特性に合わせ施設ごとに作成する．食品構成を作成することにより，献立作成の際の目安となるほか，給食内容の評価指標として活用される．

表V-1　保育所の給食区分別食事時間（例）

区分		調乳		離乳食		3 歳未満児食（1～2 歳児）主食を含む完全給食	3 歳以上児食（3～5 歳児）主食を除く
		3 時間おき	4 時間おき	はじめ	おわり		
家庭		6 時授乳	6 時授乳	6 時授乳	朝食	朝食（25%）	朝食（30%）
保育所	午前のおやつ	9 時授乳	10 時授乳	10 時授乳 離乳食＋授乳	10 時授乳	10 時 （10%以下）	－
	昼食	12 時授乳	－	－	昼食	昼食 （25～30%）	昼食（30%） （おかずのみ）
	午後のおやつ	15 時授乳	14 時授乳	14 時授乳	14 時授乳	15 時 （10～15%）	15 時 （15%）
家庭		18 時授乳 21 時授乳	18 時授乳 22 時授乳	18 時授乳 22 時授乳	夕食	夕食（25%）	夕食（30%）

263-01695

表V-2　保育所における給与栄養目標量算出例

(1) 1～2 歳児の給与栄養目標（完全給食・おやつを含む）

	エネルギー (kcal)	たんぱく質 13～20%(g)		脂肪 20～30%(g)		カルシウム (mg)	鉄 (mg)	ビタミンA レチノール活性当量 (μgRAE)	ビタミンB_1 (mg)	ビタミンB_2 (mg)	ビタミンC (mg)	食塩 (g)
1～2 歳児食事摂取基準 (1)	925	30	47	21	31	425	3.5	400	0.50	0.55	40	3.3
昼食の比率[(1)×30%](2)	278	9	14	6	9	128	1.0	120	0.15	0.17	12	1.0
10 時おやつの比率[(1)×8%](3)	74	2	4	2	2	34	0.3	32	0.04	0.04	3	0.3
3 時おやつの比率[(1)×12%](4)	111	4	6	2	4	51	0.4	48	0.06	0.07	5	0.4
保育所における給与栄養目標 [(1)+(2)+(3)+(4)]	463	15	23	10	15	213	1.7	200	0.25	0.28	20	1.6
保育所における給与栄養目標（丸め値）	470	20		13		220	1.7	200	0.25	0.28	20	1.6

注） 1. 1 日を 100%としたとき，保育所では昼食（30%）及びおやつ（10 時+3 時　20%）で給与栄養目標量の 50%を給与する．
2. たんぱく質は，目標量（エネルギーの 13～20%に相当する量）を参考値とし，範囲内である 20 g とした．
3. 脂肪は，エネルギーの 20～30%に相当する量を参考値とし，範囲内である 13 g とした．

(2) 3～5 歳児の給与栄養目標

	エネルギー (kcal)	たんぱく質 13～20%(g)		脂肪 20～30%(g)		カルシウム (mg)	鉄 (mg)	ビタミンA レチノール活性当量 (μgRAE)	ビタミンB_1 (mg)	ビタミンB_2 (mg)	ビタミンC (mg)	食塩 (g)
3～5 歳児食事摂取基準(1)	1,250	41	63	28	42	575	4.5	475	0.70	0.80	50	3.5
昼食の比率[(1)×33%](2)	413	13	21	9	14	190	1.5	157	0.23	0.26	17	1.2
おやつの比率[(1)×12%](3)	150	5	8	3	5	69	0.5	57	0.08	0.10	6	0.4
保育所における給与栄養目標[(2)×(3)](4)	563	18	28	13	19	259	2.0	214	0.32	0.36	23	1.6
家庭から米飯 110 g 持参するとしてその栄養量(5)	168	2.5	2.5	0.3	0.3	3	0.1	0	0.02	0.01	0	0.0
副食とおやつの給与栄養目標 [(4)−(5)]	395	16	26	12	18	256	1.9	214	0.30	0.35	23	1.6
保育所における給与栄養目標（丸め値）	400	20		15		260	2	220	0.30	0.35	25	1.6

注） 1. 1 日を 100%としたとき，保育所では昼食（33%）及びおやつ（12%）で給与栄養目標量の 45%を給与する．
2. たんぱく質は，目標量（エネルギーの 13～20%に相当する量）を参考値とし，範囲内である 20 g とした．
3. 脂肪は，エネルギーの 20～30%に相当する量を参考値とし，範囲内である 15 g とした．
4. 表に示した家庭から持参する主食は，4～10 月の量の変化を考慮し保育所の平均値としたものである（100 g を基準としているが，保育所園児の主食持参状況により調整する）．
＊ 持参する米飯については，個人差・活動量を加味して，家庭へ指導する．

献立作成の実際（図V-7，表V-3）

保育所における給食は，園児の発育・発達状況，栄養状況，生活状況等について把握し，提供する食事の量と質についての計画（食事計画）を作成し，この計画に基づいて実施する．給食の献立は，適正な食事提供および施設の条件（人，価格，設備能力など），衛生面を考慮し作成される．

献立作成の配慮事項

① 給与栄養目標量を満たしていること

個人差があることを理解したうえで各自が必要な栄養量を満たすよう配慮する．アレルギー等食事に配慮が必要な場合は，その状態に応じた食事を提供する．

② 摂食機能・消化機能の発達を促す食事であること

咀嚼や嚥下機能，食具使用の発達状況等を観察し，その発達を促すことができるよ

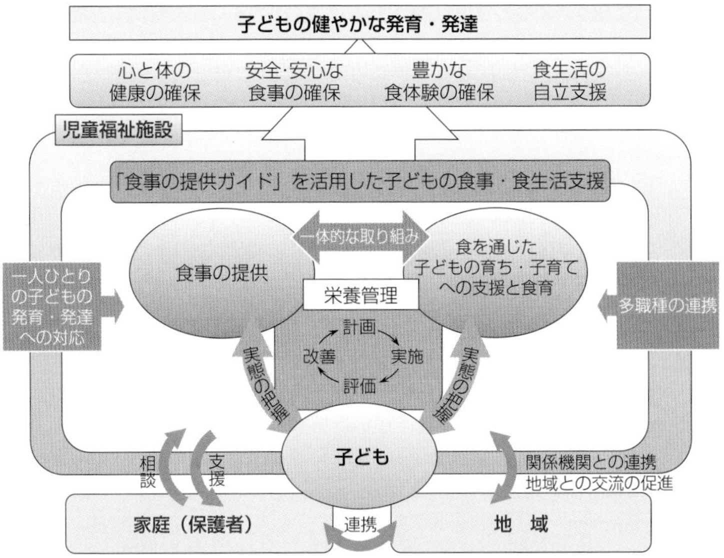

図V-7　児童福祉施設における食事の提供および栄養管理に関する考え方

（児童福祉施設における食事の提供ガイド（一部抜粋）より）

う，食品の種類や調理方法に配慮する．乳幼児は，消化吸収機能が未発達で抵抗力も弱いので，加工食品等の使用は控える．

③ おいしく楽しい給食であること

子どもの嗜好を把握し，おいしく残さずに喜んで食べてもらえるものとする．どんなに栄養量を満たした献立であっても，食べなくては意味がない．子どもが楽しみにする給食としたい．

また，食習慣形成の時期であるので，嗜好性に偏らず，味覚や食体験が広がるよう，多くの食品を使用し，薄味に慣れさせるよう留意する．

④ 食文化を伝える給食であること

核家族化，食事の多様化に伴い，家庭において食の文化を伝えていくことが少なくなっている．旬の食品を上手に利用して，季節や行事に合った献立（行事食等）を取り入れる．

⑤ 衛生的かつ安全であること

衛生面に配慮し，新鮮な食品を使用する．特に，食中毒の多発時期は，食品別に食品の使用や調理法などに注意する．

間食の提供

乳幼児期の子どもは，体格に比べ成長に必要な栄養素を多めに摂取する必要がある．しかし，消化・吸収が未熟であり，胃が小さい（大人の 1/3～1/4）ため，3 回の食事のほかに，食事の一部（補食）として間食が必要となる．

① 1 日の給与栄養目標量の 10～20％とする．

② 3 歳未満児は 2 回（午前 10 時と午後 3 時），3 歳以上児は 1 回（午後 3 時）と

263-01695

表V-3　保育所給食献立例

料理名/食品名	3歳以上児g	1～2歳児g	料理名/食品名	3歳以上児g	1～2歳児g	料理名/食品名	3歳以上児g	1～2歳児g
【果物】			【牛乳】			【ヨーグルト】		
フルーツ	–	40	牛乳	–	80	ヨーグルト	–	80
【麦茶】			【菓子】					
麦茶	–	100	卵ボーロ	–	8			
【ご飯（未満児）】			【ご飯（未満児）】			【ご飯（未満児）】		
水稲穀粒（精白米）	–	35	水稲穀粒（精白米）	–	35	水稲穀粒（精白米）	–	35
【高野豆腐の卵とじ】			【白身魚のカレー揚げ】			【肉じゃが】		
凍り豆腐	5	4	メルルーサ	50	40	豚もも肉（赤肉）	30	24
まぐろ缶詰（油漬フレークライト）	20	16	食塩	0.2	0.2	じゃがいも	60	48
			パセリ	0.3	0.2	にんじん	15	12
生しいたけ	5	4	卵	5	4	たまねぎ	20	16
にんじん	10	8	薄力粉	12	9.6	糸こんにゃく	30	24
たまねぎ	30	24	水	12	9.6	油	1	0.8
グリンピース（冷凍）	3	2.4	カレー粉	0.3	0.2	合成清酒	1	0.8
油	1	0.8	油	6	4.8	砂糖	3	2.4
濃口しょうゆ	4	3.2				濃口しょうゆ	5	4
砂糖	2	1.6	【ミニトマト】			水	20	16
卵	30	24	ミニトマト	30	24	さやえんどう	5	4
スキムミルク	4	3.2						
焼きのり	0.2	0.2	【イタリアンスープ】			【果物】		
			ベーコン	10	8	バレンシアオレンジ	50	40
【果物】			たまねぎ	25	20			
バナナ	50	40	にんじん	15	12	【みそ汁（豆腐/わかめ）】		
			油	1	0.8	木綿豆腐	30	24
【みそ汁（ふ/わかめ）】			とうもろこし缶詰（クリーム）	10	8	たまねぎ	15	12
焼きふ（観世ふ）	1	0.8				カットわかめ	0.8	0.6
カットわかめ	0.4	0.3	ほうれんそう	15	12	米みそ（淡色辛みそ）	8	6.4
米みそ（甘みそ）	8	6.4	パルメザンチーズ	1.7	1.4	顆粒風味調味料	0.6	0.5
顆粒風味調味料	0.8	0.6	卵	25	20	水	100	80
水	100	80	パン粉（乾燥）	1.7	1.4			
			スキムミルク	3	2.4			
			水	80	64			
			白こしょう	少量	少量			
			食塩	0.5	0.4			
			固形コンソメ	1	0.8			
			パセリ	0.5	0.4			
【牛乳】			【ヨーグルト】			【牛乳】		
牛乳	100	80	脱脂加糖ヨーグルト	100	80	牛乳	100	80
【塩せんべい】			【果物】			【ツナパン】		
塩せんべい	10	8	プルーン（袋）	10	8	ロールパン	30	24
						まぐろ缶詰（水煮フレークライト）	15	12
						とうもろこし缶詰（ホール）	5	4
						マヨネーズ（全卵型）	5	4

する．食事との時間は 2 時間以上空ける．

③ 食事でとりきれなかった栄養を補う内容とする（ビタミン・ミネラル・水分などの補給）．

＜例＞　午前：牛乳・乳製品や果物，消化のよい食品

263-01695

午後：牛乳・乳製品を中心とした飲み物（水分補給），いも類・穀類，季節の果物等

3）保育者の役割

発育期にある子どもにとって１回１回の食事が学習の場である．食物を見る，においを感じる，手で触る，口の中で感じる，味わうといった体験を通して，食べる行為そのものを獲得していく．食事中の姿勢，食具の扱い方などの継続的な体験が発達を促し，望ましい食習慣の形成の基礎をつくる．食事を通じ味覚体験の幅を広げる，季節（旬）を感じる，行事食を通じて日本の文化にふれるなど，食べることへの意欲や関心を高め，将来につながる望ましい食態度を形成する場でもある．2005年食育基本法の制定，2009年保育所保育指針の改正においても，保育所における食育の推進が明記されている．保育所における給食は，単に食欲を満たすためにあるのではなく，子ども自身の成長・発育，子ども自身の自立，心や情緒を安定させるなど，保育上大きな役割を果たしていることを保育者自身が十分理解し，進めていくことが大切である．

給食分類別の支援のポイント

① 乳汁栄養の与え方

乳汁栄養は，集団においても個別対応が大切である．家庭での生活リズム・授乳リズムを確認し一人ひとりの子どもの状態に応じ授乳の時刻，回数，量を決定する．授乳時には，保育者が声かけを行うなど環境面についての配慮が必要である．

② 離乳食の進め方

一人ひとりの子どもの咀嚼や嚥下機能や摂食行動の発育・発達状況は一様ではない．月齢や目安量にこだわった画一的な進め方ではなく，一人ひとりの食べる機能の発達を考慮し，離乳食の内容（食品の種類や形態）や量を個々に合わせて進めていく．

③ １～２歳児の食事

咀嚼機能は，奥歯が生えるにともない乳歯の生え揃う３歳頃までに獲得されるものであり，離乳が完了しても，食品の種類や調理形態にも引き続き配慮が必要である．また，自らの食べたい気持ちを引き出し，食べることが楽しい，自分で食べたいという意欲を培うことができるよう配慮することが必要である．手づかみ食べから食具食べへ子どもの手指，意欲の発達を見きわめ個々に応じて進めていく．

④ ３歳以上児の食事

さまざまな食べものを食べる楽しさが味わえるよう，仲間と一緒に楽しく食事したり，食べものの話をしたりする機会を増やすことができるよう，食事の環境や食事の内容についても配慮することが重要である．

指導上の留意点

① 毎日の給食を一緒に食べることが基本である．ともに食べる場面で，子どもの食

263-01695

べ方や好き嫌い，友達との関係などを観察し，一人ひとりに応じた食の指導につなげる．

② 子どもは保育者の食べ方を模倣し，箸の持ち方，食べ方，マナーを学んでいく．保育者自身が子どもの学ぶ対象であることを認識して指導に当たる．

③ 子どもが食事の楽しさを体験できるよう，食事の環境設定や食事指導に十分配慮する．

④ 空腹であることが食欲をつくる．一日の保育の流れのなかに食を位置づけた生活のリズムをつくる（給食時間にお腹が空くよう保育活動を設定する）．

⑤ 全職員が連携してそれぞれの専門性を生かし，食を通じて子どもの生活体験を増やすための取り組みを進めていく．

4）保育所と家庭の連携

子どもの食生活の基本は家庭である．子どもが健全に発育し，生涯にわたる望ましい生活習慣を獲得するためには，保育所と家庭の連携が重要である．

家庭での食生活を十分に把握し，アレルギーや偏食の有無，家族構成や保護者の食に対する考え方などを理解しておくことが大切である．一方，保育所での食事の考え方，具体的な食事の内容を伝え，保育所と家庭がお互いの理解を深め子どもの育ちを支えていくことが必要である．

5）延長保育と補食

保護者の就労時間の延長や就労形態の多様化によって，従来の保育時間を延長（延長保育）して対応する子どもが増えている．そのため，保育所では，夕食までの水分補給や空腹感を補うために補食が提供される．延長保育に伴う補食は，保育所の給与栄養目標量には含まれないが，保育時間や家庭での食事を考慮し，柔軟に対応することが必要である．

① 1日当たりの食事摂取基準の5～10％程度とする．

② 夕食を提供する場合には1日の25～30％とし，栄養的配慮はもちろんのこと，長時間保育による子どもの精神的不安を和らげるよう，家庭的な雰囲気に配慮する．

一日の多くの時間を保育所で過ごす子どもたちには，栄養が満たされた温かい家庭的な夕食が大切である．保育所として家族との食事に代わることはできないが，家族と連携を取り，子どもが健やかに育つよう支援することが望まれる．

3. その他の施設と食事の特徴

児童福祉法に規定されている施設における食事は，施設種別，入所形態，提供する食事の回数など施設ごとの状況が異なる．多様な家庭環境，障害の有無，虐待など特別な配慮を必要とする場合など，子どもの状態を把握し，それぞれの施設の特性に合わせて進めていく必要がある．施設の種類によって**表V-4**に示すような特徴がある．

263-01695

表V-4　児童福祉施設の種類と食事の留意点

施設の種類	施設の目的	食事の留意点
乳児院	家庭で養育できない満１歳未満の乳児を入院させ，養育する施設（必要により満２歳まで入所できる）	乳幼児の発達段階に応じた食事内容とする．身体的，情緒的，精神的に良好な発達を促すよう家庭的な食事を心がける
児童養護施設	乳児を除き保護者のいない児童，虐待されている児童，その他環境上養護を必要とする児童を入所させ養護し，その自立を支援する施設	家庭的な環境を設定し，児童の発育に十分な栄養を提供するとともに，退所後の生活の自立に向け，望ましい生活習慣の習得のための支援を行う
母子生活支援施設	18歳未満の児童を養育している配偶者のいない女子やこれに準じる女性およびその子どもを入所させ保護するとともに，自立に向けて生活を支援するための施設	自分の食事，子どもの食事づくりの知識や技術が未熟な場合も多く，現状に応じ自立に向けた援助を行う
知的障害児（通園）施設	知的障害がある児童を通所または入所させ療養する施設	過食・拒食・偏食など食行動の問題や咀嚼・嚥下能力が低下している場合が多い．食べやすい形状や，摂食機能の発育を促す食形態に工夫する
盲ろうあ児施設	視覚障害児（盲，強度の弱視），聴覚障害児（ろうあ，強度の難聴）を入所させ生活の自立に必要な援助・指導を行う施設	身体活動の不足により小食の場合が多い．身体活動を高め食欲を増進させる，栄養価の高い食品を使用する等，食生活に配慮する．視覚障害の場合，食べものを認識させる体験等の配慮も必要である
肢体不自由児施設	上肢・下肢または体幹機能障害のある児童を療育するとともに，生活の自立に必要な援助・指導を行う施設	身体状況に応じた食事とする．もっている機能を生かして自分で食べられるように食具などを工夫する
重症心身障害児施設	重度の知的障害，身体障害をもち，日常生活において介護を必要とする児童を入所させ，養護するとともに，療育および日常生活の支援を行う施設	摂食機能の状況に合わせて咀嚼・嚥下しやすい食品や調理形態を工夫する．栄養量の不足がみられる場合は治療食（経管栄養剤等）の使用を検討する
情緒障害児短期治療施設	軽度の情緒障害をもつ児童を短期入所，または通所させ療育を行う施設	偏食・小食・拒食などがみられる場合も多く，栄養面・調理上の工夫を必要とする．子どもの特性を理解し，望ましい食習慣が形成されるよう努める
児童自立支援施設	不良行為をなし，またはなす恐れのある児童，家庭環境等の理由により，生活指導を要する児童を入所させ，個々の状況に合わせた指導により，その自立を支援する施設	家庭的な雰囲気で食事ができるよう配慮する．成長期であり，運動量も多いので，食品構成や献立作成に当たっては，質・量ともに満足できるものとする

給食の分類

児童福祉施設の給食は，保健食と治療食に分けられる．入所施設では１日３回，通所施設ではおおむね１日１回の食事（保健食）を提供している．また，児童の状況に応じ，医師の指導・指示に基づき治療食を提供している．

263-01695

給与栄養目標と食品構成

入所施設における給与栄養目標量は，食事摂取基準により，対象児の性別，年齢，栄養状態，身体状況，生活状況を把握・評価し設定するが，その際，施設の状況に応じ年齢別や食形態別に設定するなどの工夫が必要である．また，個人に応じた対応も必要となる．

食品構成は，保育所給食に準じ，各施設の給与栄養目標量に基づき，施設の実態に応じたものを作成する．

263-01695

演習 27

調理実習

保育所の給食をつくってみよう

実習目的 ① 子どもが食べる 1 食の量・組み合わせを理解する．
② 子どもの食事を料理する．
③ 調理作業工程，作業上の配慮する内容を知る．

1 食分の栄養価	エネルギー **460** kcal　たんぱく質 **19.2** g　脂質 **11.2** g 食物繊維 **4.2** g　カルシウム **65** mg　食塩 **2.1** g

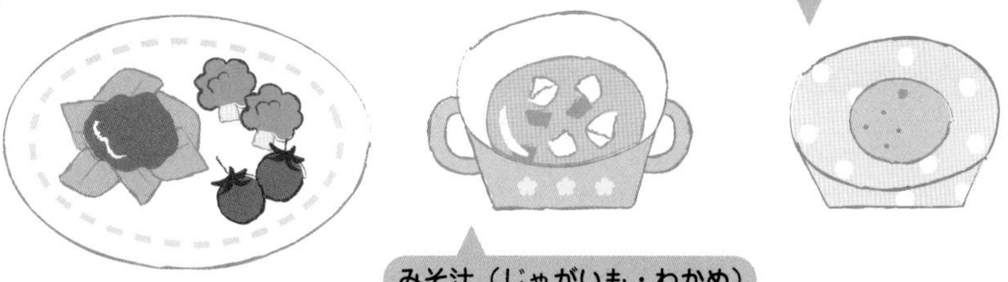

料理名	材料名	分量(g)(ml)	つくり方
ご飯	米	50	
魚のバーベキューソース	かじき 食塩 白こしょう 薄力粉 油 りんご レモン汁 酒 みりん しょうゆ 酢 砂糖 トマト ブロッコリー 食塩	60 0.2 少量 5 5 7 1 1 1 4 1 0.7 30 25 0.2	① かじきは一口大に切り，塩・こしょうで下味をつける． ② 水気を切り，薄力粉をまぶし揚げる． ③ りんごは，皮をむき，すりおろす． ④ 鍋にりんご，レモン汁，調味料を入れ火にかける． ⑤ 沸騰したら火を止め，揚げたかじきにかける． ⑥ 器に盛り，塩ゆでにしたブロッコリー，ミニトマトを添える．
みそ汁 (じゃがいも・わかめ)	じゃがいも カットわかめ たまねぎ 油揚げ みそ だし汁	30 0.3 30 3 6 100	① じゃがいもは，皮をむき一口大に切る． ② たまねぎは，くし切りにする． ③ 油揚げは，湯通しをして 1 cm 幅に切る． ③ 鍋に，だし汁，切った野菜を入れ火にかける． ④ 野菜が軟らかくなったら，わかめを加える． ⑤ みそを溶き入れ一煮立ちさせる．
果物	みかん	100	

263-01695

演習 28 どんな行事食があるか表にまとめてみよう

目的

① 1年の行事と旬の食べものを知る.
② 行事食の意味について理解する.
③ 食文化を伝える意義を考える.

季節の食べものや行事と行事食を調べてみよう

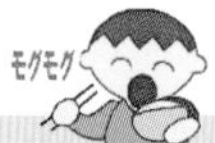

	どのような行事と行事食があるだろうか	その行事はどのような意味があるか	旬の食べもの
1月 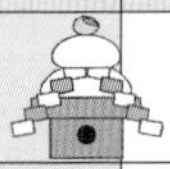			
2月			
3月 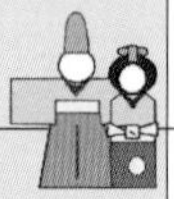			
4月			
5月			
6月			
7月 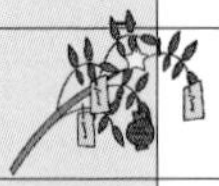			
8月			
9月 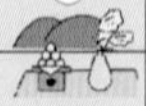			
10月			
11月			
12月			

＊日本の行事や食べものについて，子どもたちに伝えることにはどのような意義があるか？

263-01695

調理実習

演習 29 行事食をつくってみよう

実習目的　① 1年の行事食を知る.
② 行事食の意味について理解する.
③ 行事食をつくる.

1食分の栄養価	エネルギー **470** kcal　たんぱく質 **20.6** g　脂質 **11.8** g 食物繊維 **5.4** g　カルシウム **100** mg　食塩 **4.1** g

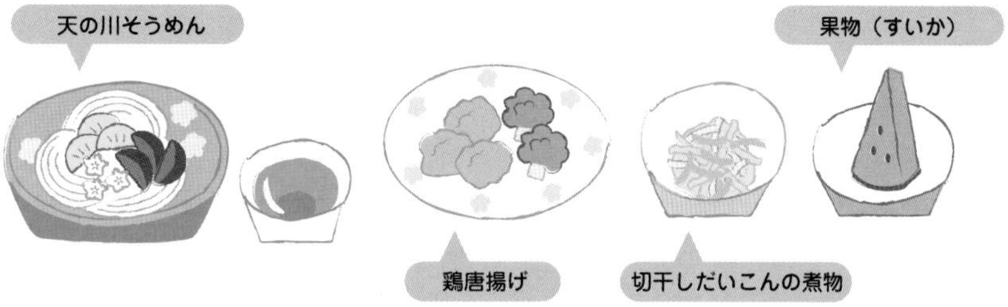

料理名	材料名	分量(g)(mℓ)	つくり方
天の川そうめん	そうめん（乾） オクラ トマト みかん缶詰 だし みりん しょうゆ	50 10 20 10 60 5 7	① そうめんをゆでる. ② オクラはゆでて輪切りにする. ③ トマトはくし切り. ④ みかん缶は，缶を開け水気を切っておく. ⑤ 鍋にだし，調味料を入れ一煮立ちさせ，冷ましておく. ⑥ 器にそうめんを盛り，オクラ・トマト・みかんを飾る. ⑦ 冷ましたつゆを添える.
鶏唐揚げ	若鶏胸肉（皮なし） しょうゆ しょうが にんにく かたくり粉 油 ブロッコリー 食塩	60 2 1 0.2 7 6 25 0.2	① 鶏肉は1人3切れに切り，しょうゆ・おろししょうが・にんにくで下味をつける. ② 水気を切り，かたくり粉をまぶし揚げる. ③ 器に盛り，塩ゆでにしたブロッコリーを添える.
切干しだいこんの煮物	にんじん 切干しだいこん 油揚げ 顆粒風味調味料 しょうゆ 砂糖 みりん 油 水	5 8 5 0.5 3 2 1 1 60	① 切干しだいこんは，水で戻し，食べよい大きさに切る. ② にんじんはせん切り. ③ 油揚げは，湯通しをして5mm幅に切る. ④ 鍋に油を入れ，にんじん，切干しだいこん，油揚げを炒める. ⑤ 油が回ったら，水，だしを入れ，煮る. ⑥ 切り干し大根が軟らかくなったら，砂糖・みりんを加え煮る. ⑦ しょうゆを加え，煮汁がなくなるまで煮る.
果物	すいか	100	

263-01695

Chapter VI

特別な配慮を要する子どもの食と栄養

A 疾病および体調不良の子どもへの対応

子どもの疾病の原因は，細菌やウイルスに起因する感染症の場合と，先天性の疾患や栄養障害，アレルギーなど非感染症の場合に分けられる．

感染症は細菌やウイルスなどの病原体の作用により引き起こされる．発熱・嘔吐・下痢などの症状に加え，病原体の毒素による生理機能障害や神経障害などさまざまな症状がみられる．子どもは発育途中にあり，感染症防御能力や免疫抵抗力が未熟であり，感染しやすく悪化しやすいことを理解し，子どもの体調の変化を観察し，適切な対応をとることが求められる．

非感染症には，先天性代謝異常症と不適切な食習慣による栄養障害，アレルギーに関連する症状などがある．非感染性の病気のうち特に問題となるのは先天性代謝異常症であり，特別な食事が必要となる．不適切な食習慣によるものには，生活習慣病の発症と関係の深い小児肥満等の問題がある．病気に対する正しい知識をもち適切に対応することが必要である．

1. 主な病気の症状と食事の進め方

1） 発熱（表Ⅵ-1）

乳幼児の場合，病気以外にも発熱することが多い．子どもは体温調節が未熟なため外気温の影響を受けやすく，気温の高い夏の戸外などでは，体温の上昇が起こることがある．汗をかくことで体温を調節するが，水分摂取が十分でないと熱が下がらない場合もある．この場合，涼しい場所に寝かせ，十分に水分をとることで快復する．

病気による発熱では感染症に起因するものが多い．発熱を伴う病気は多く，それだけではなんの病気であるか判断することは困難であり，発熱に伴って起こる他の症状をよく観察し，適切な対応をとることが必要である．

発熱時は水分の補給が重要である．また，発熱によるエネルギー消耗もあるので，

表Ⅵ-1 発熱のときの食事の進め方

① エネルギーを十分に与える…発熱によりエネルギー消費が増大するため補給する．
② 水分を補給する…発熱により水分が失われるので十分に補給する．
③ 消化のよいものを与える…消化機能が低下するため配慮する．
④ たんぱく質・ビタミン・ミネラルを補給する．

口当たりがよく，消化のよいものが適する．

2）腹痛

単に腹痛を訴えるときには，腹部を冷やした場合や軽い細菌性腸炎であることが多く，下痢を伴うこともある．しかし，激しい腹痛や，顔色が変わるなどの症状がみられる場合には，腸閉塞や腸間膜ヘルニアが考えられるので早期の受診が必要である．

また，心理的・精神的な要因による腹痛も多くみられるので，他の症状をよく観察し適切な判断をする必要がある．

3）下痢（表Ⅵ-2）

単純性下痢や感染性胃腸炎を含む急性下痢，乳糖不耐症，過敏性腸炎などの慢性下痢に分けられる．下痢を起こしている場合の食事は，消化管の負担を軽くすること，下痢による脱水を防ぐために水分を十分にとることを基本とする．

単純性下痢

下痢が続いても機嫌がよく食欲があり，他に症状がない場合は，一般的に治療の必要はない．脂肪・食物繊維の多い食品を控え，消化のよいものから与える．

急性下痢

機嫌が悪く食欲不振，嘔吐，発熱等を伴う．食欲がない場合には食事を控えるが，下痢により水分が失われているため，水やイオン飲料など水分を与える．

表Ⅵ-2　下痢のときの食事の進め方

① 水分を補給する…下痢により失われた水分を補い脱水を防ぐ．
② 脂肪の多い食品は控える…脂肪は消化が悪いため下痢を助長する．
③ 食物繊維の多い食品は控える…食物繊維は消化が悪く腸管を刺激し，下痢を促進する（海藻・きのこ類，いも類，野菜類など）．
④ 冷たいものは控える…腸管を刺激し下痢を助長するため，温めてゆっくり食べる．
⑤ 香辛料など刺激物は控える．
⑥ 発酵しやすい食品は控える…いもなどは腸管内で発酵し，ガスを発生させ腸管を刺激するので控える．

4）嘔吐（表Ⅵ-3）

吐き気や嘔吐がみられるときは，絶食を基本とする．嘔吐により失われた水分と電解質を補給することが必要となるため，吐き気があっても 1～2 時間嘔吐がおさまっている場合には，少量ずつ湯ざましやイオン水を与える（経口輸液）．激しい嘔吐を繰り返し，発熱や下痢を伴うなど重症の場合は，水分や電解質，エネルギーを補給す

表Ⅵ-3　嘔吐のときの食事の進め方

① 水分を補給する…嘔吐により失われた水分を補い脱水を防ぐ．
② 少量ずつ頻回食とする．
③ 刺激物は控える．
④ 消化のよいものを与える．

263-01695

表Ⅵ-4　主な先天性代謝異常症と主な症状

対象疾患		症状	治療法と特殊ミルク
アミノ酸代謝異常	フェニルケトン尿症 ホモシスチン尿症 メープルシロップ尿症 シトルリン血症 1 型 アルギニノコハク酸尿症	たんぱく質の原料となるアミノ酸をうまく処理できず，特定のアミノ酸が体内に蓄積される． 蓄積した有害なアミノ酸により，脳梗塞などの脳障害，知能障害や発達遅滞を生じる．	治療用特殊ミルクを用いた食事療法と投薬 ・雪印フェニルアラニン無添加総合アミノ酸粉末ミルク ・森永低フェニルアラニンペプチド粉末 ・雪印メチオニン除去粉乳 ・雪印ロイシン・イソロイシン・バリン除去ミルク ・雪印蛋白除去粉乳 ・明治高アンモニア血症・シトルリン血症フォーミュラ
有機酸代謝異常	メチルマロン酸血症 プロピオン酸血症 イソ吉草酸血症 メチルクロトニルグリシン尿症 ヒドロキシメチルグルタル酸血症 複合カルボキシラーゼ欠損症 グルタル酸血症 1 型	たんぱく質を体内で処理するときにできる有機酸がうまく処理されず，体内で増加する．発達遅延や，呼吸不全，そして意識障害などの重大な症状を引き起こす場合もあり，治療が遅れると死に至ることもある．	治療用特殊ミルクを用いた食事療法と投薬 ・雪印イソロイシン・バリン・メチオニン・スレオニン・グリシン除去粉乳 ・明治ロイシン除去フォーミュラ
脂肪酸代謝異常	MCAD 欠損症 VLCAD 欠損 三頭酵素欠損症 CPT1 欠損症	脂肪の成分である脂肪酸の利用がうまくできず，長時間の絶食や感染症等でエネルギー消費が増えた場合，けいれんや意識障害，筋力低下や筋痛，心不全等重度の体調不良を生じる．	脂肪の摂取制限および治療用特殊ミルクを用いた食事療法 ・明治必須脂肪酸強化 MCT フォーミュラ ・明治低脂肪フォーミュラ ・雪印蛋白除去粉乳
ガラクトース血症		母乳やミルクに含まれる糖のうち，ガラクトースの処理ができず，肝機能の低下等を生じる．	治療用特殊ミルクを用いた食事療法 ・明治ガラクトース除去フォーミュラ
先天性甲状腺機能低下症		甲状腺ホルモンが不足し，知能低下や発育障害を生じる．	甲状腺ホルモンの投与
先天性副腎過形成症		副腎皮質ホルモンが不足し，皮膚の黒ずみ，発育不良を生じる．重度の脱水等の生命の危機に陥ることがある．	副腎皮質ホルモンの投与

（恩賜財団母子愛育会．タンデムマス導入に伴う新しいスクリーニング対象疾患の治療方針 2007：特殊ミルク情報第 50 号．p100 より）

る必要があるため病院で輸液（点滴）を行う場合もある．

吐き気がおさまったら経口食を与える．症状に合わせ，流動食，軟食，常食へ移行する．

2. 先天性代謝異常症

代謝をつかさどる酵素が生まれつき欠損していることにより，慢性的に物質代謝に異常をきたし，発育や知能の発達などに障害をもたらす疾患を先天性代謝異常症という（表Ⅵ-4）．早期に発見し，適切に処置をすれば発症予防が可能である．早期発見することを目的に，生後 1 週間程度にマス・スクリーニングが行われている．

主な治療法としては，代謝異常症をもたらす物質の摂取を制限し，不足する場合は補給する治療法がとられる．乳児に対しては「特殊ミルク」が治療として公費負担で提供されている．

3. 肥満と生活習慣病

小児の肥満は，病的なもの（クッシング症候群，プラダー・ウィリー症候群，甲状

263-01695

表Ⅵ-5　肥満児の食事の進め方

① 総エネルギー量を適正にする.
② たんぱく質を十分とる.
③ パンやご飯など糖質の食品のとりすぎに注意する.
④ 脂肪を控える（肉の脂肪摂取を控える. 植物性油脂は, 腹もちをよくするため適量摂取することが望ましい）.
⑤ 野菜や海草類, 豆類など食物繊維を十分にとる.
⑥ よく噛んで, ゆっくり食べる.
⑦ 薄味を基本とする.
⑧ 間食は時間と量を決めて与える. 間食は食事の一部であり, 食事でとれなかったものを補う. スナック菓子や甘いものを控える.
⑨ 水分の摂取は, 水や麦茶などにし, 甘いジュースは避ける.
⑩ 運動をする.

腺機能低下症等）と単純性肥満があるが, そのほとんどは単純性肥満であり, 過食と運動不足（摂取エネルギーと消費エネルギーのアンバランス）によるものである.

小児期の肥満を放置しておくとその 75～80％は成人の肥満に移行するといわれている. 成人の肥満は動脈硬化, 心疾患, 高血圧, 脂質異常症, 糖尿病など生活習慣病の発症率が高く, 小児期における肥満の予防と治療が重要である.

肥満の治療（単純性肥満）

小児期は発育途中であることから, 体重は現状維持を基本とし, 身長の発育によって肥満度を低めていくことが望ましい（高度肥満の場合は専門家の指導を受けることが必要である）.

食事の基本は, 成長に必要な栄養素を確保しながら, 総エネルギーを適正に保つことである（**表Ⅵ-5**）. 規則正しい生活をするとともに, 心理的な欲求を満たす等の配慮が必要である.

4. 保育における対応

子どもは年齢が低いほど抵抗力が弱く, 疾病に罹患した際, 全身性の反応を生じ重症化しやすい. また, 子どもは体調の変化を言葉でうまく表現できない. そのため, 保育者は日ごろから子どもの身体症状を観察しておくことが必要となる. 朝の受け入れ時の問診, 体温測定や毎日の視診が重要な意味をもつ.

子どもの症状を見るポイント

・視診〔顔色, 表情, 活気, 鼻水, 目の充血, 皮膚の症状（湿疹, 腹部のはり等）〕
・咳などの呼吸器症状
・体温など全身状態を観察したうえで総合的に判断する

子どもの体調不良の原因は, 感染や発熱などの病気のほかに, 睡眠不足, 偏食, 便秘, 生活習慣の乱れが影響していることもある. 子どもの健康状態を観察する際には, 生活背景も確認することが必要である.

263-01695

調理実習

演習 30 下痢のときの食事

実習目的 体の状態に応じた食事について理解する.

1食分の栄養量	エネルギー **222** kcal たんぱく質 **13.3** g 脂質 **1.4** g 食物繊維 **2.2** g カルシウム **42** mg 食塩 **1.3** g

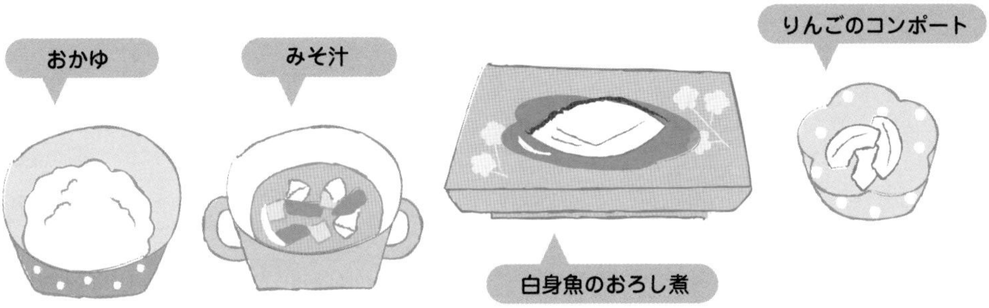

料理名	材料名	分量(g)(ml)	つくり方
おかゆ	米 水	25 150	① 米をとぐ. ② 分量の水を入れて，かゆを炊く.
白身魚のおろし煮	かれい 砂糖 しょうゆ 水	50 2 3 30	① 調味料を沸騰させ，魚を入れる. ② 10～15 分煮る.
みそ汁	じゃがいも たまねぎ ほうれんそう みそ だし汁	30 20 10 6 100	① じゃがいもは皮をむいて一口大に切る. ② たまねぎは皮をむいて一口大に切る. ③ ほうれんそうは，葉先を使う(3 cm に切る). ④ 鍋にだし汁，じゃがいも，たまねぎを入れ火にかける. ⑤ じゃがいもに火が通ったら，ほうれんそうを加える. ⑥ みそを溶き入れ，一煮立ちさせる.
りんごのコンポート	りんご 砂糖	50 1	① りんごの皮をむき，塩水（分量外）につける. ② 鍋にりんごを並べ，砂糖を入れる. ③ 水をひたひたに加え，中火で煮る. ④ りんごが軟らかくなるまで煮る.

263-01695

B　食物アレルギーがある子どもへの対応

1. アレルギーの基本

体のなかにウイルスや細菌が入り込むと，ヒトはそれを体から追い出そうとする．これが免疫といわれる体を守る仕組みである．ところが，体を守るはずのこの免疫の働きが食物や花粉・ダニなどにも働いて，体に不利な症状を起こすことがある．このような反応を「アレルギー反応」という（図Ⅵ-1）．

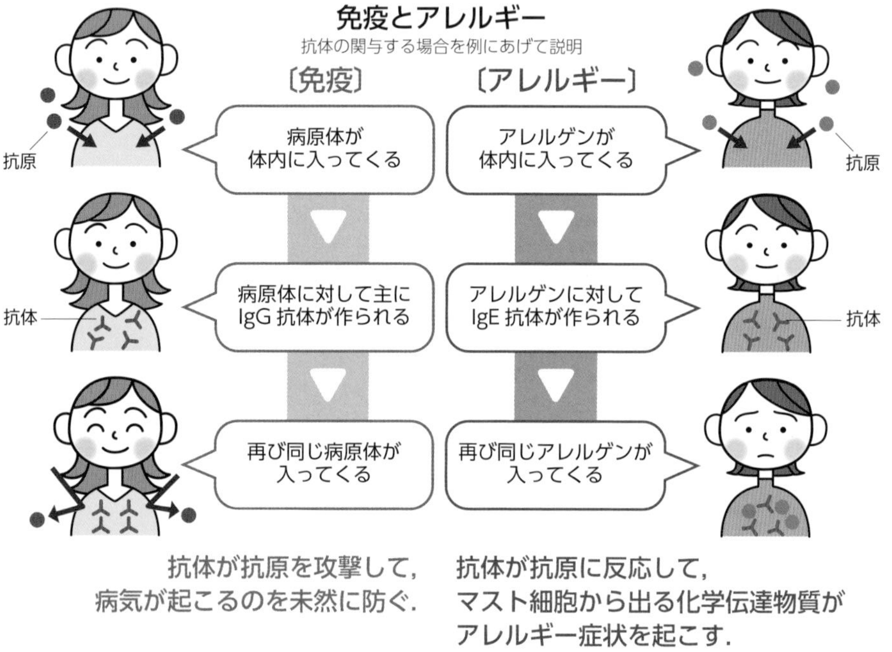

図Ⅵ-1　免疫とアレルギー
（ぜん息予防のためのよくわかる食物アレルギー対応ガイドブック 2014：独立行政法人環境再生保全機構；2014 より）

2. 食物アレルギーとは

食物アレルギーとは，原因となる食物を摂取した後に，アレルギー反応（図Ⅵ-1）によって，身体症状が生じる現象のことをいう．食物アレルギーを起こす主な成分は，食べものに含まれるたんぱく質であり，そのたんぱく質が完全にアミノ酸に分解されずに腸管から吸収されてしまうことによって起こる．乳幼児のアレルギーが多いのは，消化吸収機能が未熟であるため，たんぱく質が分解されずに吸収される頻度が高いためである．

乳幼児の主な原因食物は卵・牛乳・小麦であり，成長とともに80～90％は食べられるようになる（耐性獲得）．学童期から成人期には卵・牛乳が減り，甲殻類・小麦・果物・そば・ピーナッツなどが増えてくる（**表Ⅵ-6**）.

表Ⅵ-6　年齢別にみた主な原因食品（新規発症例）

n=1,706

<table>
<tr><th></th><th>0歳
(884)</th><th>1歳
(317)</th><th>2,3歳
(173)</th><th>4~6歳
(109)</th><th>7~19歳
(123)</th><th>20歳以上
(100)</th></tr>
<tr><td>1</td><td>鶏卵
57.6%</td><td>鶏卵
39.1%</td><td>魚卵
20.2%</td><td>果物
16.5%</td><td>甲殻類
17.1%</td><td>小麦
38.0%</td></tr>
<tr><td>2</td><td>牛乳
24.3%</td><td>魚卵
12.9%</td><td>鶏卵
13.9%</td><td>鶏卵
15.6%</td><td>果物
13.0%</td><td>魚類
13.0%</td></tr>
<tr><td>3</td><td>小麦
12.7%</td><td>牛乳
10.1%</td><td>ピーナッツ
11.6%</td><td>ピーナッツ
11.0%</td><td rowspan="2">鶏卵
小麦
9.8%</td><td>甲殻類
10.0%</td></tr>
<tr><td>4</td><td></td><td>ピーナッツ
7.9%</td><td>ナッツ類
11.0%</td><td rowspan="2">ソバ
魚卵
9.2%</td><td>果物
7.0%</td></tr>
<tr><td>5</td><td></td><td>果物
6.0%</td><td>果物
8.7%</td><td>ソバ
8.9%</td><td></td></tr>
</table>

各年齢ごとに5%以上を占めるものを上位5位表記.　　（今井孝成，ほか．アレルギー2016；65（7）：944より）

3. 食物アレルギーの症状

アレルギー反応は，原因食物摂取後，通常2時間以内に出現する即時型症状，その他臨床症状によって新生児消化器症状，食物アレルギーが関与する乳児アトピー性皮膚炎，口腔アレルギー症候群，食物依存性運動誘発アナフィラキシーに分類される．食物アレルギーの臨床型分類を**表Ⅵ-7**に示す．

表Ⅵ-7　食物アレルギーの臨床型分類

<table>
<tr><th colspan="2">臨床型</th><th>発生年齢</th><th>頻度の高い食物</th><th>耐性獲得
（寛解）</th><th>アナフィラキシーショックの可能性</th><th>食物アレルギーの機序</th></tr>
<tr><td colspan="2">新生児・乳児消化管アレルギー</td><td>新生児期
乳児期</td><td>牛乳（乳児用調製粉乳）</td><td>多くは寛解</td><td>（±）</td><td>主に非IgE依存性</td></tr>
<tr><td colspan="2">食物アレルギーの関与する乳児アトピー性皮膚炎</td><td>乳児期</td><td>鶏卵，牛乳，小麦，大豆など</td><td>多くは寛解</td><td>（+）</td><td>主にIgE依存性</td></tr>
<tr><td colspan="2">即時型症状（じんましん，アナフィラキシーなど）</td><td>乳児期～
成人期</td><td>乳児～幼児：
鶏卵，牛乳，小麦，そば，魚類，ピーナッツなど
学童～成人：
甲殻類，魚類，小麦，果物類，そば，ピーナッツなど</td><td>鶏卵，牛乳，小麦，大豆などは寛解しやすい
その他は寛解しにくい</td><td>（++）</td><td>IgE依存性</td></tr>
<tr><td rowspan="2">特殊型</td><td>食物依存性運動誘発アナフィラキシー（FDEIA）</td><td>学童期～
成人期</td><td>小麦，エビ，果物など</td><td>寛解しにくい</td><td>（+++）</td><td>IgE依存性</td></tr>
<tr><td>口腔アレルギー症候群（OAS）</td><td>幼児期～
成人期</td><td>果物・野菜など</td><td>寛解しにくい</td><td>（±）</td><td>IgE依存性</td></tr>
</table>

（食物アレルギーの診療の手引き2017より）

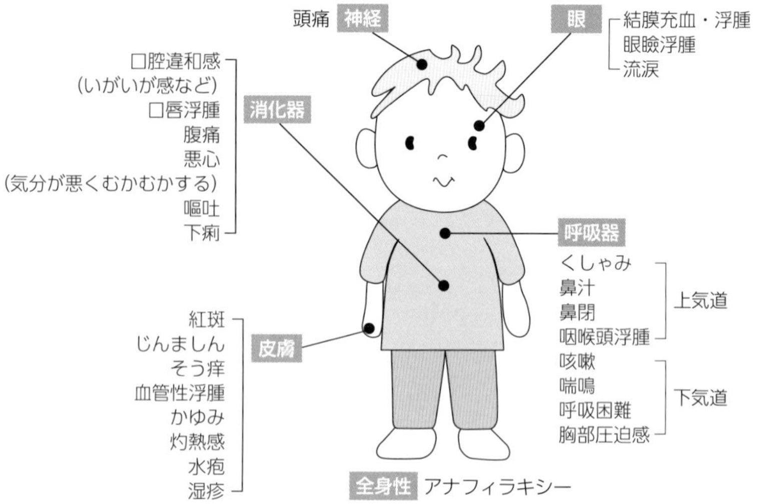

図Ⅵ-2　食物アレルギーによって引き起こされる症状と部位

（知っておきたい食物アレルギーの基礎知識：独立行政法人環境再生保全機構：2008 より）

表Ⅵ-8　食物アレルギーによって引き起こされる症状

皮膚症状	かゆみ，じんましん，血管性浮腫，発赤（赤い斑点が出る），湿疹	
粘膜症状	眼症状	結膜充血，かゆみ，涙が流れる，眼瞼浮腫
	口腔咽頭症状	口腔・口唇・舌の違和感・腫脹（腫れる），喉のかゆみ・イガイガした感じ
消化器症状	腹痛，悪心（気分が悪くむかむかした感じ），嘔吐・下痢，血便	
呼吸器症状	のどが詰まった感じ，咽頭浮腫，嗄声，咳，喘鳴（ゼイゼイして息が苦しくなる），呼吸困難	
全身性症状	アナフィラキシー	多臓器の症状
	アナフィラキシーショック	頻脈，虚脱状態（ぐったり），意識障害，血圧低下

（食物アレルギーの栄養食事指導の手引き 2017 より一部改変）

1）即時型アレルギー

即時型アレルギーの反応は，皮膚のかゆみ・じんましん，湿疹などの皮膚症状がもっとも多く，次いで呼吸器症状（咳，喘鳴《ぜんめい》），粘膜症状（口唇や結膜の腫れ），消化器症状（嘔吐，腹痛，下痢）である．その他，呼吸困難など全身に症状が現われ，ときにショック症状（アナフィラキシー）を引き起こすこともある（**図Ⅵ-2**，**表Ⅵ-8**）．

2）口腔アレルギー症候群

唇や舌，のどの奥がかゆくなったりはれたり，主に口腔内だけに症状を起こすアレルギーを口腔内アレルギー症候群という．原因となる食品は，果物（キウイフルーツ，メロン，もも，パイナップル，りんごなど），トマトなどの野菜であり，まれにショック症状を起こすこともある．

3）食物依存性運動誘発アナフィラキシー

原因となる食物を摂取して 2 時間以内に激しく運動をすることによりアナフィラ

263-01695

キシー症状を起こす．幼児期は通常，運動の強度が低いので学童期に比べるとまれにしか認められない．小麦，甲殻類などを摂取した後に運動した場合に，じんましんから始まり，咽頭浮腫（のどの粘膜のむくみ），喘鳴（ゼイゼイして息が苦しくなる）などの呼吸器症状を伴い，ショック症状を起こすこともある．これを食物依存性運動誘発アナフィラキシーという．

4）その他の食物由来のアレルギー

新生児消化管アレルギー

新生児期および乳児期早期に育児用ミルクおよび母乳に対して血便，嘔吐，下痢などの症状が現れる．まれに生後３か月以降にも認められることがある．２歳までに９割が治る．

食物アレルギーが関与する乳児アトピー性皮膚炎

乳児のアトピー性皮膚炎には，食物アレルギーが原因となっている場合がある．アトピー性皮膚炎のなかで，食物アレルギーの合併率は，乳児では約40％であり，成長に伴い減少し，学童期以降では10％以下である．

4. 食物アレルギーの治療

1）食事療法の基本的な考え方

食物アレルギーの食事療法は，原因となっている食品を除去することが基本となる．原因となる食品やアレルギーの症状は一人ひとり異なるため，除去する食品の種類や内容については，医師の診断に基づいて行う．

食物アレルギーの発症しやすい乳幼児期は成長期であり，栄養面での配慮はきわめて重要である．【必要最小限の食物除去】を行いながら，主食，主菜，副菜を組み合わせたバランスのよい献立から，十分な栄養素を摂取できるようにする．牛乳アレルギーの場合のカルシウムや，魚アレルギーの場合のビタミンＤなど，特定の食物の除去で不足しやすい栄養素がある場合は，それを補う食品を十分に摂取できるようにする（表Ⅵ-9）．

乳幼児は食物アレルギーを起こしやすいが，消化能力や腸管免疫機能が成熟するに伴いアレルギー症状が軽くなっていく．これを耐性獲得（アウトグロー）という．年齢や，症状の程度により少しずつ除去を解除し，できるだけ多くの食品を食べられるようにしていく（除去を解除する時期には個人差があり，医師の診断が必要である）．

市販食品については，食物アレルギーの人でも安心して市販食品の選択ができるよう食品表示法によりアレルゲンの表示の必要性が定められている．食物アレルギーの発症者数や重篤度の高い７品目を「特定原材料」として表示を義務づけ，過去に一定の頻度で症例がみられた21品目を「特定原材料に準ずるもの」として表示が推奨されている（表Ⅵ-10）．

263-01695

表Ⅵ-9 除去が必要な食品と代わりとなる食品

【卵アレルギーの除去が必要な食品】

食べてはいけない食品		それに代わるもの
鶏卵	鶏卵，うずらの卵，その他の鳥の卵	肉類，魚類，大豆・大豆製品
調味料	マヨネーズ，鶏卵使用のドレッシング	アレルギー対応マヨネーズ
鶏卵含有の調理品	市販のハンバーグ・てんぷら・フライの衣など調理の過程で鶏卵を使用する加工品	つなぎにでん粉やすりおろしたいもなどを使う
鶏卵含有の加工品	かまぼこ・ちくわ・はんぺんなどの魚加工品，ハム・ウインナー・ベーコンなどの肉加工品	アレルギー対応加工品，自家製すり身
	パン・パン粉・中華麺・スパゲッティなど卵が練りこまれている加工品	卵を含まない麺，米粉のうどん，ひえ麺など
菓子類	ケーキ・ホットケーキ・クッキー・ビスケット・ボーロ・プリン・菓子パン・アイスクリームなど卵使用の菓子類	重曹やイーストでふくらませたケーキ・パン・クッキー，卵を含まない食パン・シャーベット

＊卵アレルギーがあっても，鶏肉・魚卵は摂取可能な場合が多い（医師の診断による）．

【牛乳アレルギーの除去が必要な食品】

食べてはいけない食品		それに代わるもの
牛乳とその加工品	牛乳・ヨーグルト・チーズ・バター・生クリーム 育児用ミルク	豆乳，（カルシウムの多い食品） アレルギー用ミルク
調味料	マーガリン・バター 市販のカレールウ・シチューの素など	アレルギー対応マーガリンなど アレルギー対応各種ルウ
牛乳含有の加工品	ハム・ウインナー・ベーコンなど肉加工品 パン・パン粉・コンソメの素	乳成分が含まれないハムなど
菓子類	ケーキ・ホットケーキ・クッキー・ビスケット・ボーロ・プリン・菓子パン・アイスクリーム・チョコレートなど牛乳使用の菓子類	アレルギー対応菓子，自家製の菓子・かき氷・シャーベット・ココアなど

＊牛乳アレルギーがあっても，牛肉は摂取可能な場合が多い（医師の診断による）．

【小麦アレルギーの除去が必要な食品】

食べてはいけない食品		それに代わるもの
小麦粉とその加工食品	小麦粉 パン，うどん，スパゲッティなど	米粉，上新粉等 春雨，ビーフン
調味料	しょうゆ，みそ，穀物酢など	米しょうゆ，雑穀みそ，りんご酢など
小麦粉使用の加工品	てんぷら・フライの衣など調理加工品	かたくり粉や上新粉
菓子類	ケーキ・ホットケーキ・クッキー・ビスケット・ボーロなど小麦粉を使用した菓子類	アレルギー対応菓子，かたくり粉や上新粉を使用した自家製

＊しょうゆ・みそ等の発酵食品は，製造過程で小麦のアレルゲン性が低下するので，摂取可能な場合が多い．
＊小麦粉の粉が飛散している工場で袋詰めされたものには小麦が混入している場合があり確認が必要．

必要最小限の除去とは

①食べると症状が誘発される食物（原因食物）だけを除去する．

過剰な除去を避ける．「念のため」「心配だから」という理由だけで除去をしない．

②原因食物でも，症状が誘発されない“食べられる範囲”までは食べることができる．

食物経口負荷試験で症状が誘発された食物であっても，症状を誘発しない範囲の量の摂取や，加熱・調理により症状なく食べられるものは，除去せずに摂取する．

＊“食べられる範囲”は医師が判断する．

（食物アレルギーの栄養食事指導の手引き 2017 より）

263-01695

表Ⅵ-10　食物アレルギーの原因（アレルゲン）となる食品の表示義務

特定原材料 （表示義務）7 品目	卵，乳，小麦，えび，かに，落花生，そば
特定原材料に準ずる （表示の推奨）21 品目	あわび，いか，イクラ，オレンジ，カシューナッツ　キウイフルーツ，牛肉，くるみ，ごま，さけ，さば，大豆，鶏肉，バナナ，豚肉，まつたけ，もも，やまいも，りんご，ゼラチン，アーモンド

（消費者庁．アレルギー物質を含む食品に関する表示についてより）

2）薬物療法の基本的な考え方

治療の基本は食事療法であるが，アレルゲンとなる食品の種類が多く，全部を除去すると成長に必要な栄養の摂取が困難な場合に，薬を使用し症状を予防・改善することがある．これを薬物療法という．

薬物療法には，皮膚のかゆみや湿疹をやわらげる抗ヒスタミン薬や，経口インタールなど抗アレルギー薬などがある．薬物療法はあくまで補助療法として用いる．

5. アレルギー治療の進め方と予防上の注意

胎生期（妊娠期）

妊娠期にアレルギーを予防するための食物制限を行うことは，アレルギー疾患発症の予防に十分な効果がないとされており，妊娠期の栄養障害や胎児，出生後の乳児の成長障害をきたす可能性がある．妊娠中は，バランスのよい食事をとることが基本である．

乳児期

育児用ミルクは牛乳を原料としており，牛乳アレルギーのアレルゲンとなる．その場合は，アレルギー用ミルクを使用する（アレルギー用ミルクについては，第Ⅲ章-A 授乳期の食と栄養を参照）．

* 母乳中に含まれる食物アレルゲンは，母親の消化器官で分解されており，微量であるため必ずしも除去の必要はないが，まれに母親が食べた食品がアレルゲンとなる場合もある．

離乳期

離乳食は，医師より指示された原因食物を除去しながら，厚生労働省策定「授乳・離乳の支援ガイド」に基づいて開始する．食物アレルギーの治療において重要な時期は 1 歳までの乳児期である．乳幼児期にアレルギーの原因となることが多い食品は，卵，牛乳，小麦であり，そのほとんどが 1 歳までに起こる．離乳食の開始を遅らせる必要はないが，はじめての食物を与えるときは，患者の体調のよいときに，新鮮な食材を，十分に加熱し，少量から与えるなど離乳食の進め方の工夫が必要である．

263-01695

幼児期

2～3 歳になると卵・牛乳・小麦を食べられるようになる子どもも多くなるが，その一方，そばや魚卵，甲殻類，ピーナッツなど，ほかの食物アレルギーが起こることもある．医師の診断を受け，正しい除去を行う．新たな食物アレルギーの発症を予防するためにも同じものを一度に大量に食べたり，同じものを続けて食べることは避けたほうがよい．

6. 保育所におけるアレルギー食の対応

食物アレルギーの症状の多くは，乳幼児期に起こることから，保育所での対応は重要である．保育所における食物アレルギーの対応においては，給食提供を前提としたうえで「アレルギー発症を防ぐ」ことが第一目標となる．

1）保育所における受け入れ手順

乳児・幼児期は，新たな食物アレルギーを発症しやすい時期である．また，低年齢のため摂取していない食品が多くアレルギーの対応が明確でない場合もある．成長が著しい子どもの心身の健全な発育・発達の観点から，不必要な食物除去がなされることがないよう，医師の診断および指示に基づいて行う必要がある．

保育所の受け入れ手順について**図Ⅵ-3**に示す．医師の診断および指示による生活管理指導表（図Ⅵ-4）に基づき適切に対応する．児童の状態・給食施設の諸条件を調整したうえで，施設長や嘱託医，看護師，栄養士，調理員などと保護者が十分協議して対応を決め実施する．食物アレルギーは，成長とともにアレルギー症状が軽くなっていくことから，定期的な対応の見直しが必要である．

生活管理指導表の活用

生活管理指導表は，保育所における子どものアレルギー対応に関して，子どもを中心に据えた，医師と保護者，保育所における重要なコミュニケーションツールとなるものであり，保育所の生活において，アレルギー疾患に関する特別な配慮や管理が必要となった子どものために作成する．

2）保育所における体制整備と関係機関との連携

保育所は，基本原則の共通理解のもと，生活管理指導表に基づき，組織的に対応するための体制を構築していくことが必要である．

① 保育士，調理担当者，看護師，栄養士などの各職員の役割を明確にしたマニュアルを作成する（その際，通常の環境だけでなく，災害発生時を含めたものとする）．

② 食物アレルギーを有する子どもへの食事提供の際には，誤配・誤食が起こらないよう，安全確保に必要な人員を配置する．

263-01695

アレルギー疾患を有する子どもの把握

・入園面接時に，アレルギーにより保育所で特別な配慮や管理が必要な場合，保護者から申し出てもらう．
・健康診断や保護者からの申請により，子どもの状況を把握する．

保護者へ生活管理指導表の配付

・保育所と保護者との協議の上，アレルギー疾患により保育所で特別な配慮や管理が求められる場合に，配付する．

医師による生活管理指導表の記入

・かかりつけ医に生活管理指導表の記載を依頼する（保護者は，保育所における子どもの状況を医師に説明する）．
・保護者は，必要に応じて，その他資料等を保育所に提出する．

保護者との面談

・生活管理指導表を基に，保育所での生活における配慮や管理（環境や行動，服薬等の管理等）や食事の具体的な対応（除去や環境整備等）について，施設長や担当保育士，調理員などの関係する職員と保護者が協議して対応を決める．
・対応内容の確認とともに，情報共有の同意について確認する．

保育所内職員による共通理解

・実施計画書等を作成し，子どもの状況を踏まえた保育所での対応（緊急時含む）について，職員や嘱託医が共通理解を持つ．
・保育所内で定期的に取組状況について報告等を行う．

対応の見直し

・保護者との協議を通じて，1 年に 1 回以上，子どものアレルギーの状態に応じて，生活管理指導表の再提出等を行う．なお，年度の途中において対応が不要となった場合には，保護者と協議・確認の上で，特別な配慮や管理を終了する．

図Ⅵ-3　保育所における受け入れ手順

（厚生労働省．保育所におけるアレルギー対応ガイドライン（2019 年改訂版）：2019 より）

③ 職員は子どもおよび保護者に関する情報を共有するとともに，研修を実施し，常に最新かつ正しい知識の習得に努める．

④ 職員間の共通理解を図るため，記録を残す．

⑤ 地域の医療関係者および行政と連携し，地域全体として連携体制をつくっていく．

3）保育所における食事の提供の原則

食物アレルギー対応においては安全・安心の確保を優先する．そのうえで，食物アレルギーのない子どもと変わらない安全・安心な生活を送ることが目標となる．乳幼児期の食は，味覚や食習慣が形成される大切な時期である．食物アレルギーをもつ子どもであっても，集団のなかに自然に受け入れられ，安心で安全な生活が過ごせるよう配慮する．離乳食は，「授乳・離乳の支援ガイド」（2019 年 3 月，厚生労働省）を参考にして，保育所で“はじめて食べる”食物を基本的に避けるように保護者と連携し，安全への配慮ができるよう，献立はできるだけ単純化し，完全除去を基本とする．保育所の給食・離乳食については，**表Ⅵ-11** の工夫や注意点があげられる．

263-01695

（参考様式）※「保育所におけるアレルギー対応ガイドライン」（2019 年改訂版）

保育所におけるアレルギー疾患生活管理指導表（食物アレルギー・アナフィラキシー・気管支ぜん息）

提出日　　年　　月　　日

名前 ＿＿＿＿＿＿＿＿ 男・女 ＿＿＿ 年＿＿＿ 月＿＿＿ 日生（＿＿＿ 歳＿＿＿ ヶ月） ＿＿＿＿＿ 組

※この生活管理指導表は，保育所の生活において特別な配慮や管理が必要となった子どもに限って，医師が作成するものです．

緊急連絡先
★保護者
電話：

★連絡医療機関
医療機関名：
電話：

食物アレルギー（あり・なし）　アナフィラキシー（あり・なし）

病型・治療

A．食物アレルギー病型
1．食物アレルギーの関与する乳児アトピー性皮膚炎
2．即時型
3．その他　（新生児・乳児消化管アレルギー・口腔アレルギー症候群・
食物依存性運動誘発アナフィラキシー・その他：　　　　　　　　）

B．アナフィラキシー病型
1．食物（原因：　　　　　　　　　　　　　　　　）
2．その他（医薬品：食物依存性運動誘発アナフィラキシー・ラテックスアレルギー・
昆虫・動物のフケや毛）

C．原因食品・除去根拠
該当する食品の番号に○をし，かつ《　》内に除去根拠を記載
1．鶏卵　《　　　》
2．牛乳・乳製品　《　　　》
3．小麦　《　　　》
4．ソバ　《　　　》
5．ピーナッツ　《　　　》
6．大豆　《　　　》
7．ゴマ　《　　　》
8．ナッツ類＊　《　　　》（すべて・クルミ・カシューナッツ・アーモンド・　）
9．甲殻類＊　《　　　》（すべて・エビ・カニ・　）
10．軟体類・貝類＊　《　　　》（すべて・イカ・タコ・ホタテ・アサリ・　）
11．魚卵＊　《　　　》（すべて・イクラ・タラコ・　）
12．魚類＊　《　　　》（すべて・サバ・サケ・　）
13．肉類＊　《　　　》（鶏肉・牛肉・豚肉・　）
14．果物類＊　《　　　》（キウイ・バナナ・　）
15．その他　（　　　）

[除去根拠]
該当するもの全てを《　》内に番号を記載
①明らかな症状の既往
②食物負荷試験陽性
③IgE 抗体等検査結果陽性
④未摂取

「＊は（　）の中の該当する項目に○をするか具体的に記載すること」

D．緊急時に備えた処方薬
1．内服薬（抗ヒスタミン薬，ステロイド薬）
2．アドレナリン自己注射薬「エピペン®」
3．その他（　　　　　　　　　　　　　）

保育所での生活上の留意点

A．給食・離乳食
1．管理不要
2．管理必要（管理内容については，病型・治療のC．欄及び下記C．E欄を参照）

B．アレルギー用調整粉乳
1．不要
2．必要　　下記該当ミルクに○，又は（　）内に記入
ミルフィーHP・ニューMA-1・MA-mi・ペプディエット・エレメンタルフォーミュラ
その他（　　　　　　　　　　　　　）

C．除去食品においてより厳しい除去が必要なもの
病型・治療のC．欄で除去の際に，より厳しい除去が必要となるもののみに○をつける
※本欄に○がついた場合，該当する食品を使用した料理については，給食対応が困難となる場合があります．
1．鶏卵：　卵殻カルシウム
2．牛乳・乳製品：乳糖
3．小麦：　醤油・酢・麦茶
6．大豆：　大豆油・醤油・味噌
7．ゴマ：　ゴマ油
12．魚類：　かつおだし・いりこだし
13．肉類：　エキス

D．食物・食材を扱う活動
1．管理不要
2．原因食材を教材とする活動の制限
（　　　）
3．調理活動時の制限（　　　）
4．その他（　　　）

E．特記事項
（その他に特別な配慮や管理が必要な事項がある場合には，医師が保護者と相談のうえ記載．対応内容は保育所が保護者と相談のうえ決定）

記載日
年　　月　　日
医師名

医療機関名

電話

気管支ぜん息（あり・なし）

病型・治療

A．症状のコントロール状態
1．良好
2．比較的良好
3．不良

B．長期管理薬
（短期追加治療薬を含む）
1．ステロイド吸入薬
剤形：
投与量（日）：
2．ロイコトリエン受容体拮抗薬
3．DSCG 吸入薬
4．ベータ刺激薬（内服・貼付薬）
5．その他（　　　　　）

C．急性増悪（発作）治療薬
1．ベータ刺激薬吸入
2．ベータ刺激薬内服
3．その他

D．急性増悪（発作）時の対応
（自由記載）

保育所での生活上の留意点

A．寝具に関して
1．管理不要
2．防ダニシーツ等の使用
3．その他の管理が必要（　　　）

B．動物との接触
1．管理不要
2．動物への反応が強いため不可
動物名（　　　）
3．飼育活動等の制限（　　　）

C．外遊び，運動に対する配慮
1．管理不要
2．管理必要
（管理内容：　　　　　）

D．特記事項
（その他に特別な配慮や管理が必要な事項がある場合には，医師が保護者と相談のうえ記載．対応内容は保育所が保護者と相談のうえ決定）

記載日
年　　月　　日
医師名

医療機関名

電話

●保育所における日常の取り組み及び緊急時の対応に活用するため，本表に記載された内容を保育所の職員及び消防機関・医療機関等と共有することに同意しますか．
・同意する
・同意しない　　　　保護者氏名＿＿＿＿＿＿＿＿＿＿＿＿

図Ⅵ-4　保育所におけるアレルギー疾患生活管理指導表（参考様式，表面）

（厚生労働省．保育所におけるアレルギー対応ガイドライン（2019 年改訂版）；2019 より）

263-01695

表Ⅵ-11　保育所の給食・離乳食の工夫・注意点

① 献立を作成するときから，除去に配慮した献立を作成する.
　・新規に症状を誘発するリスクの高い食物の少ない献立
　・調理室における調理作業を意識した献立
② 保育所で“初めて食べる”ことを避ける.
③ 保育所でのアレルギー食の対応を単純化する.
④ 加工食品の原材料表示をよく確認する.
⑤ 調理室においてアレルゲンの混入のないように，調理と搬送体制を確認する.
⑥ 保育所職員による誤食予防の体制づくりをする.
⑦ 食材を使用するイベントに注意する.
⑧ 保護者との連携を十分に行う.
⑨ 除去していたものを解除するときは十分注意する.

（厚生労働省．保育所におけるアレルギー対応ガイドライン（2019 年改訂版）；2019 より一部改変）

食物アレルギー除去食の解除

未摂取のものが家で食べられるようになった場合や，医師の診断により摂取可能になった場合は，保護者からの書面の申請により除去食品の解除を行う．解除指示は口頭のやりとりのみで済ますことはせず，必ず保護者と保育所の間で，所定の書類を作成して対応する（図Ⅵ-5）.

* 除去食の解除については，保育所で提供されるすべての調理形態で摂取可能になり，家庭で安全に摂取できることが確認されてから解除することが基本である.

誤食・誤飲の防止

保育所における子どもの誤食は，食事だけでなく，食物を扱うさまざまな場面（遠足，運動会，豆まきやクッキング保育など）で起こりうる（表Ⅵ-12）．誤食を防ぐ

除去解除申請書（定形①）

年　　月　　日

保育園　　　　　組
氏名：＿＿＿＿＿＿＿＿

本児は管理指導表で“未摂取”のため除去していた（食物名：　　　　　　　　）に関して，医師の指導のもと，これまでに複数回食べて症状が誘発されていないので，園における完全解除をお願いします.

保護者名：＿＿＿＿＿＿＿＿　印

除去解除申請書（定形②）

年　　月　　日

保育園　　　　　組
氏名：＿＿＿＿＿＿＿＿

本児は管理指導表で“未摂取”以外を理由に除去していた（食物名：　　　　　　　　）に関して，医師の指導のもと，これまでに複数回食べて症状が誘発されていないので，園における完全解除をお願いします.

保護者名：＿＿＿＿＿＿＿＿　印

図Ⅵ-5　除去解除申請書

263-01695

表Ⅵ-12　保育所での生活において食物アレルギーに配慮が必要な場面

① 給食，おやつの時間（喫食中だけでなく配膳や下膳の際も配慮が必要）
② 食物を扱う活動（小麦粉粘土・牛乳パックを用いての工作・豆まき）
③ 調理活動（手打ちうどん・カレーづくり・ピザづくり等）
④ 食品を扱うイベント（豆まき・保護者会行事・祭り・園外保育）
⑤ 運動をする場面（食物依存性運動誘発アナフィラキシーと診断されている園児がいる場合）

ために，職員全員で認識を共有し，対策を行うことが重要である．

誤食の主な発生要因は，①配膳ミス（誤配），給食食材の確認ミス，伝達ミスなどの人的エラー，②子どもが幼少のために自己管理できないことである．誤って食べることがないよう，食器の色などを変えて区別する，食事内容を記載した配膳カードなどによるチェック体制をつくるなど事故が起こらない環境および体制を整えておく．

4）緊急時の対応

誤食があった場合または誤食が確認できなくても，疑わしい症状がみられたときにはすみやかな対応が必要となる．咳や腹痛，息苦しさや繰り返す嘔吐，ショック症状がみられる場合は，医療機関を受診，場合によってアドレナリン自己注射薬（商品名エピペン®）の対応が必要な場合もある．緊急時の対応について，事前に保護者と十分協議し，緊急時にすみやかに対応できるよう緊急時個別対応票（図Ⅵ-6）を作成するなど体制整備が必要である．

保育所における「エピペン®」の使用

保育所において，子どもにアナフィラキシーなどの重篤な反応が起きた場合には，すみやかに医療機関に救急搬送することが基本となる．しかし，保育所において，乳幼児がアナフィラキシーショックに陥り生命が危険な状態にある場合には，居合わせた保育所の職員が，「エピペン®」を（自ら注射できない）子ども本人に代わって使用（注射）する場合がある．「エピペン®」を使用した後は，すみやかに救急搬送し，医療機関を受診する．

*「エピペン®」を預かる場合，緊急時の対応内容について保護者と協議のうえ，「緊急時個別対応票」を作成する．子どもの手の届かないところ，すぐに取り出せるところに保管する（15～30℃での保存が望ましい．冷蔵庫や，日光のあたる場所などを避けて保管する）．

一般向けエピペン®の適応（日本小児アレルギー学会 2014 より）

消化器の症状	・繰り返し吐き続ける	・持続する強い（がまんできない）おなかの痛み	
呼吸器の症状	・のどや胸が締め付けられる ・持続する強い咳込み	・声がかすれる ・ゼーゼーする呼吸	・犬が吠えるような咳 ・息がしにくい
全身の症状	・唇や爪が青白い ・意識がもうろうとしている	・脈を触れにくい・不規則 ・ぐったりしている	・尿や便を漏らす

263-01695

【表面】

■ 緊急時個別対応票（表）　　　年　　月　　日作成

組	名　前	原因食品
組		

緊急時使用預かり

管理状況	エピペン®	有 ・ 無
		保管場所（　　　）　有効期限（　　年　　月　　日）
	内服薬	有 ・ 無
		保管場所（　　　）

緊急時対応の原則

以下の症状が一つでもあれば**エピペン® を使用し、救急車を要請**

全身の症状	呼吸器の症状	消化器の症状
□ぐったり	□のどや胸がしめ付けられる	□持続する強い（がまんできない）お腹の痛み
□意識もうろう	□声がかすれる	□繰り返し吐き続ける
□尿や便を漏らす	□犬が吠えるような咳	
□脈が触れにくいまたは不規則	□息がしにくい	
□唇や爪が青白い	□持続する強い咳き込み	
	□ゼーゼーする呼吸	

緊急時の連絡先

医療機関・消防機関		
救急（緊急）	119	
搬送医療機関	名称	
	電話	（　　）
搬送医療機関	名称	
	電話	（　　）

保護者連絡先		
名前・名称	続柄	連絡先

医療機関、消防署への伝達内容

1.年齢、性別ほか患者の基本情報
2.食物アレルギーによるアナフィラキシー症状が現れていること
3.どんな症状がいつから現れて、これまでに行った処置、またその時間
※特に状態が悪い場合は、意識状態、顔色、心拍、呼吸数を伝えられると良い
※その際、可能であれば本対応票を救急隊と共有することも有効

保護者への伝達・確認内容

1.食物アレルギー症状が現れたこと
2.症状や状況に応じて、医療機関への連絡や、救急搬送すること
3.（症状により）エピペン使用を判断したこと
4.保護者が園や病院に来られるかの確認
5.（救急搬送等の場合）搬送先を伝え、搬送先に保護者が来られるか確認

【裏面】

■緊急時個別対応票（裏）　**経過記録票**

（氏名）＿＿＿＿＿＿　（生年月日）　年　　月　　日（　　歳　　か月）

1．誤食時間	年　　月　　日　　時　　分	
2．食べたもの		
3．食べた量		
4．保育所で行った処置	【エピペン®】	エピペン®の使用　あり ・ なし　　時　　分
	【内服薬】	使用した薬（　　　）　時　　分
	【その他】	・口の中を取り除く ・うがいをさせる ・手を洗わせる ・触れた部位を洗い流す

5．症状

※「症状チェックシート」（ガイドラインP●）参照

◆症状のチェックは緊急性が高い、左の欄から行う（▒⇒▒⇒▒）

全身	□ぐったり □意識がもうろう □尿や便を漏らす □脈が触れにくいまたは不規則 □唇や爪が青白い		
呼吸器	□のどや胸が締め付けられる □声がかすれる □犬が吠えるような咳 □息がしにくい □持続する強い咳き込み □ゼーゼーする呼吸	□数回の軽い咳	
消化器	□持続する（がまんできない）お腹の痛み □繰り返し吐き続ける	□中等度のお腹の痛み □1～2回の嘔吐 □1～2回の下痢	□軽い（がまんできる）お腹の痛み □吐き気
目・鼻・口・顔	上記の症状が1つでも当てはまる場合	□顔全体の腫れ □まぶたの腫れ	□目のかゆみ、充血 □口の中の違和感 □くしゃみ、鼻水、鼻づまり
皮膚		□強いかゆみ □全身に広がるじんま疹 □全身が真っ赤	□軽度のかゆみ □数個のじんま疹 □部分的な赤み
		1つでも当てはまる場合	1つでも当てはまる場合
	ただちに緊急対応	速やかに医療を受診	安静にし、注意深く経過観察

6．症状の経過

※少なくとも5分ごとに注意深く観察

時間	症状	脈拍（回／分）	呼吸数（回／分）	その他の症状・状態等把握した事項
：				
：				
：				
：				
：				
：				
：				

7．記録者名

8．医療機関	医療機関名	主治医名	電話番号	備考（ID番号等）

図Ⅵ-6　緊急時個別対応票

（厚生労働省．保育所におけるアレルギー対応ガイドライン（2019年改訂版）；2019より）

263-01695

調理実習

演習31 アレルギー食をつくってみよう

実習目的 ① アレルギーの仕組み，症状等を理解したうえでアレルギー食をつくる．
② アレルギー原因食品について知る．

1 食分の栄養量 エネルギー **192** kcal　たんぱく質 **11.5** g　脂質 **7.2** g　食物繊維 **1.9** g　カルシウム **46** mg　食塩 **0.8** g

料理名	材料名	分量(g)(ml)	つくり方
じゃがいものクリーム煮 (マカロニのクリーム煮代替) ＊卵・牛乳・小麦アレルギー対応 マカロニ→じゃがいも 小麦粉→上新粉　牛乳→豆乳 バター→なたね油 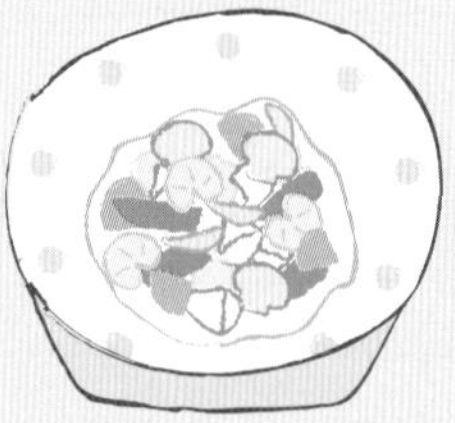	じゃがいも*	50	① じゃがいもは一口大に切り下ゆで．チンゲンサイは下ゆで．にんじん…いちょう切り．たまねぎ…薄切り．鶏肉に酒を振っておく．
	チンゲンサイ	10	② 鍋に油を入れ，たまねぎ，にんじんを炒める．さらに鶏肉を炒める．
	にんじん	10	③ 色が変わったら上新粉を振り，さらに炒める（焦げに注意）．
	マッシュルーム（缶）	7	④ 水を少しずつ加える．豆乳・コンソメを加える．コンソメを加え煮る．
	たまねぎ	25	⑤ じゃがいも，マッシュルーム，チンゲンサイを加え煮込む．
	鶏肉	40	⑥ 塩・こしょうで調味．
	酒	0.5	⑦ パセリを振る．
	なたね油*	3	
	上新粉*	5	
	調整豆乳*	70	
	水	45	
	コンソメ	0.5	
	食塩	0.3	
	こしょう	少々	
	乾燥パセリ	0.1	

1 食分の栄養量 エネルギー **136** kcal　たんぱく質 **7.9** g　脂質 **5.6** g　食物繊維 **1.2** g　カルシウム **18** mg　食塩 **1.4** g

料理名	材料名	分量(g)(ml)	つくり方
麻婆豆腐風 (麻婆豆腐代替) ＊卵・牛乳・大豆アレルギー対応 豆腐→ふ　みそ→米みそ しょうゆ→ひえしょうゆ 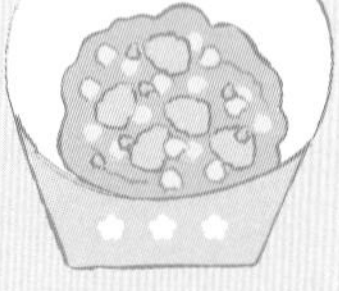	豚ひき肉	20	① ふは，水 70 ml につけ戻す．
	ふ*	10	② ねぎ，にんにく，しょうがはみじん切り．にらは小口切り．
	長ねぎ	12	③ 鍋に油，にんにく，しょうがを入れ，焦がさないように炒める．香りが立ったら，豚肉，ねぎを炒める．
	にんにく・しょうが	各1	④ ③にスープを加える．調味料を加え煮立ったら，①のふを入れる（スープはふの水分により加減する）．
	にら	8	⑤ 再沸騰したら，にらを加える．
	油	2	⑥ 水溶きかたくり粉でとろみをつける．
	顆粒調味料（中華）	1	
	酒	1	
	米みそ（ノン大豆）*	5	
	ひえしょうゆ*	3	
	さとう	2	
	トウバンジャン	少々	
	かたくり粉	2	

263-01695

調理実習

演習 32　アレルギー対応の間食をつくってみよう

実習目的　① アレルギーの仕組み，症状等を理解したうえでアレルギー食をつくる.
② アレルギー原因食品について知る.

1 食分の栄養量　エネルギー **174** kcal　たんぱく質 **1.8** g　脂質 **9.4** g　食物繊維 **1.1** g　カルシウム **12** mg　食塩 **0** g

料理名	材料名	分量(g)(ml)	つくり方
豆乳ブラウニー ＊卵・牛乳・小麦アレルギー対応 	純ココア なたね油 砂糖 豆乳 上新粉 ベーキングパウダー	4 8 10 12 12 0.1	① ボウルにココアと油を入れ，泡立て器で混ぜる. 砂糖を加え，ざらつきがなくなるまで混ぜる. ② 豆乳を少しずつ混ぜながら加える. ③ 上新粉・ベーキングパウダーを振るい，加える. ゴムベラに替え，切るように手早く混ぜる. ④ アルミカップに流し，オーブン180℃で15分焼く.

1 食分の栄養量　エネルギー **59** kcal　たんぱく質 **1.2** g　脂質 **1.1** g　食物繊維 **0.2** g　カルシウム **12** mg　食塩 **0** g

料理名	材料名	分量(g)(ml)	つくり方
豆乳ババロア ＊卵・牛乳・小麦アレルギー対応 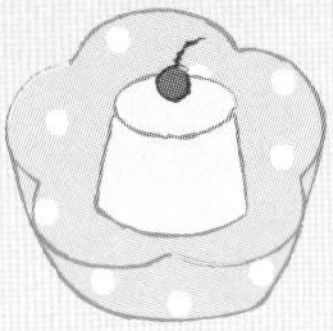	豆乳 粉寒天 オレンジジュース 砂糖	30 1 30 7	① 粉寒天を水（6 ml）でふやかす. ② 豆乳，オレンジジュース，砂糖を混ぜ，①の粉寒天を加えて火にかける（沸騰しないように気をつける）. ③ 沸騰直前に火を止める. ④ 容器に入れ，冷蔵庫で冷やし固める.

263-01695

C　障害のある子どもへの対応

障害を大きく分類すると，身体障害，知的障害，精神障害に分けられる．障害者基本法（2011年改正）に，「障害者とは，身体障害，知的障害又は精神障害があるため，長期にわたり日常生活又は，社会生活に相当な制限を受けるものをいう」とされている．そのうち18歳未満のものを障害児という．

近年，保育所においても多様化する保育需要への対応のなかで，障害のある乳幼児の保育（障害児保育）が増加している．厚生労働省の「障害児保育事業」によると，「障害児保育とは，障害児の発達の可能性を促し社会生活の基礎的な能力を養うとともに，障害児と健常児との集団保育を通してお互いが認め合い人間性をはぐくむ場ともなりうる」とされている．主に知的障害や発達障害のうち，集団保育が可能な軽度・中程度の障害をもつ乳幼児を受け入れている．

障害児保育の実施に当たっては，知識や経験を有する保育士を加配し，一人ひとりの状況を把握し障害のある子どもを支援する保育が求められている．

保育所以外に障害児を受け入れる児童福祉施設には，知的障害児（通園）施設，盲ろうあ児施設，肢体不自由児施設，重症心身障害児施設，情緒障害児短期治療施設などがある．

1. 食事に配慮を要する主な障害

心身の発達や遅れ，障害により食事に配慮が生じる主な障害には，以下のものがある．

脳性麻痺

中枢神経系の障害により，運動麻痺（自分の意思で動かせない），不随意運動（自分の意思に関係なく筋肉が動く）等の症状がある．知的障害，言語障害を伴うことが多い．原因は不明であるが，分娩時の脳損傷，出生時仮死，低出生体重児等が考えられる．過緊張状況，不随意運動（顔面，口，舌の麻痺等）により，食物の口への取り込み，咀嚼・嚥下といった食べる機能全般に支障をきたす．

知的障害

先天性または後天性の脳の発達障害により，知的障害（IQ70以下）を主症状として運動機能，社会性にも遅れがみられる．行動が身につくまでに多くの時間を要する．望ましい食行動やマナーを身につけるために，丁寧に繰り返し行うことが必要である．

ダウン症候群

染色体の異常によって起こる発達障害で，1,000人に1人程度の割合で出生している．特有の顔つきと知的障害がみられる．筋肉の緊張が低いために運動機能にも遅れがみられるほか，心臓の奇形や難聴がみられることもある．頬の筋肉の低緊張と運

263-01695

動発達の遅れのために口が閉じにくく，舌が口から出ていることが多い．そのため食物を取り込むときに舌が出てきたり，口のなかでの処理が十分でなく，丸飲み込みしやすい．

軽度発達障害

対人関係がうまく築けない，言語・非言語コミュニケーションの発達に障害がある，行動や興味が限定されている，など多動傾向や知的障害を伴い，一人ひとり違った状態を示す．視線が合わない，特定のものへのこだわり，変化することへの抵抗，聴覚過敏により耳をふさぐ，声を出すなどの特異行動がみられる．

食事では，強いこだわりのために特定のものしか食べないなどの極端な偏食がみられることが多い．

2. 食事の役割と栄養の考え方

食事の役割

食事は栄養を補給するだけではなく，人とのかかわりを通して社会性を身につけ，心の発達を促す場である．また「食べる」行動を通して，手や指，口の動きなど運動機能の発達を促す側面ももつ．障害のために食事に困難な子どもにあっても，食事は情緒を育てるとともに，障害の内容により一人ひとりに応じた支援をしながら食べる機能の発達を促していくことが必要である．

給与栄養目標量

給与栄養目標量は，原則として「日本人の食事摂取基準」による．しかし，障害による活動の状況，筋肉の緊張，身体発育の状況により適切な栄養量は異なる．食事摂取基準を参考に，対象となる子どもの健康状態や症状の程度，体重の増減，発育の状況を観察，評価しながら進める．

3. 障害に応じた食べる機能の発達への対応

運動機能障害や知的障害によってもたらされる発達の遅れ，脳性麻痺などの中枢神経の障害は，食べる機能の発達を阻害することがある．

食べる機能の問題は個々に異なっており，「食べる際にどのような問題があるのか」「食べる機能の発達はどの段階であるか」を正しく評価することが必要となる．その状態に応じて介助の方法や食形態に配慮し，子どものもつ能力を引き出す対応が求められる．そのポイントを示す．

姿勢

食事をするときは，筋肉が緊張しないようリラックスした姿勢をとることが大切で

263-01695

ある．頭が後ろに反り返ったり，ぐらぐらしないように安定させ，個々の子どもの状況にもっとも適した姿勢とする．抱いて介助する場合は，介助者が安定した姿勢で後頭部を支える．椅子で食べる場合には，頭部の支えがあり足が床にしっかりとついて安定していることを確認する．

食形態

子どもの食べる能力に応じた食形態を基本とする．口への取り込みがうまくできない，むせてしまうなどの嚥下障害のある場合には，なめらかなペースト状のものから与える．液体を飲むとむせてしまう場合は，市販のとろみ剤などを使用する．ある程度咀嚼が可能な場合には，噛む力に応じた食形態から始め，その子どもの食べる機能に合わせて，次にどの機能を引き出していくのかを見通して食形態を変化させていく(表Ⅵ-13)．

表Ⅵ-13　摂食機能と食形態

状態	獲得する機能	形状	食形態
むせがある	口唇摂取 嚥下練習	半流動食 すりつぶし食	なめらかなペースト状 ヨーグルトの硬さ
舌でつぶすことができる	押しつぶし嚥下練習期	押しつぶし食 軟固形食	軟らかく形があるもの 豆腐状の硬さ
咀嚼する力が弱い	咀嚼練習期	刻み食 軟固形食	小さく切る 軟らかいご飯程度の形状
口唇の取り込みや噛み切る力が弱い	咀嚼力の獲得	一口食 普通食	歯ぐきで噛み切れる軟らかさ・大きさに配慮

介助

子どもの自発的に食べようとする動きを引き出す介助が必要である．介助者が子どもの口にスプーンを入れるのではなく，スプーンで子どもの唇を軽くさわり，唇が開いたらスプーンを口唇に置き，閉じるの待ってスプーンをゆっくり引き抜く．このように自分から食べものを口に取り込む動きを引き出していく．

このとき，口唇を閉じる力が弱い場合には，口唇を押さえるなど障害により欠けている機能を見極め，必要な支援をしていく．

食具

介助が必要な場合は，子どもが 1 回で処理できるよう先の丸い口唇の幅より小さめのものを選ぶ．口唇でうまく食物を取り込めない子どもには平たいスプーンがよい．材質については，過敏性のある子は金属製を嫌がることが多いのでシリコン製などが使われる．

自分で食べる場合には，食べものを口まで運びやすい大きさやグリップ等，状態に応じたスプーン，食器を使用し，食事の自立を促す．食器はあまり深くなく，周囲が

263-01695

高くなっていると使いやすい．

緊張・過敏

さわられると嫌がったり，さわられた部分を中心に筋肉の硬直が起こる状態を（触角）過敏という．過敏がある場合にはこれを取り除くことから始める．手のひらを当てる，さするなどの弱い刺激を手や肩から，首，頬，口の周辺，口唇，口のなかと少しずつ緊張をほぐしていく．

偏食

知的障害や自閉症などにみられることが多い．生活リズムを整える（起きる，食事，間食，就寝）ことで食事のリズムをつくることが基本である．保育者との信頼関係を築きながら，保育者がおいしそうに食べる，好きなものと一緒に与えるなどの行為を繰り返し行う．食べず嫌いなことも多いので，声をかけて励ましながら，一口でも食べる体験をさせることが必要である．

過食・小食

食事量には個人差があるが，どんどん詰め込むような食べ方や強い偏食が習慣になっている場合は過食傾向がみられる．食べものを少しずつ口に入れる，ゆっくりと咀嚼して飲み込むことを指導する．障害の程度に応じ運動量を増やして，空腹を促すなど，一人ひとりの成長，体格や運動量，障害の程度に応じた食事内容とする．

263-01695

演習 33

調理実習

摂食機能に配慮した食事

実習目的　① 摂食機能障害がある場合の食事の工夫を学ぶ.
② 介助の方法や介助に適した食具について学ぶ.

1 食分の栄養量	エネルギー **443** kcal　たんぱく質 **21.7** g　脂質 **17.1** g 食物繊維 **2.5** g　カルシウム **79** mg　食塩 **1.3** g

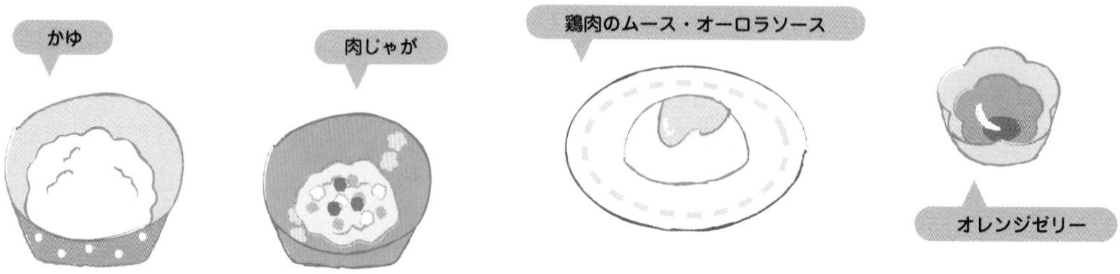

料理名	材料名	分量(g)(ml)	つくり方
かゆ	米	25	
肉じゃが	豚ひき肉 じゃがいも にんじん たまねぎ 油 合成清酒 砂糖 濃口しょうゆ 水 グリンピース（ゆで）	15 50 15 20 1 1 2.5 4 20 5	① じゃがいも，にんじん，たまねぎは皮をむき一口大に切る. ② 鍋に油を熱し，豚ひき肉，じゃがいも，にんじん，たまねぎを炒める. ③ 油が回ったら，水を加え煮る. ④ 調味し，じゃがいもが煮くずれるまで煮る. ⑤ それぞれの材料をつぶし，じゃがいもと合わせる. ⑥ グリンピースを飾り，彩りよく盛る.
鶏肉のムース・オーロラソース	絹ごし豆腐 鶏肉（むね皮なし） 卵 酒 しょうゆ 砂糖 ソース 　マヨネーズ 　ケチャップ	100 25 25 1 1 0.5 10 10	① 豆腐，鶏肉，卵，調味料をミキサーにかける. ② 器に入れ，蒸し器で 15 分蒸す. ③ マヨネーズとケチャップを混ぜ，オーロラソースをつくる. ④ 器に盛り，③のソースをかける.
オレンジゼリー	オレンジジュース ゼラチン 水 砂糖	50 1.5 5 2	① ゼラチンは分量の水でふやかしておく. ② 半分のオレンジジュース，砂糖を火にかける. ③ 沸騰したら火を止め，①のゼラチンを入れ溶かす. ④ 残りのオレンジジュースを加え冷やし固める.

263-01695

参考文献

1）香川芳子，監修．七訂食品成分表 2016：女子栄養大学出版部；2016.

2）文部科学省科学技術・学術審議会資源調査分科会．日本食品標準成分表 2015 年版（七訂）：2015.

3）柳澤正義，監修．財団法人母子衛生研究会，編．授乳・離乳の支援ガイド　実践の手引き：母子保健事業団；2008.

4）栄養計算 CD-ROM 付　ヘルシーデータ食品成分表　第 2 版：教育図書；2007.

5）細谷憲政，荒井綜一，小林修平ほか，日本語監修．ヒューマン・ニュートリション　基礎・食事・臨床　第 10 版：医歯薬出版；2004.

6）細谷憲政．三訂 人間栄養学：調理栄養教育公社；2000.

7）細谷憲政，監修．栄養緑書　これでいいのか日本の栄養問題：日本医療企画；2003.

8）独立行政法人国立健康・栄養研究所，監修．菅野道廣，上野川修一，山田和彦，編．食べ物と健康Ⅱ　食事設計と栄養：南江堂；2005.

9）栄養学レビュー編集委員会，編．母体の栄養と児の生涯にわたる健康：建帛社；2007.

10）国民健康・栄養の現状—平成 19 年厚生労働省国民健康・栄養調査報告より—：第一出版；2010.

11）藤田拓男，江澤郁子，監修．カルシウムと骨代謝　最近の進歩：雪印乳業株式会社健康生活研究所；1998.

12）三浦義彰，酒井直美，橋本洋子．食卓の生化学：医歯薬出版；2002.

13）藤沢良知，芦川修貮，古畑　公，編．よくわかる栄養教諭—食育の基礎知識—：同文書院；2009.

14）厚生労働省．平成 27 年度乳幼児栄養調査：2016.

15）財団法人日本体育協会，監修．竹中晃二，編．アクティブ・チャイルド 60min—子どもの身体活動ガイドライン—：サンライフ企画；2010.

16）橋詰直孝，監訳．ビタミン・ミネラルの安全性：第一出版；2007.

17）江崎節子，小川雄二，曽我部敦子，ほか．新小児栄養実習書：医歯薬出版；2003.

18）岡崎光子，編著．小児栄養演習：同文書院；2006.

19）三浦義彰，橋本洋子．はじめての生化学：杏林書院；2000.

20）橋本洋子，三浦義彰．ひつじ科学ブックス　食の科学：羊土社；1999.

21）堤 ちはる，土井正子，編著．子育て・子育ちを支援する小児栄養：萌文書林；2009.

22）大谷貴美子，編．子育て・よくわかる小児栄養：ミネルヴァ書房；2008.

23）デイヴィッド・バーカー，著（藤井留美，訳），福岡秀興，監修．胎内で成人病は始まっている—母親の正しい食生活が子どもを未来の病気から守る：ソニーマガジンズ；2005.

24）髙橋美保．保育における食育活動の道しるべ　第 2 版：トロル出版；2010.

25）幼稚園・保育所の経営課題実務研究会，編著．園独自の「食育計画」に基づく実践　Ⅱ－１－（４）－③：第一法規；2010.

26）保育所における食育研究会，編．乳幼児の食育実践へのアプローチ：財団法人児童育成協会；2004.

27）青木菊麿，小川雄二，編著．三訂　小児栄養演習（第 2 版）：建帛社；2010.

28）厚生労働省雇用均等児童家庭局．児童福祉施設における給食マニュアル：財団法人児童育成協会；2002.

29）知っておきたい食物アレルギー基礎知識：独立行政法人環境再生保全機構；2014.

30）厚生労働省．日本人の食事摂取基準（2020 年版）：2019.

31）厚生労働省．国民健康・栄養調査結果の概要．

32）厚生労働省．人口動態統計.
33）厚生労働省．国民生活基礎調査.
34）厚生労働省．小児生活習慣病診断基準.
35）文部科学省．学校保健統計調査.
36）文部科学省．義務教育に関する意識調査：2005.
37）文部科学省．学校給食摂取基準（平成 30 年改正）.
38）鈴木梅太郎，井上兼雄．栄養讀本：日本評論社；1936.
39）石田裕美，富松理恵子．中学生・高校生のライフスタイルと身体状況に関する縦断研究，平成 20 年度牛乳・乳製品の機能性等に関する調査研究及び牛乳・乳製品の機能性等に関する実証調査報告書：一般社団法人Ｊミルク；2010，pp1-12.

付表

1. 日本人の食事摂取基準（2020 年版）〔抜粋〕
2. 食生活指針（2016）
3. 食事バランスガイド（2005）
4. 妊産婦のための食生活指針（2006）

263-01695

付表1　日本人の食事摂取基準（2020年版）〔抜粋〕

年齢等	参照体位（参照身長，参照体重）[1]			
	男性		女性[2]	
	参照身長（cm）	参照体重（kg）	参照身長（cm）	参照体重（kg）
0～5（月）	61.5	6.3	60.1	5.9
6～11（月）	71.6	8.8	70.2	8.1
6～8（月）	69.8	8.4	68.3	7.8
9～11（月）	73.2	9.1	71.9	8.4
1～2（歳）	85.8	11.5	84.6	11.0
3～5（歳）	103.6	16.5	103.2	16.1
6～7（歳）	119.5	22.2	118.3	21.9
8～9（歳）	130.4	28.0	130.4	27.4
10～11（歳）	142.0	35.6	144.0	36.3
12～14（歳）	160.5	49.0	155.1	47.5
15～17（歳）	170.1	59.7	157.7	51.9
18～29（歳）	171.0	64.5	158.0	50.3
30～49（歳）	171.0	68.1	158.0	53.0
50～64（歳）	169.0	68.0	155.8	53.8
65～74（歳）	165.2	65.0	152.0	52.1
75以上（歳）	160.8	59.6	148.0	48.8

[1] 0～17歳は，日本小児内分泌学会・日本成長学会合同標準値委員会による小児の体格評価に用いる身長，体重の標準値を基に，年齢区分に応じて，当該月齢及び年齢区分の中央時点における中央値を引用した．ただし，公表数値が年齢区分と合致しない場合は，同様の方法で算出した値を用いた．18歳以上は，平成28年国民健康・栄養調査における当該の性及び年齢区分における身長・体重の中央値を用いた．

[2] 妊婦，授乳婦を除く．

- エネルギーの摂取量及び消費量のバランス（エネルギー収支バランス）の維持を示す指標としてBMI及び体重の変化を用いる．
- BMIについては目標とする範囲を定めた．

目標とするBMIの範囲（18歳以上）[1,2]

年齢（歳）	目標とするBMI（kg/m^2）
18～49	18.5～24.9
50～64	20.0～24.9
65～74[3]	21.5～24.9
75以上[3]	21.5～24.9

[1] 男女共通．あくまでも参考として使用すべきである．

[2] 観察疫学研究において報告された総死亡率が最も低かったBMIを基に，疾患別の発症率とBMIの関連，死因とBMIとの関連，喫煙や疾患の合併によるBMIや死亡リスクへの影響，日本人のBMIの実態に配慮し，総合的に判断し目標とする範囲を設定．

[3] 高齢者では，フレイルの予防及び生活習慣病の発症予防の両者に配慮する必要があることも踏まえ，当面目標とするBMIの範囲を21.5～24.9 kg/m^2とした．

（参考）

年齢等	推定エネルギー必要量（kcal/日）					
	男性			女性		
	身体活動レベル[1]			身体活動レベル[1]		
	Ⅰ	Ⅱ	Ⅲ	Ⅰ	Ⅱ	Ⅲ
0～5（月）	—	550	—	—	500	—
6～8（月）	—	650	—	—	600	—
9～11（月）	—	700	—	—	650	—
1～2（歳）	—	950	—	—	900	—
3～5（歳）	—	1,300	—	—	1,250	—
6～7（歳）	1,350	1,550	1,750	1,250	1,450	1,650
8～9（歳）	1,600	1,850	2,100	1,500	1,700	1,900
10～11（歳）	1,950	2,250	2,500	1,850	2,100	2,350
12～14（歳）	2,300	2,600	2,900	2,150	2,400	2,700
15～17（歳）	2,500	2,800	3,150	2,050	2,300	2,550
18～29（歳）	2,300	2,650	3,050	1,700	2,000	2,300
30～49（歳）	2,300	2,700	3,050	1,750	2,050	2,350
50～64（歳）	2,200	2,600	2,950	1,650	1,950	2,250
65～74（歳）	2,050	2,400	2,750	1,550	1,850	2,100
75以上（歳）[2]	1,800	2,100	—	1,400	1,650	—
妊婦[3]　初期				＋ 50	＋ 50	＋ 50
中期				＋250	＋250	＋250
後期				＋450	＋450	＋450
授乳婦				＋350	＋350	＋350

[1] 身体活動レベルは，低い，ふつう，高いの3つのレベルとして，それぞれⅠ，Ⅱ，Ⅲで示した．

[2] レベルⅡは自立している者，レベルⅠは自宅にいてほとんど外出しない者に相当する．レベルⅠは高齢者施設で自立に近い状態で過ごしている者にも適用できる値である．

[3] 妊婦個々の体格や妊娠中の体重増加量及び胎児の発育状況の評価を行うことが必要である．

注1：活用に当たっては，食事摂取状況のアセスメント，体重及びBMIの把握を行い，エネルギーの過不足は，体重の変化又はBMIを用いて評価すること．

注2：身体活動レベルⅠの場合，少ないエネルギー消費量に見合った少ないエネルギー摂取量を維持することになるため，健康の保持・増進の観点からは，身体活動量を増加させる必要がある．

〔編集部注：本資料において，妊婦及び授乳婦の基準値欄で＋（プラス）記号とともに示される値は付加量をさす．〕

263-01695

年齢等	たんぱく質（g/日，目標量：%エネルギー）								脂質（%エネルギー）			
	男性				女性				男性		女性	
	推定平均必要量	推奨量	目安量	目標量[1]	推定平均必要量	推奨量	目安量	目標量[1]	目安量	目標量[5]	目安量	目標量[5]
0～5（月）	—	—	10	—	—	—	10	—	50	—	50	—
6～8（月）	—	—	15	—	—	—	15	—	—	—	—	—
6～11（月）	—	—	—	—	—	—	—	—	40	—	40	—
9～11（月）	—	—	25	—	—	—	25	—	—	—	—	—
1～2（歳）	15	20	—	13～20	15	20	—	13～20	—	20～30	—	20～30
3～5（歳）	20	25	—	13～20	20	25	—	13～20	—	20～30	—	20～30
6～7（歳）	25	30	—	13～20	25	30	—	13～20	—	20～30	—	20～30
8～9（歳）	30	40	—	13～20	30	40	—	13～20	—	20～30	—	20～30
10～11（歳）	40	45	—	13～20	40	50	—	13～20	—	20～30	—	20～30
12～14（歳）	50	60	—	13～20	45	55	—	13～20	—	20～30	—	20～30
15～17（歳）	50	65	—	13～20	45	55	—	13～20	—	20～30	—	20～30
18～29（歳）	50	65	—	13～20	40	50	—	13～20	—	20～30	—	20～30
30～49（歳）	50	65	—	13～20	40	50	—	13～20	—	20～30	—	20～30
50～64（歳）	50	65	—	14～20	40	50	—	14～20	—	20～30	—	20～30
65～74（歳）	50[2]	60[2]	—	15～20[2]	40[2]	50[2]	—	15～20[2]	—	20～30	—	20～30
75以上（歳）	50[2]	60[2]	—	15～20[2]	40[2]	50[2]	—	15～20[2]	—	20～30	—	20～30
妊婦　初期					＋0	＋0		—[3]			—	20～30
中期					＋5	＋5	—	—[3]			—	20～30
後期					＋20	＋25		—[4]			—	20～30
授乳婦					＋15	＋20	—	—[4]			—	20～30

[1] 範囲に関しては，おおむねの値を示したものであり，弾力的に運用すること．
[2] 65歳以上の高齢者について，フレイル予防を目的とした量を定めることは難しいが，身長・体重が参照体位に比べて小さい者や，特に75歳以上であって加齢に伴い身体活動量が大きく低下した者など，必要エネルギー摂取量が低い者では，下限が推奨量を下回る場合があり得る．この場合でも，下限は推奨量以上とすることが望ましい．
[3] 妊婦（初期・中期）の目標量は，13～20%エネルギーとした．
[4] 妊婦（後期）及び授乳婦の目標量は，15～20%エネルギーとした．
[5] 範囲に関しては，おおむねの値を示したものである．

年齢等	飽和脂肪酸（%エネルギー）[1,2]		n-6系脂肪酸（g/日）		n-3系脂肪酸（g/日）		炭水化物（%エネルギー）		食物繊維（g/日）	
	男性	女性	男性	女性	男性	女性	男性	女性	男性	女性
	目標量	目標量	目安量	目安量	目安量	目安量	目標量[3,4]	目標量[3,4]	目標量	目標量
0～5（月）	—	—	4	4	0.9	0.9	—	—	—	—
6～11（月）	—	—	4	4	0.8	0.8	—	—	—	—
1～2（歳）	—	—	4	4	0.7	0.8	50～65	50～65	—	—
3～5（歳）	10以下	10以下	6	6	1.1	1.0	50～65	50～65	8以上	8以上
6～7（歳）	10以下	10以下	8	7	1.5	1.3	50～65	50～65	10以上	10以上
8～9（歳）	10以下	10以下	8	7	1.5	1.3	50～65	50～65	11以上	11以上
10～11（歳）	10以下	10以下	10	8	1.6	1.6	50～65	50～65	13以上	13以上
12～14（歳）	10以下	10以下	11	9	1.9	1.6	50～65	50～65	17以上	17以上
15～17（歳）	8以下	8以下	13	9	2.1	1.6	50～65	50～65	19以上	18以上
18～29（歳）	7以下	7以下	11	8	2.0	1.6	50～65	50～65	21以上	18以上
30～49（歳）	7以下	7以下	10	8	2.0	1.6	50～65	50～65	21以上	18以上
50～64（歳）	7以下	7以下	10	8	2.2	1.9	50～65	50～65	21以上	18以上
65～74（歳）	7以下	7以下	9	8	2.2	2.0	50～65	50～65	20以上	17以上
75以上（歳）	7以下	7以下	8	7	2.1	1.8	50～65	50～65	20以上	17以上
妊　婦		7以下		9		1.6		50～65		18以上
授乳婦		7以下		10		1.8		50～65		18以上

[1] 飽和脂肪酸と同じく，脂質異常症及び循環器疾患に関与する栄養素としてコレステロールがある．コレステロールに目標量は設定しないが，これは許容される摂取量に上限が存在しないことを保証するものではない．また，脂質異常症の重症化予防の目的からは，200 mg/日未満に留めることが望ましい．
[2] 飽和脂肪酸と同じく，冠動脈疾患に関与する栄養素としてトランス脂肪酸がある．日本人の大多数は，トランス脂肪酸に関する世界保健機関（WHO）の目標（1%エネルギー未満）を下回っており，トランス脂肪酸の摂取による健康への影響は，飽和脂肪酸の摂取によるものと比べて小さいと考えられる．ただし，脂質に偏った食事をしている者では，留意する必要がある．トランス脂肪酸は人体にとって不可欠な栄養素ではなく，健康の保持・増進を図る上で積極的な摂取は勧められないことから，その摂取量は1%エネルギー未満に留めることが望ましく，1%エネルギー未満でもできるだけ低く留めることが望ましい．
[3] 範囲に関しては，おおむねの値を示したものである．
[4] アルコールを含む．ただし，アルコールの摂取を勧めるものではない．

263-01695

年齢等	エネルギー産生栄養素バランス（%エネルギー）							
	男性				女性			
	目標量[1,2]				目標量[1,2]			
	たんぱく質[3]	脂質[4]		炭水化物[5,6]	たんぱく質[3]	脂質[4]		炭水化物[5,6]
		脂質	飽和脂肪酸			脂質	飽和脂肪酸	
0～11（月）	—	—	—	—	—	—	—	—
1～2（歳）	13～20	20～30	—	50～65	13～20	20～30	—	50～65
3～5（歳）	13～20	20～30	10 以下	50～65	13～20	20～30	10 以下	50～65
6～7（歳）	13～20	20～30	10 以下	50～65	13～20	20～30	10 以下	50～65
8～9（歳）	13～20	20～30	10 以下	50～65	13～20	20～30	10 以下	50～65
10～11（歳）	13～20	20～30	10 以下	50～65	13～20	20～30	10 以下	50～65
12～14（歳）	13～20	20～30	10 以下	50～65	13～20	20～30	10 以下	50～65
15～17（歳）	13～20	20～30	8 以下	50～65	13～20	20～30	8 以下	50～65
18～29（歳）	13～20	20～30	7 以下	50～65	13～20	20～30	7 以下	50～65
30～49（歳）	13～20	20～30	7 以下	50～65	13～20	20～30	7 以下	50～65
50～64（歳）	14～20	20～30	7 以下	50～65	14～20	20～30	7 以下	50～65
65～74（歳）	15～20	20～30	7 以下	50～65	15～20	20～30	7 以下	50～65
75 以上（歳）	15～20	20～30	7 以下	50～65	15～20	20～30	7 以下	50～65
妊婦　初期					13～20			
中期					13～20	20～30	7 以下	50～65
後期					15～20			
授乳婦					15～20			

[1] 必要なエネルギー量を確保した上でのバランスとすること.
[2] 範囲に関しては，おおむねの値を示したものであり，弾力的に運用すること.
[3] 65 歳以上の高齢者について，フレイル予防を目的とした量を定めることは難しいが，身長・体重が参照体位に比べて小さい者や，特に 75 歳以上であって加齢に伴い身体活動量が大きく低下した者など，必要エネルギー摂取量が低い者では，下限が推奨量を下回る場合があり得る．この場合でも，下限は推奨量以上とすることが望ましい.
[4] 脂質については，その構成成分である飽和脂肪酸など，質への配慮を十分に行う必要がある.
[5] アルコールを含む．ただし，アルコールの摂取を勧めるものではない.
[6] 食物繊維の目標量を十分に注意すること.

年齢等	ビタミン A（μgRAE/日）[1]								ビタミン B_1（mg/日）[4,5]					
	男性				女性				男性			女性		
	推定平均必要量[2]	推奨量[2]	目安量[3]	耐容上限量[3]	推定平均必要量[2]	推奨量[2]	目安量[3]	耐容上限量[3]	推定平均必要量	推奨量	目安量	推定平均必要量	推奨量	目安量
0～5（月）	—	—	300	600	—	—	300	600	—	—	0.1	—	—	0.1
6～11（月）	—	—	400	600	—	—	400	600	—	—	0.2	—	—	0.2
1～2（歳）	300	400	—	600	250	350	—	600	0.4	0.5	—	0.4	0.5	—
3～5（歳）	350	450	—	700	350	500	—	850	0.6	0.7	—	0.6	0.7	—
6～7（歳）	300	400	—	950	300	400	—	1,200	0.7	0.8	—	0.7	0.8	—
8～9（歳）	350	500	—	1,200	350	500	—	1,500	0.8	1.0	—	0.8	0.9	—
10～11（歳）	450	600	—	1,500	400	600	—	1,900	1.0	1.2	—	0.9	1.1	—
12～14（歳）	550	800	—	2,100	500	700	—	2,500	1.2	1.4	—	1.1	1.3	—
15～17（歳）	650	900	—	2,500	500	650	—	2,800	1.3	1.5	—	1.0	1.2	—
18～29（歳）	600	850	—	2,700	450	650	—	2,700	1.2	1.4	—	0.9	1.1	—
30～49（歳）	650	900	—	2,700	500	700	—	2,700	1.2	1.4	—	0.9	1.1	—
50～64（歳）	650	900	—	2,700	500	700	—	2,700	1.1	1.3	—	0.9	1.1	—
65～74（歳）	600	850	—	2,700	500	700	—	2,700	1.1	1.3	—	0.9	1.1	—
75 以上（歳）	550	800	—	2,700	450	650	—	2,700	1.0	1.2	—	0.8	0.9	—
妊婦　初期					+　0	+　0	—	—						
中期					+　0	+　0	—	—				+0.2	+0.2	—
後期					+ 60	+ 80	—	—						
授乳婦					+300	+450	—	—				+0.2	+0.2	—

[1] レチノール活性当量（μgRAE）
=レチノール(μg)+β-カロテン(μg)×1/12+α-カロテン(μg)×1/24
+β-クリプトキサンチン(μg)×1/24+その他のプロビタミン A カロテノイド(μg)×1/24
[2] プロビタミン A カロテノイドを含む.
[3] プロビタミン A カロテノイドを含まない.
[4] チアミン塩化物塩酸塩（分子量=337.3）の重量として示した.
[5] 身体活動レベルⅡの推定エネルギー必要量を用いて算定した.
特記事項：推定平均必要量は，ビタミン B_1 の欠乏症である脚気を予防するに足る最小必要量からではなく，尿中にビタミン B_1 の排泄量が増大し始める摂取量（体内飽和量）から算定.

263-01695

年齢等	葉酸（μg/日）[1]								ナトリウム（mg/日，（ ）は食塩相当量［g/日］）[5]					
	男性				女性				男性			女性		
	推定平均必要量	推奨量	目安量	耐容上限量[2]	推定平均必要量	推奨量	目安量	耐容上限量[2]	推定平均必要量	目安量	目標量	推定平均必要量	目安量	目標量
0～5（月）	—	—	40	—	—	—	40	—	—	100(0.3)	—	—	100(0.3)	—
6～11（月）	—	—	60	—	—	—	60	—	—	600(1.5)	—	—	600(1.5)	—
1～2（歳）	80	90	—	200	90	90	—	200	—	—	(3.0未満)	—	—	(3.0未満)
3～5（歳）	90	110	—	300	90	110	—	300	—	—	(3.5未満)	—	—	(3.5未満)
6～7（歳）	110	140	—	400	110	140	—	400	—	—	(4.5未満)	—	—	(4.5未満)
8～9（歳）	130	160	—	500	130	160	—	500	—	—	(5.0未満)	—	—	(5.0未満)
10～11（歳）	160	190	—	700	160	190	—	700	—	—	(6.0未満)	—	—	(6.0未満)
12～14（歳）	200	240	—	900	200	240	—	900	—	—	(7.0未満)	—	—	(6.5未満)
15～17（歳）	220	240	—	900	200	240	—	900	—	—	(7.5未満)	—	—	(6.5未満)
18～29（歳）	200	240	—	900	200	240	—	900	600(1.5)	—	(7.5未満)	600(1.5)	—	(6.5未満)
30～49（歳）	200	240	—	1,000	200	240	—	1,000	600(1.5)	—	(7.5未満)	600(1.5)	—	(6.5未満)
50～64（歳）	200	240	—	1,000	200	240	—	1,000	600(1.5)	—	(7.5未満)	600(1.5)	—	(6.5未満)
65～74（歳）	200	240	—	900	200	240	—	900	600(1.5)	—	(7.5未満)	600(1.5)	—	(6.5未満)
75以上（歳）	200	240	—	900	200	240	—	900	600(1.5)	—	(7.5未満)	600(1.5)	—	(6.5未満)
妊 婦					+200[3,4]	+240[3,4]	—	—				600(1.5)	—	(6.5未満)
授乳婦					+ 80	+100	—	—				600(1.5)	—	(6.5未満)

[1] プテロイルモノグルタミン酸（分子量＝441.40）の重量として示した．
[2] 通常の食品以外の食品に含まれる葉酸（狭義の葉酸）に適用する．
[3] 妊娠を計画している女性，妊娠の可能性がある女性及び妊娠初期の妊婦は，胎児の神経管閉鎖障害のリスク低減のために，通常の食品以外の食品に含まれる葉酸（狭義の葉酸）を400 μg/日摂取することが望まれる．
[4] 付加量は，中期及び後期にのみ設定した．
[5] 高血圧及び慢性腎臓病（CKD）の重症化予防のための食塩相当量の量は，男女とも6.0 g/日未満とした．

年齢等	カルシウム（mg/日）								鉄（mg/日）									
	男性				女性				男性				女性					
													月経なし		月経あり			
	推定平均必要量	推奨量	目安量	耐容上限量	推定平均必要量	推奨量	目安量	耐容上限量	推定平均必要量	推奨量	目安量	耐容上限量	推定平均必要量	推奨量	推定平均必要量	推奨量	目安量	耐容上限量
0～5（月）	—	—	200	—	—	—	200	—	—	—	0.5	—	—	—	—	—	0.5	—
6～11（月）	—	—	250	—	—	—	250	—	3.5	5.0	—	—	3.5	4.5	—	—	—	—
1～2（歳）	350	450	—	—	350	400	—	—	3.0	4.5	—	25	3.0	4.5	—	—	—	20
3～5（歳）	500	600	—	—	450	550	—	—	4.0	5.5	—	25	4.0	5.5	—	—	—	25
6～7（歳）	500	600	—	—	450	550	—	—	5.0	5.5	—	30	4.5	5.5	—	—	—	30
8～9（歳）	550	650	—	—	600	750	—	—	6.0	7.0	—	35	6.0	7.5	—	—	—	35
10～11（歳）	600	700	—	—	600	750	—	—	7.0	8.5	—	35	7.0	8.5	10.0	12.0	—	35
12～14（歳）	850	1,000	—	—	700	800	—	—	8.0	10.0	—	40	7.0	8.5	10.0	12.0	—	40
15～17（歳）	650	800	—	—	550	650	—	—	8.0	10.0	—	50	5.5	7.0	8.5	10.5	—	40
18～29（歳）	650	800	—	2,500	550	650	—	2,500	6.5	7.5	—	50	5.5	6.5	8.5	10.5	—	40
30～49（歳）	600	750	—	2,500	550	650	—	2,500	6.5	7.5	—	50	5.5	6.5	9.0	10.5	—	40
50～64（歳）	600	750	—	2,500	550	650	—	2,500	6.5	7.5	—	50	5.5	6.5	9.0	11.0	—	40
65～74（歳）	600	750	—	2,500	550	650	—	2,500	6.0	7.5	—	50	5.0	6.0	—	—	—	40
75以上（歳）	600	700	—	2,500	500	600	—	2,500	6.0	7.0	—	50	5.0	6.0	—	—	—	40
妊 婦 初期					+0	+0	—	—					+2.0	+2.5	—	—	—	—
中期・後期													+8.0	+9.5	—	—	—	—
授乳婦					+0	+0	—	—					+2.0	+2.5	—	—	—	—

263-01695

付表２　食生活指針（2016）

食生活指針	食生活指針の実践
○食事を楽しみましょう.	・毎日の食事で，健康寿命をのばしましょう. ・おいしい食事を，味わいながらゆっくりよく噛んで食べましょう. ・家族の団らんや人との交流を大切に，また，食事づくりに参加しましょう.
○１日の食事のリズムから，健やかな生活リズムを.	・朝食で，いきいきした１日を始めましょう. ・夜食や間食はとりすぎないようにしましょう. ・飲酒はほどほどにしましょう.
○適度な運動とバランスのよい食事で，適正体重の維持を.	・普段から体重を量り，食事量に気をつけましょう. ・普段から意識して身体を動かすようにしましょう. ・無理な減量はやめましょう. ・特に若年女性のやせ，高齢者の低栄養にも気をつけましょう.
○主食，主菜，副菜を基本に，食事のバランスを.	・多様な食品を組み合わせましょう. ・調理方法が偏らないようにしましょう. ・手作りと外食や加工食品・調理食品を上手に組み合わせましょう.
○ごはんなどの穀類をしっかりと.	・穀類を毎食とって，糖質からのエネルギー摂取を適正に保ちましょう. ・日本の気候・風土に適している米などの穀類を利用しましょう.
○野菜・果物，牛乳・乳製品，豆類，魚なども組み合わせて.	・たっぷり野菜と毎日の果物で，ビタミン，ミネラル，食物繊維をとりましょう. ・牛乳・乳製品，緑黄色野菜，豆類，小魚などで，カルシウムを十分にとりましょう.
○食塩は控えめに，脂肪は質と量を考えて.	・食塩の多い食品や料理を控えめにしましょう. 食塩摂取量の目標値は，男性で１日８ｇ未満，女性で７ｇ未満とされています. ・動物，植物，魚由来の脂肪をバランスよくとりましょう. ・栄養成分表示を見て，食品や外食を選ぶ習慣を身につけましょう.
○日本の食文化や地域の産物を活かし，郷土の味の継承を.	・「和食」をはじめとした日本の食文化を大切にして，日々の食生活に活かしましょう. ・地域の産物や旬の素材を使うとともに，行事食を取り入れながら，自然の恵みや四季の変化を楽しみましょう. ・食材に関する知識や調理技術を身につけましょう. ・地域や家庭で受け継がれてきた料理や作法を伝えていきましょう.
○食料資源を大切に，無駄や廃棄の少ない食生活を.	・まだ食べられるのに廃棄されている食品ロスを減らしましょう. ・調理や保存を上手にして，食べ残しのない適量を心がけましょう. ・賞味期限や消費期限を考えて利用しましょう.
○「食」に関する理解を深め，食生活を見直してみましょう.	・子供のころから，食生活を大切にしましょう. ・家庭や学校，地域で，食品の安全性を含めた「食」に関する知識や理解を深め，望ましい習慣を身につけましょう. ・家族や仲間と，食生活を考えたり，話し合ったりしてみましょう. ・自分たちの健康目標をつくり，よりよい食生活を目指しましょう.

（文部省決定，厚生省決定，農林水産省決定　平成 28 年６月一部改正）

263-01695

付表3　食事バランスガイド（2005）

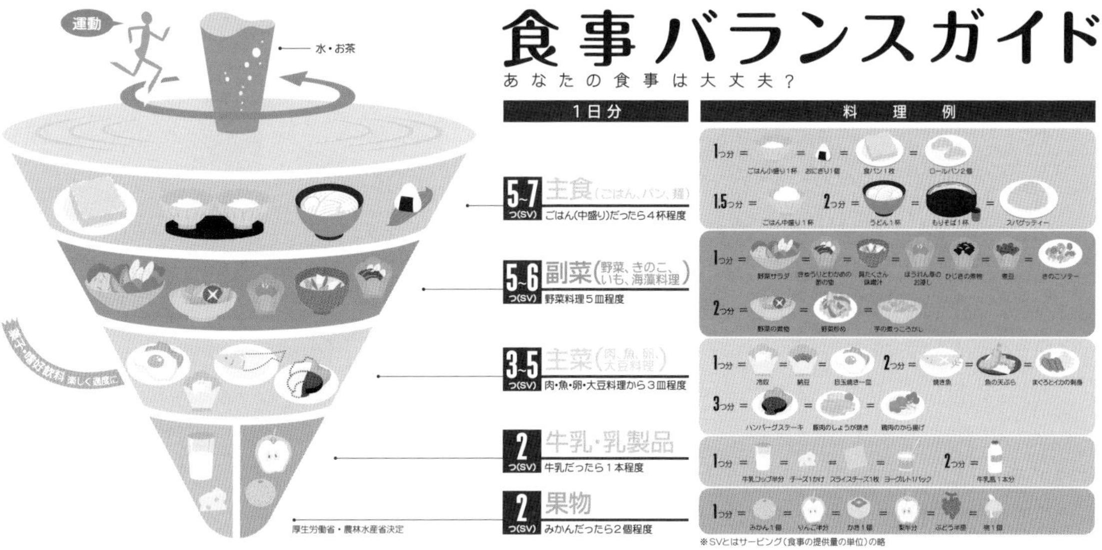

※SVとはサービング（食事の提供量の単位）の略

付表4　妊産婦のための食生活指針（2006）

1．妊娠前から，健康なからだづくりを

○妊娠前にやせすぎ，肥満はありませんか．健康な子どもを生み育てるためには，妊娠前からバランスの良い食事と適正な体重を目指しましょう．

2．「主食」を中心に，エネルギーをしっかりと

○妊娠期・授乳期は，食事のバランスや活動量に気を配り，食事量を調節しましょう．また体重の変化も確認しましょう．

3．不足しがちなビタミン・ミネラルを，「副菜」でたっぷりと

○緑黄色野菜を積極的に食べて葉酸などを摂取しましょう．特に妊娠を計画していたり，妊娠初期の人には神経管閉鎖障害発症リスク低減のために，葉酸の栄養補助食品を利用することも勧められます．

4．からだづくりの基礎となる「主菜」は適量を

○肉，魚，卵，大豆料理をバランスよくとりましょう．赤身の肉や魚などを上手に取り入れて，貧血を防ぎましょう．ただし，妊娠初期にはビタミンAの過剰摂取に気をつけて．

5．牛乳・乳製品などの多様な食品を組み合わせて，カルシウムを十分に

○妊娠期・授乳期には，必要とされる量のカルシウムが摂取できるように，偏りのない食習慣を確立しましょう．

6．妊娠中の体重増加は，お母さんと赤ちゃんにとって望ましい量に

○体重の増え方は順調ですか．望ましい体重増加量は，妊娠前の体型によっても異なります．

7．母乳育児も，バランスのよい食生活の中で

○母乳育児はお母さんにも赤ちゃんにも最良の方法です．バランスのよい食生活で，母乳育児を継続しましょう．

8．たばことお酒の害から赤ちゃんを守りましょう．

○妊娠・授乳中の喫煙，受動喫煙，飲酒は胎児や乳児の発育，母乳分泌に影響を与えます．禁煙，禁酒に努め，周囲にも協力を求めましょう．

9．お母さんと赤ちゃんの健やかな毎日は，からだと心にゆとりのある生活から生まれます．

○赤ちゃんや家族との暮らしを楽しんだり，毎日の食事を楽しむことは，からだと心の健康につながります．

（平成18年2月厚生労働省「健やか親子21」推進検討会）

263-01695

【編著者略歴】

小《お》川《がわ》雄《ゆう》二《じ》

1978 年　名古屋大学農学部農芸化学科卒業
1983 年　名古屋大学大学院農学研究科博士課程修了
1985 年　名古屋短期大学保育科講師
1986 年　農学博士（名古屋大学）
1987 年　名古屋短期大学保育科助教授
1996 年　名古屋短期大学保育科教授

子どもの食と栄養演習書　第３版　ISBN 978-4-263-70793-7

2000 年 4 月 1 日　第 1 版第 1 刷発行（新小児栄養実習書）
2010 年 10 月 10 日　第 1 版第 10 刷発行
2011 年 2 月 10 日　第 2 版第 1 刷発行（改題）
2019 年 2 月 25 日　第 2 版第 9 刷発行
2020 年 3 月 20 日　第 3 版第 1 刷発行
2022 年 1 月 10 日　第 3 版第 3 刷発行

編著者　小 川 雄 二
発行者　白 石 泰 夫
発行所　**医歯薬出版株式会社**

〒113-8612　東京都文京区本駒込 1-7-10
TEL.（03）5395-7626（編集）・7616（販売）
FAX.（03）5395-7624（編集）・8563（販売）
https://www.ishiyaku.co.jp/
郵便振替番号 00190-5-13816

乱丁・落丁の際はお取り替えいたします　印刷・壮光舎印刷/製本・皆川製本所